Schriftenreihe Sozialwissenschaftliche Sexualforschung 2

Schriftenreihe Sozialwissenschaftliche Sexualforschung 2

Sexualitäten in unserer Gesellschaft

Beiträge zur Geschichte, Theorie und Empirie

herausgegeben von
Rolf Gindorf und Erwin J. Haeberle

mit Beiträgen von
Ernest Borneman, Rolf Gindorf, Gerd Göckenjan,
Erwin J. Haeberle, Peter Heidemann, Heike Johannsen,
Ingo-Wolf Kittel, Niklas Luhmann, Gunter Runkel,
Demosthenes Savramis, Hans Schadewaldt,
Gertrud Annette Schmid, Cornelius J. Straver, Reinhard Wille

W DE G
Walter de Gruyter
Berlin · New York 1989

Die Schriftenreihe Sozialwissenschaftliche Sexualforschung wird herausgegeben von Rolf Gindorf und Erwin J. Haeberle für die

Deutsche Gesellschaft für Sozialwissenschaftliche Sexualforschung (DGSS)
Gerresheimer Str. 20
D-4000 Düsseldorf 1
Telefon: (0211) 354591

Das Buch enthält 6 Tabellen

CIP-Titelaufnahme der Deutschen Bibliothek

Sexualitäten in unserer Gesellschaft : Beiträge zur Geschichte, Theorie und Empirie / hrsg. von Rolf Gindorf u. Erwin J. Haeberle. Mit Beitr. von Ernest Borneman ... - Berlin ; New York : de Gruyter, 1989
(Schriftenreihe sozialwissenschaftliche Sexualforschung ; 2)
ISBN 3-11-011373-2
NE: Gindorf, Rolf [Hrsg.]; Borneman, Ernest [Mitverf.]; GT

Satz: Appl, Wemding
Druck: Gerike GmbH, Berlin
Bindung: Lüderitz + Bauer GmbH, Berlin
Umschlagentwurf: Rudolf Hübler, Berlin

Vorwort der Herausgeber

Vom 20.–22. Juni 1986 fand im Sozialwissenschaftlichen Institut der Universität Düsseldorf die 8. Fachtagung Sozialwissenschaftliche Sexualforschung statt, veranstaltet – wie alle zwei Jahre – von der Deutschen Gesellschaft für Sozialwissenschaftliche Sexualforschung (DGSS). Die Tagung stand unter dem Leitthema, das auch Titel dieses Bandes ist: „Sexualitäten in unserer Gesellschaft". Wissenschaftler aus mehreren Ländern und unterschiedlichen Disziplinen referierten und diskutierten über die Sexualitäten des Menschen in ihren vielfältigen Ausdrucksformen. Erstmals auf einem deutschen Sexologen-Kongreß nach dem Krieg waren die Präsidenten fünf nationaler und internationaler Fachgesellschaften vertreten.

Wie schon im ersten Band unserer Schriftenreihe [1] werden nun auch hier wieder die Hauptreferate in überarbeiteter und wesentlich erweiterter Form vorgelegt. Sie vermitteln, so hoffen wir, einen Eindruck von der Breite des thematischen Spektrums und der Intensität des fachlichen wie persönlichen Austauschs. Zusätzlich aufgenommen wurden zwei Vorträge, die von den Herausgebern auf anderen Kongressen gehalten wurden und diesen Band thematisch ergänzen.

Einen besonderen Raum nehmen die Beiträge zum Thema AIDS ein. Dieses Thema hat die Deutsche Gesellschaft für Sozialwissenschaftliche Sexualforschung seit mehreren Jahren zunehmend beschäftigt. Unsere Beratungsstelle, das DGSS-Institut für Lebens- und Sexualberatung, das sich seit rund neun Jahren speziell der Beratung bi- und homosexuell liebender Menschen widmet, war anfangs praktisch die einzige Einrichtung in Deutschland, die im Jahre 1984 auf die AIDS-Krise mit einer Kombination aus umfassenden Informationen sowohl für die Allgemeinheit als auch für Ärzte und Berater, einem Strategiekonzept zur Vorbeugung sowie einem Beratungsangebot für alle reagierte. Unser erstes Faltblatt, in einer Gesamtauflage von 20000 Exemplaren verteilt, wurde bundesweit von zahlreichen Einrichtungen und Behörden beachtet und für die eigene Arbeit benutzt, u. a. auch vom Robert-Koch-Institut des Bundesgesundheitsamts in Berlin. (Die „Deutsche AIDS-Hilfe" hatte sich zu diesem Zeitpunkt noch nicht in ihrer heutigen Form etabliert bzw. noch keine praktikablen Strategien entwickelt.) Auch die Gesundheitsämter boten damals in der Regel noch keine Möglichkeiten einer fachlich kompetenten, menschlich einfühlsamen und anonymen Beratung an. Diese Arbeiten sind teilweise im vorliegenden Band dokumentiert („Sexualberatung, Sexualverhalten, Sexualideologie: Zur Situation bi- und homosexueller Männer vor und in der AIDS-Krise"). – Im Sommer 1985 haben wir dann auf Einladung der Gesellschaft für praktische Sexualmedizin bei deren Heidelberger Fortbildungstagen eine offizielle Erklärung abgegeben und im Rahmen eines Symposions die Vorbeugung gegen AIDS diskutiert [2]. Ferner haben wir im November 1986 auf der AIDS-Tagung Berlin des dortigen Senators für Gesundheit und Soziales, wiederum in Zusammenarbeit mit der Gesellschaft für Praktische Sexualmedizin, zwei Workshops zum Thema ‚AIDS und Sexualwissenschaft' durchgeführt. Bei dieser Gelegenheit wurde auch der Vortrag ‚AIDS-Vorsorge und die Sozialwissenschaften' gehalten, der hier mit aufgenommen wurde. Schließlich haben wir im Dezember 1986, aufbauend auf unseren früheren öffentlichen Stellungnahmen, das im Anhang abgedruckte Memorandum zu AIDS veröffentlicht.

Wie der interdisziplinäre und internationale Charakter der vorliegenden Beiträge beweist, öffnen sich der sozialwissenschaftlichen Sexualforschung zunehmend erweiterte Perspektiven. Gerade die Vielfalt der möglichen Ansätze gibt uns die Hoffnung, daß dieses äußerst fruchtbare Feld der Forschung in Zukunft verstärkt bearbeitet wird. Unsere Schriftenreihe bemüht sich daher sehr bewußt, ein Forum für die unterschiedlichsten Sichtweisen und Methoden zu schaffen.

Eine ausführliche Darstellung der Geschichte wie auch der theoretischen Fundierung und Ausrichtung unserer Gesellschaft findet sich in der Einführung zum ersten Band dieser Reihe.

Besonderen Dank schulden wir Herrn *Wolfgang Christiaens* für seine große Hilfe bei der Organisation des Kongresses, der Betreuung der Teilnehmer und der sehr aufwendigen Erstellung der Namen- und Sachregister.

Düsseldorf, im Dezember 1988

Rolf Gindorf
Erwin J. Haeberle

Anmerkungen

1 **Gindorf, R./Haeberle, E.J.** (Hg.): Sexualität als sozialer Tatbestand. Theoretische und empirische Beiträge zu einer Soziologie der Sexualitäten. Schriftenreihe Sozialwissenschaftliche Sexualforschung, Bd. 1. Berlin und New York: W. de Gruyter 1986

2 **Haeberle, E.J.**: Vorbeugung gegen AIDS - das Modell San Francisco. S. 238-251; **Gindorf, R./Haeberle, E.J.**: AIDS-Prophylaxe ist vorrangige gesundheitspolitische Aufgabe. Erklärung der Deutschen Gesellschaft für Sozialwissenschaftliche Sexualforschung zum Thema AIDS. S. 265-269; Diskussion: Abendveranstaltung zum Thema AIDS. S. 270-284, alles in **Eicher, W./Herms, V./Vogt, H.-J.** (Hg.): praktische sexualmedizin. Referate und Diskussionen der 9. Fortbildungstage für praktische Sexualmedizin, Heidelberg, 13.-17. Juni 1985. Wiesbaden 1986. - Die vorgenannte Erklärung der DGSS ist auch in unserem letzten Kongreßband dokumentiert: **Gindorf, R./Haeberle, E.J.** (Hg.): Sexualität als sozialer Tatbestand, a. a. O., S. 267-270.

Inhalt

Teil I:
Sexualitäten in der Wissenschaftsgeschichte

Sexualitätskonzepte von der Antike bis zum 19. Jahrhundert

Hans Schadewaldt

Auch wenn man die keineswegs nur moderne Auffassung vertritt, daß die Sexualität auch zwischen gleichgeschlechtlichen Individuen ausgeprägt sein kann, wofür nicht zuletzt das griechische Beispiel des Ephebentums Zeugnis ablegt, muß man im allgemeinen doch davon ausgehen, daß Sexualität vor allem in die Spannung der beiden Geschlechter eingebunden ist. Freilich, es gibt Kulturen, die, vom älteren Matriarchat oder dem jüngeren Patriarchat geprägt, an den Anfang der Entstehung der Welt oder ihrer Schöpfung nur jeweils eine männlich oder weiblich prädestinierte Gottheit setzen, wie dies bei den vorgriechischen Muttergottheiten, den Vorläufern der Demeter mit der Magna mater im Mittelmeerraum der Fall war oder im Juden- und Christentum in Jahwe bzw. Gottvater sich manifestiert, der offensichtlich vor Erschaffung der Welt existierte und nach der Schöpfung des ersten Menschen *Adam* bald befand, daß es nicht „gut sei, daß der Mensch allein bleibe", und deshalb aus dessen Körper, der berühmten Rippe, eine „Männin" schuf, wie in der 2. Schöpfungsgeschichte im 1. Buch Moses, Kap. 2,23, *Eva* bezeichnet worden war.

Es ist dennoch bezeichnend, daß in allen Weltkulturen diese erste Schöpfergottheit stets entweder männlich oder weiblich stigmatisiert wird. Im Gegensatz zu der jüdisch-christlichen Gottvaterfigur, die den beiden Geschlechtern zunächst wohlwollend und nach dem Sündenfall durchaus strafend gegenübersteht und dabei *Adam* und *Eva* zu schweißtreibender Arbeit und schmerzhafter Geburt verdammt, hat es in stärker matriarchalisch orientierten Gesellschaften wie in *Sumer* durchaus weibliche Gottheiten gegeben, die ohne einen Gatten gebären konnten oder sich von einem solchen befruchten ließen, den sie selbst hervorgebracht hatten, der also Sohn und Gemahl zugleich war. Aber diese notwendigen Zeugungshelfer nahmen dann auch eine entsprechend untergeordnete Stelle ein oder starben schnell, ohne eine adäquate Position in der Götterhierarchie einnehmen zu können. Noch am Beispiel der wesentlich höheren Verehrung, die *Isis* mit dem Horusknaben in Altägypten genoß, gegenüber der Verehrung, die ihr Gemahl *Osiris* erfuhr, kann man diese alten Magna-Mater-Vorstellungen erkennen.

Die der Sexualität zugrundeliegende Spannung ist aber schon dort zu spüren, wo es noch nicht um den Unterschied der beiden Geschlechter geht, sondern wo es nach dem uralten, von *Hesiot* (um 700 v. Chr.) überlieferten Mythos der Auseinandersetzung zwischen dem Urgott *Uranos* und seinem Sohn *Chronos* darum geht, daß der Sohn in einem barbarischen Akt mit einer goldenen Sichel seinen Vater entmannt und die abgeschnittenen Genitalien ins Meer wirft, wo sich dann aus dem Samenschaum *Aphrodite,* ein besonderes Prinzip der Weiblichkeit, entwickelt. Diese nicht auf Sexualität beruhenden Zeugungsakte finden sich mehrfach in der Mythologie. *Athene,* die jungfräulich bleibende herbe, fast feministisch anmutende Tochter des *Zeus,* wird

Sozialwissenschaftliche Sexualforschung 2

nicht von *Hera,* sondern aus *Zeus* Haupt durch den Axtschlag des *Hephaistos* entbunden.

Die Muttergottes *Maria* bringt auf wunderbare Weise im Sinne einer Parthenogenese das göttliche Christuskind zur Welt. Zweifelsohne sind hierbei gewisse Parallelen zur *Isis-Horus*-Präsentation zu erkennen.

Aber gleichzeitig entwickeln sich auch Vorstellungen von einem zweigeschlechtlichen Urgott, der verständlicherweise leichter als die rein eingeschlechtlichen monotheistischen Religionen die Bedeutung der Sexualität zu würdigen erlaubte.

Zwei Probleme stehen dabei im Vordergrund. Tatsache ist, daß bei fast allen Völkern der Welt offensichtlich sehr früh ein Zusammenhang zwischen der Kohabitation und der Zeugung und Entwicklung eines neuen menschlichen Lebewesens besteht, während häufig andere wichtige physiologische Phänomene, z. B. die der Atmung, des Herzschlages und der Verdauung, keineswegs in ihren Zusammenhängen stets erkannt worden sind. Nur ganz wenige Völkerschaften, und zu ihnen gehörten die Ureinwohner Australiens, kannten den Zusammenhang zwischen durch Sexualität bedingten Koitus und Geburt eines Kindes nicht, sondern nahmen an, daß durch eine magische Emanation oder durch Manipulationen im Nabelbereich bzw. durch den Kuß die Befruchtung zustandekäme. Das heißt also, daß schon sehr früh die Problematik der Sexualität in Verbindung mit der Zeugung erkannt wurde und bis auf den heutigen Tag dieser Frage besondere Aufmerksamkeit zukommt. Denn während z. B. in der griechischen Welt die Sexualität nicht zuletzt auf der Grundlage der Knaben- und Jünglingsliebe und des Lesbiertums von der Zeugung von Nachkommen, in der Regel durch die legitime Ehefrau, abgekoppelt wurde, gab es im frühen Christentum eine gegenteilige Bewegung, die ausgehend von pythagoräischen Auffassungen und durch die platonische Philosophie, die *Paulus* in das Christentum einfließen ließ, geprägt, die Zuneigung der Geschlechter ausschließlich dem Zwecke der Erschaffung neuer Menschen unterordnete und der Sexualität keinen Eigenwert zuerkannte, ja sie sogar, wie dann meist im Mittelalter und durch die Kirchenväter vorgeprägt, als eine die Lust befördernde, dem Gottesverständnis abträgliche, keineswegs positiv beurteilte Verhaltensweise verstand. Es war die Zeit, in der die Jungfrauenschaft und das Zölibat einen höheren Rang einnahm als die Ehe oder gar außereheliche sexuelle Beziehungen. Die bereits bei *Platon* (427-347 v. Chr.) zu findende strenge Unterscheidung zwischen „Eros“ und „Agape“, der irdischen und der philosophischen Liebe, wurde im Christentum noch stärker akzentuiert und führte schließlich bis zu der Vorstellung, daß irdische Liebe von der reinen Gottesliebe ablenken könne und daher zu den negativ zu beurteilenden Reaktionen gehören müsse. Zudem wurde die in der patriarchalischen Gesellschaft auch schon vor Einführung des Christentums angenommene Theorie von der weitgehenden Unempfindlichkeit der Frau, der man keinen eigentlichen Orgasmus zuerkannte, vertreten.

Dieser sollte ja im Grunde nach den Vorstellungen von *Demokrit* (um 460 v. Chr.) wie ein „kleiner Schlaganfall“ sein, denn „da stürzt ein Mensch aus dem Menschen heraus und wird herausgerissen durch einen Schlag sich abtrennend.“ Dieser Homuculus sollte sich aber allein im Samen des Mannes befinden, die Frau nach antiker Auffassung nur die Matrix, das vorbereitete Blut zur Entwicklung dieses kleinen Menschen beisteuern und nicht etwa einen adäquaten Samenanteil besitzen. Die Erkenntnis, daß im weiblichen Ei die wesentlichen Faktoren der Entwicklung des Embryos verborgen seien, ist erst ein Produkt der Neuzeit. Erst im 17. Jahrhundert kam es dann zu den Auseinandersetzungen über die Priorität von Samen oder Ei zwischen den sog. Animalkulisten und den sog. Ovisten, nachdem 1673 der holländische Anatom *Renier de Graaf* (1641-1673) die heute nach ihm benannten Follikel entdeckt hatte und damals noch glaubte, daß es sich um die tatsächlichen Ova handeln würde.

Auch heute wird wieder die Sexualität vielfach von der eigentlichen Liebe getrennt. Während man bei ersterer einen mehr physiologisch-somatischen Vorgang annimmt, der je nach Standpunkt des Verfassers von hormonellen Einflüssen oder der Gesamtkonstitution eines Individuums ausgeht, wobei natürlich die sekundären und weniger die primären Sexualattribute eine herausragende Rolle spielen, so wird unter Liebe in der Regel eher ein psychischer Vorgang verstanden, der sehr viel komplexerer Art zu sein scheint und durchaus auch ohne aktive Sexualität, z. B. im Alter, bei Ehepaaren oder sich freundschaftlich verbunden fühlenden Menschen konstatiert wird. Die Liebe ist freilich in früheren Jahrhunderten oft ganz anders gesehen worden. Dafür zeugen die zahlreichen Traktate über den „Morbus amatorius", die „Liebeskrankheit", die man als Reaktion auf humoralpathologische Verschiebungen der vier Kardinalsäfte verstand oder, in einer Zeit der Neuralpathologie, auf entsprechende Reaktionen des Nervensystems zurückzuführen glaubte. Die Sexualität hingegen sollte sich gegenüber beliebigen gleich- oder gegengeschlechtlichen Sexualpartnern einstellen können, ja, es wäre geradezu der „Appetitus sexualis", der so ähnlich wie Durst und Hunger dazu führen würde, daß ein unstillbarer Drang nach Vereinigung mit dem betreffenden Individuum entstünde und sich dahinter ein Selbsterhaltungsprinzip des Organismus verbergen würde. Während aber Hunger und Durst, wenn diese Begierden nicht gestillt würden, in vielen Fällen lebensgefährlich, ja sogar tödlich, werden könnten, würde das beim Appetitus sexualis in der Regel nicht der Fall sein. Immerhin nahm man an, daß die Nichtbefriedigung der Sexualität zu schwerwiegenden krankhaften Prozessen im Organismus Anlaß geben könnte und daß ebenso wie bei der Frau die monatliche Reinigung, die Menstruation, beim Manne der monatliche Samenausstoß, die Ejakulation, ein physiologisches Erfordernis wäre. Daraus resultiert die häufige Empfehlung mittelalterliche Ärzte, bei bestimmten Störungen, insbesondere der „Blutfäulnis", Geschlechtsverkehr zu empfehlen, und nur so ist es zu verstehen, daß trotz der rigorosen Leibfeindlichkeit des Christentums neben der Monogamie, die schließlich durch Sakrament im 13. Jahrhundert geheiligt wurde, auch die Prostitution als offizielle Einrichtung zugelassen und gelegentlich sogar gefördert wurde. In den Fällen, in denen die Sexualität nicht ausgelebt werden konnte, so z. B. bei Priestern und Ordensbrüdern, blieb oft nur als Ersatzprophylaxe der monatliche Aderlaß, der nicht selten in Klöstern regelmäßig durchgeführt wurde, um krankhaften Erscheinungen als Folge einer Retentio seminis vorzubeugen.

Daß aber andererseits auch die Sexualität höhere geistige Fähigkeiten entbinden konnte, zeigt die griechische Einrichtung der drei Gruppen von Prostituierten und die Tatsache, daß es in vielen Kulturen die sog. Tempelprostitution gab, die von hohem Ansehen war und den daran beteiligten Mädchen keineswegs später Nachteile bei ihrer Verehelichung brachte. Die leibliche Vereinigung mit der Gottheit oder den die

Gottheit repräsentierenden Priestern galt durchaus als Gottesdienst und hat ja dann noch in der Reformationszeit dazu geführt, daß bestimmte Sekten diese Promiskuität als solche wieder einzuführen suchten. Die griechischen Männer, die nicht mit einem Epheben zusammenlebten, der nicht nur als Lustknabe diente, sondern auch eine Reihe von Hilfsdiensten bei sportlichen Veranstaltungen, der Gymnastik, und auch im Kriege leistete, konnten sich dreier Gruppen von Mädchen bedienen, ohne daß ihre Ehefrauen dagegen Einspruch erhoben. Das waren einmal die sog. *„Pornai“*, die, allein auf Verdienst angewiesen, in Bordellen lebten und in der Regel nur von den niedrigen Bevölkerungsschichten besucht wurden; dann die gehobenen *„Aulotrichen“*, Flötenspielerinnen, die mit Gesang und Tanz den Gästen in besser ausgestatteten Etablissements die Zeit vertrieben; und schließlich den als geistvollen Frauen z. T. hochangesehenen *„Hetären“*, von denen eine Reihe von Namen, wie *Thais, Diotima* oder *Aspasia,* überliefert sind. Sie könnten durchaus Modelle von emanzipierten Frauen abgegeben haben. Es waren Frauen, die stets in einer stärkeren persönlichen Bindung mit einem Freund, Verehrer oder gar Politiker standen und mit ihm nicht nur in sexueller, sondern vor allem auch in geistiger Beziehung harmonierten, an Symposien teilnahmen und Gespräche führten, zu denen man die Ehefrau nie heranzog.

In der römischen Welt änderte sich freilich dieses Verhältnis der Geschlechter, indem auf der einen Seite die aus dem Bauerntum entstandenen römischen Familienvorstellungen eine stärkere Hebung des Ansehens der legitimen Ehefrauen mit sich brachten, auf der anderen Seite in der Spätzeit vor allem die erotisch-sexuellen Praktiken nicht zuletzt von zahlreichen Dichtern dieser Übergangsperiode gegeißelt oder ironisiert wurden.

Eng mit den Sexualvorstellungen hing aber wohl auch die Kenntnis der Zeugungsvorgänge zusammen, da im Christentum hauptsächlich die Zeugung als Ziel der Vereinigung von Mann und Frau angesehen wurde und hier nun erst sehr allmählich die Bedeutung der Zeugungsorgane erkannt wurde. Lange Zeit galten die Hoden nur als Rezeptakula des im Gehirn oder Rückenmark entstehenden, aus Teilen des gesamten Körpers sich bildenden Samens. Der Uterus war relativ früh bekannt, die Funktion der Eierstöcke und der Eileiter jedoch erst relativ spät, und um die Problematik der Vereinigung von Sperma und Blut, um die Bedeutung des weiblichen Anteils an der Zeugung oder gar an der Sexualität überhaupt hat es bis weit ins 19. Jahrhundert ziemlich erbitterte Diskussionen in Medizinerkreisen gegeben.

Die Libertinage der vorrevolutionären und revolutionären Zeit in Frankreich sowie die Prüderie in der Biedermeierzeit und in der viktorianischen Epoche haben dafür gesorgt, daß die Fragen der Sexualität im 19. Jahrundert im Fluß blieben. Tatsache ist jedoch, daß die romantische Bewegung mit ihrer Betonung der gefühlsbedingten Sphäre unseres Lebens ein neues Verständnis für eine substituierte Sexualität vermittelt hat. Die vordergründigen Ideen einer Entlastung des Appetitus sexualis wichen, wie allerdings wohl schon einmal in der Zeit der Minnesänger und des frühen Rittertums, einer sehr viel subtileren Betrachtungsweise dieser Phänomene, in die mehr als vorher auch psychische Gegebenheiten einbezogen wurden und nicht zuletzt in der Form der Gedichte und Lieder eine neue sublimierte Sexualität geschaffen wurde, die bis in unsere Tage nachwirkt.

Freilich, inzwischen hat auch die Biologie und die Medizin aufgeholt, und die allgemein verbreiteten Erkenntnisse über das Zustandekommen der Sexualität hat dazu beigetragen, daß eine sehr viel realistischere Sprache gesprochen und verstanden wird (was von manchen als Verlust der Poesie in der erotischen Beziehung beklagt wird).

Es ist spätestens seit der Einführung der „Pille" die Dissoziierung der Sexualität von der Zeugung kräftig vorangetrieben worden. Man wird heute im allgemeinen nicht mehr dem Koitus allein eine Bedeutung zur Erzeugung neuer Menschen zugestehen, sondern sieht in ihm auch einen Ausfluß der zwischenmenschlichen Liebesbeziehungen. Damit gewinnt die Sexualität natürlich eine ganz andere eigene Bedeutung, und der Einfluß auf die zwischenmenschlichen Beziehungen in unserer Zeit und in der Zukunft ist noch gar nicht voll abzuschätzen.

Wird diese neue Sexualität zu einer Verstärkung des Egoismus der Geschlechter führen mit dem Resultat, daß am Ende wiederum einmal ein Kampf der Geschlechter zu erwarten ist, oder kann sie sogar zu einer Intensivierung und Verstärkung der zwischenmenschlichen Beziehungen führen und damit im Grunde eine Lebensgemeinschaft fester als frühere Sakramente binden? Ist es, so fragen einzelne ihrer Verteidiger, nicht aufrichtiger, die Sexualität als entscheidender Faktor der zwischenmenschlichen Beziehungen anzuerkennen? Oder führt dieses unkontrollierbare emotionelle Phänomen, so fürchten Kritiker dieser neuen Sexualität, zu völlig unerwarteten Reaktionen, die das gesamte gesellschaftliche Leben zerstören könnten?

Das sind die Fragen, die sich heute stellen, und mit diesen Fragen darf der Medizinhistoriker seine Übersicht über ein faszinierendes, aber auch außerordentlich schwierig zu beurteilendes Gebiet unserer zwischenmenschlichen Beziehungen abschließen und Ihnen für die Aufmerksamkeit danken, die Sie ihm noch am späten Abend zuteil werden ließen.

Homosexualitäten in der Geschichte der Sexualforschung*

Rolf Gindorf

Erst im Jahre 1907 führte *Iwan Bloch* das Wort „Sexualwissenschaft" in die deutsche Sprache ein [1]; der entsprechende englischsprachige Begriff „sexology" ist allerdings bereits vierzig Jahre früher belegt [2]. Eine in unserem Sinne ‚wissenschaftliche' Sexualforschung gibt es etwa seit der Mitte des 19. Jahrhunderts.

Wann immer man die Geschichte der Sexualforschung als der wissenschaftlich-systematischen Erforschung der menschlichen Sexualität auch beginnen läßt: schon nach kurzem Studium der einschlägigen Veröffentlichungen wird deutlich, daß ein außergewöhnlich großer Anteil des Forscher-Interesses einer Form und Richtung von gefühlsmäßigen und körperlichen Beziehungen galt, die es nach vorherrschender westlicher Auffassung entweder überhaupt nicht oder allenfalls als pathologische Sonderform gab: den im weitesten Sinn sexuellen Anziehungskräften zwischen Menschen gleichen Geschlechts. Allein in dem Jahrzehnt zwischen 1898 und 1908 zählte *Magnus Hirschfeld* über 1000 einschlägige Veröffentlichungen in deutscher Sprache [3].

Woher stammt dieses auch noch achtzig Jahre später keineswegs abgeklungene bemerkenswerte Interesse für Homosexuelles? Liegt es daran, daß – wie ein deutsches Nachrichtenmagazin gelegentlich mit mehr Boshaftigkeit als Faktenkenntnis durchblicken läßt – alle deutschen Sexualforscher ohnehin schwul sind? Oder war und ist Vorkommen und Häufigkeit von „Homosexualität" deswegen so faszinierend, weil – heute wie damals – Sinn, Zweck und Ziel einer nicht auf Fortpflanzung gerichteten Sexualität einfach nicht einleuchten wollen?

Gleich zu Anfang muß ich um Verständnis dafür bitten, daß ich das mir gestellte, sehr umfassend formulierte Thema aus einleuchtenden Gründen auf einige wenige Abschnitte eingrenzen muß. Daher werde ich fünf Aspekte herausgreifen:

- den ideengeschichtlichen Hintergrund von Anti-Homosexualität;
- das klassische teleologisch-biologisch-medizinische ‚anti-homosexuelle' Modell der Fortpflanzungs-Sexualität;
- das sich darauf gründende klassische teleologisch-biologische ‚prohomosexuelle' Gegenmodell des „Dritten Geschlechts";
- die Entwicklung eines neuen, Teleologie-freien Wissenschaftsbegriffs und dessen allmähliche Anwendung auf die menschliche Sexualität; und schließlich
- Grundüberlegungen zu einem neuen integrierten, nicht-dichotomen Modell der (Homo-, Hetero-, Ambi-)Sexualität.

* Vortrag vom 13.9. 1987 auf der 1. Wissenschaftlichen Fachtagung der Österreichischen Gesellschaft für Sexualforschung (ÖGS) an der Universität für Bildungswissenschaften in Klagenfurt mit dem Leitthema: „Zur Geschichte der Sexualforschung"

Sozialwissenschaftliche Sexualforschung 2

1. Ideengeschichtlicher Hintergrund: Teleologische Denkstrukturen als Quelle von Homophobie [4]

In unserem Kulturkreis ist die gesellschaftliche Reaktion auf gleichgeschlechtliche emotionale und sexuelle Äußerungen gekennzeichnet durch eine kollektive anti-rationale Angst und Abwehr. Diese Grundhaltung bezeichnet die neuere empirische, vorwiegend in den Vereinigten Staaten geleistete Sexualforschung heute als *Homophobie* - ein Kürzel für Homosexualitäts-Phobie. Homophobie bedeutete einen im Individualbereich als pathologisch und zugleich pathogen - d.h. krankhaft und krankmachend - diagnostizierten Zustand, der durch unkontrollierte Affekte und Ängste gegenüber homosexuellem Verhalten und Empfinden charakterisiert ist[5]. Diese Homophobie hat noch heute in den technologisch zivilisierten Gesellschaften mit christlich-abendländischer Tradition (also auch in den jetzt sozialistisch organisierten Staaten Europas) endemischen Charakter. Um im medizinischen Bild zu bleiben: es läßt sich unschwer feststellen, daß auch nahezu unsere gesamte Kunst-, Literatur- und Wissenschaftsgeschichte bis ins 20. Jahrhundert hinein von einem *partiellen Skotom*[6] befallen war - einer Blindheit gegenüber der homosexuellen Komponente unserer Sexualität, unserer Sexualgeschichte und unserer Sexualkultur. Diese im Vergleich zu anderen Kulturen merkwürdige Homophobie scheint sich vornehmlich aus zwei Quellen mit jeweils starkem Zensur- und Ausblendungscharakter zu speisen: einer religiös-politischen sowie einer philosophisch-strukturellen.

Schon von Anfang an hatten im jüdisch-christlich geprägten Kulturkreis alle nicht auf Fortpflanzung zielenden, insbesondere alle homosexuellen Handlungen unter schärfstem Sanktionsdruck gestanden. Im Unterschied zu seinen Nachbarn hatte der Stamm der Hebräer Homosexualität stark verurteilt[7]. Diese auffallend radikale Ablehnung entsprang vermutlich einem ausgeprägten Abgrenzungsbedürfnis gegenüber den als heidnisch bezeichneten Nachbarvölkern, die in ihren durchweg Sexualitäts-bejahenden Kulturen (auch) Homosexualität frei paraktizierten. Diese jüdische Antihomosexualität diente damit auch der Sichtbarmachung und augenfälligen Unterstreichung des Anspruchs, das ‚auserwählte Volk' zu sein. Darüberhinaus dürften auch bevölkerungs- und militärstrategische Aspekte in Verbindung mit einem insular-elitären Rükken-zur-Wand-Gefühl die Etablierung einer speziellen jüdischen Norm der kollektiven Zwangs-Heterosexualität begünstigt haben. Über den Apostel Paulus wurde diese sexualmoralische Besonderheit des Judentums - man kann zutreffend von einer Stammessitte der Hebräer sprechen - später auch zum festen Bestandteil der neuen christlichen Sexualethik, obwohl von Jesus selbst keine antihomosexuellen Aussagen überliefert wurden[8]. - Zu den germanischen Wurzeln der Anti-Homosexualität liegen ebenfalls fundierte Darstellungen vor[9].

Diese anti-homosexuelle Haltung wurde auch bestärkt durch die Vorherrschaft teleologischer Grundstrukturen im philosophischen Denken des Westens und ihre Verwendung zur Deutung der menschlichen Sexualität. Gemäß der finalistischen, auf *Aristoteles* zurückgehenden Auffassung von den ‚Zwecken' der Natur suchte die lange das westliche Denken bestimmende metaphysische Lehre von der Teleologie (griechisch telos = Ziel) die im Naturgeschehen vermeintlich wirksamen ‚Zweckursachen' zu erschließen. Das ‚Wesen' aller Erscheinungen wurde durch die Annahme immanenter, in ihnen steckender Zwecke erklärt, und diese Zwecke werden von zielstrebigen Mächten oder Prinzipien bestimmt. Entelechie, Seele, Natur: dies waren die vorwissenschaftlichen, quasi-magischen Erklärungsformeln zur Deutung der Welt. Nach diesem teleologischen Naturverständnis war es das ‚natürliche Ziel' der menschlichen Sexualität, seine Fortpflanzung zu ‚bezwecken' - und sonst nichts. Folgerichtig mußte diesem Denken gemäß jede nicht auf Fortpflanzung gerichtete und sie ermöglichende Sexualäußerung als ‚zwecklos' - und damit ‚widernatürlich' gelten. - Elemente dieser teleologischen, vorwissenschaftlichen Naturauffassung finden wir z.B. noch heute in der Libidotheorie der Psychoanalyse mit ihrem Begriffsapparat von sexuellen ‚Trieben', ‚Phasen' und ‚Reifung', auf die später noch näher einzugehen sein wird, und so nimmt es auch nicht wunder, daß die Zunft der Psychoanalytiker noch heute keinen offen homosexuell orientierten Therapeuten zur Lehranalyse zuläßt[10].

Hinzu kam schließlich ein (macht-)politischer Aspekt: Menschen und Menschengruppen, die in ihren sexuellen Bedürfnissen unterdrückt und vermittels moralischer, sozialer oder (straf-)rechtlicher Normen frustriert werden, leiden Schaden an ihrem Selbstwertgefühl. Sie bekommen ein ‚schlechtes Gewissen' und entwickeln Gefühle von Schuld, Scham und Minderwertigkeit - bis hin zum Selbsthaß, zur Selbstunterdrükkung und zur Selbstzerstörung (oder auch zur Kultivierung von bizarren Verhaltensstilen). Menschen mit so beschädigter Identität sind leichter manipulierbar.

So konnte Anti-Homosexualismus als besonderer Teil einer allgemeinen, gesellschaftlich normierten Kanalisierung der Sexualität auch zu einem probaten Element sozialer Steuerungstechnik werden.

2. Die Fortpflanzungs-Sexualität: das anti-homosexuelle Modell der klassischen teleologischen Medizin

Bis ins 18. Jahrhundert hinein war die Verurteilung der Homosexualität noch durchweg theologisch-philosophisch-moralisch begründet worden. Auch die Mediziner jener Zeit hatten, wenn überhaupt, nur auf dieser Ebene argumentiert. Sexualfeindlich oder homophob waren sie eigentlich nicht als Ärzte gewesen, sondern als Inhaber und Hüter einer Denktradition.

Dies änderte sich um die Mitte des 18. Jahrhunderts. Von da ab begannen die Ärzte, ihre moralische Ablehnung der Homosexualität (und darüberhinaus auch jeder Art nicht-ehelicher Heterosexualität) mit der Terminologie ihres Faches zu begründen. Wahrscheinlich wollten sie den neuen Ansprüchen des aufkommenden Rationalismus dadurch genügen, daß sie zunehmend ‚objektiv', also medizinisch, argumentierten. Jedenfalls schufen sie in den folgenden Jahrzehnten das bis in unsere Zeit hineinwirkende klassische medizinische Modell der Fortpflanzungs-Sexualität[11].

Autoren wie *Hermann Boerhaave*[12], *John Brown*[13] und vor allem *Samuel Tissot*[14] verkündeten als ärztliche Wissenschaft, daß Samenverlust gleich welcher Art grundsätzlich schädlich und allenfalls im Ehebett zwecks Kindererzeugung zulässig sei. Der

Orgasmus bedinge alle möglichen Krankheiten und vergeude Körper- wie Geisteskräfte. Häufiger Geschlechtsverkehr sei grundsätzlich gefährlich genug, doch am allerschädlichsten sei Samenvergeudung ohne Fortpflanzungsabsicht oder -möglichkeit (für den Gesamtbereich der nicht auf Fortpflanzung gerichteten Sexualität benutzte *Tissot* übrigens den Begriff ‚Masturbation'). In der Tat wandten die Mediziner des 18. und 19. Jahrhunderts ein beträchtliches Ausmaß an Fleiß und Mühe auf, um den Menschen jene Qualen, welche die Theologen den Sündern bislang erst für die Hölle angedroht hatten, als medizinisch-wissenschaftlich gesicherte Folge ausgelebter Sexualität schon für das Diesseits in Aussicht zu stellen. Jedwede sexuelle Aktivität außerhalb der von ‚der Natur' zugelassenen Fortpflanzungsabsicht mußte zu schrekkenerregenden Krankheiten führen, wie auch von Ärzten verfaßte vielgelesene Traktate verbreiteten: zu Schlaflosigkeit und Debilität, Gliederzerren und Paralyse, Akne und Tabakkonsum, Epilepsie und Bettnässen, Verstopfung und Darmverschlingung, Nierenentzündung und Harnröhrenvereiterung, Priapismus, Hodenatrophie und Rükkenmarkschwindsucht[15]. Analkoitus hatte besonders grauenhafte Folgen, und daß Fellatio und Cunnilingus Krebs erzeugten, wußte die medizinische Wissenschaft bereits 1898[16]. Manche Ärzte hielten auch die Menstruation für pathologisch, und nicht wenige Mediziner des späten 19. Jahrhunderts erblickten in ihr den schlüssigen Beweis dafür, daß Frauen angesichts der damit verbundenen Belastung des Nervensystems zu intellektuellen Leistungen grundsätzlich unfähig waren[17]. Homosexualität endlich war ganz zweifelsfrei eine pathologische Störung der gesunden, ‚natürlichen' Sexualität, und homosexuell orientierte Menschen waren fraglos krank.

Die lange Tradition der Psychiatrisierung homosexuellen Fühlens und Verhaltens begann mit *Carl Westphal,* dem Homosexualität schlicht ein psychopathischer oder neuropathischer Zustand war[18]. In Frankreich lehrte *Paul Moreau,* daß der Mensch außer den herkömmlichen fünf Sinnen noch einen sechsten Geschlechtssinn besäße, der Homosexualität als pathologischen Zustand produziere, wenn er - etwa durch ‚Erbfehler' - beschädigt werde[19]. (Für ihn waren übrigens die Bewohner südlicher Breiten stärker zur Wollust veranlagt und somit auch leichter Opfer der Homosexualität.) Dieser Psychiater forderte, Homosexuelle (zusammen mit Opfern anderer Perversionen wie Nymphomanie, Satyriasis, Vergewaltigungs- oder Leichenschändung-Lust) nicht den Gerichten zur Aburteilung, sondern den Ärzten zur Behandlung bzw. zur Aufbewahrung in Irrenanstalten zu überlassen. *Benjamin Tarnowsky*[20] reihte die Homosexualität in pathologische Zustandsbilder wie Hysterie, Epilepsie, Alkoholismus, Anämie oder Typhus ein; auch er wollte Homosexuelle in Anstalten verwahren. Neben der ererbten diagnostizierte er mitunter auch eine erworbene Homosexualität: zumeist durch Selbstbefriedigung, aber zuweilen auch durch die Lektüre schmutziger Bücher, durch schlechten Umgang oder durch ein Luxus-Leben. Aber auch diese erworbene Homosexualität war bei ihm durch eine ‚schlechte Erbmasse' beeinflußt und konnte als psychische Degenerierung an die Nachkommen weitervererbt werden.

Der italienische Psychiater *Cesare Lombroso*[21] fand heraus, daß Homosexuelle auf einer niedrigeren Evolutionsstufe stehen. Während die allgemeine Evolution vom primitiven hermaphroditischen bzw. selbstbefruchtenden Stadium zur höheren Stufe der getrenntgeschlechtlichen monosexuellen Form fortgeschritten war, seien anscheinend einige degenerierte Individuen bei einer Art zoologischer Bisexualität steckengeblieben. Zum Beweis führte *Lombroso* an, daß bei Tieren und primitiven Naturvölkern gewisse Formen der Sexualität vorkämen, die in Kulturnationen überwunden seien und dort zurecht als krank oder kriminell angesehen würden. Denn mit dem Entstehen der Zivilisation hätten die fortgeschrittenen Menschen Raub, Mord, Promiskuität und Homosexualität hinter sich gelassen. Da aber jedes Kind ontogenetisch die Phylogenese der Art durchmache, käme es bedauerlicherweise mitunter zu Betriebsunfällen in der Weise, daß einige Individuen irgendwo auf halbem Weg zur vollen (=heterosexuellen) Reife steckenblieben. Dann seien diese gewissermaßen verunglückten Menschen programmiert zum Geisteskranken, Kriminellen oder Homosexuellen (oder sonstwie sexuell Abartigen). Da die Perversen und Kriminellen aber nun einmal entsprechend veranlagt seien, stellten sie in erster Linie ein Problem für die Medizin dar und sollten in Heilanstalten behandelt, zumindest aber sicher aufbewahrt werden.

Zur Konsolidierung solcher Vorstellungen in der medizinisch-wissenschaftlichen Welt, daß Homosexualität eine auf eine entsprechende ‚Veranlagung' zurückzuführende Perversion sei, trug namentlich *Richard v. Krafft-Ebing* bei. Seine „Psychopathia sexualis" [22], in zahlreichen Neuauflagen verbreitet und für Generationen von Medizinstudenten und Ärzten richtungsweisend, wurde zum Standardwerk der frühen Sexualwissenschaft. Sexualität und deren Genuß waren für ihn im Grunde finstere Triebe, von denen sich der Mensch zu emanzipieren hatte, um in die höheren Gefilde der reinen Liebe vorzudringen. Zur Verdeutlichung der Gefahren einer ‚übersteigerten' Geschlechtslust sammelte er zahlreiche Fallstudien von merkwürdigen Patienten: vor allem Homosexuelle, aber auch Fetischisten, Sado-Masochisten, Nymphomaninnen, Exhibitionisten und Voyeure, deren Auffälligkeiten durchweg einer krankhaften ‚Veranlagung' bzw. einer ererbten abnormen Konstitution zu verdanken seien (wobei er allerdings auch vor einem häufigen Mißbrauch der Geschlechtsorgane - sprich: vor der Selbstbefriedigung - warnte). Für *Krafft-Ebing* war nahezu jede sexuelle Handlung außer der direkt zur Fortpflanzung bestimmten Paarung ein psychopathischer Akt, und auch so harmlose ‚Fälle' wie die eines eifrigen Sammlers violettgestreifter Taschentücher, eines Mannes, der gern Rosen roch, oder eines Mädchens, das gern andere Mädchen küßte, gerieten bei ihm in die gleiche Kategorie wie Lustmörder, Leichenschänder oder Kannibalen.

Von solchen und ähnlichen Vorstellungen über das Wesen der Sexualität und das Unwesen der Homosexualität wurden nicht nur Generationen von Ärzten und anderen Fachleuten für Sexualität geprägt, sondern - über diese - auch die breite Öffentlichkeit. Experten und Laien machten sich mit genüßlichem Schauder immer wieder auf die Suche nach den besonderen Ursachen und Umständen ‚der' Homosexualität, deren pathologischer Charakter außer Frage stand. Unbeirrt von den sich bei methodisch exakter Vorgehensweise immer aufs neue ergebenden Mißerfolgen wurde die Ätiologie der Homosexualität ge- und untersucht:

> „So betrachteten die Mediziner die Chromosomen homosexueller Probanden, verglichen die Schicksale eineiiger und zweieiiger Zwillinge, experimentierten am Hormonspiegel, vermaßen die Beckenknochen und was die Methoden von genetischer, endokrinologischer, Konstitutions- und weiterer physiologischer Forschungsansätze noch hergeben [23]".

Für Gebildete wie Ungebildete stand jedenfalls außer Frage, daß Homosexualität etwas grundlegend Negatives war, und daß Menschen, die aufgrund ihrer besonderen

,Geschlechtsnatur' ihr Sexualverhalten der herrschenden Norm nicht anpassen konnten oder wollten, als krank und gefährlich gelten mußten. Es war ebenso klar, daß sich die Gesellschaft - vor allem zum Schutz ihrer Jugend! - gegen die von den Homosexuellen ausgehende Gefahr schützen mußte. - Der totale Schutz sollte dann auch nicht allzu lange auf sich warten lassen.

3. Das ,Dritte Geschlecht': das pro-homosexuelle Gegenmodell der klassischen Teleologie

Ungeachtet ihrer Klassifizierung als ,krank' konnten nun aber viele Homosexuelle feststellen, daß sie eigenartigerweise unter keiner der vielfach diagnostizierten Folgen und Symptome litten, sondern genauso gesund waren wie ihre heterosexuellen Verwandten, Freunde und Nachbarn. Für dieses auf den ersten Blick überraschende Phänomen suchten sie verständlicherweise eine Erklärung, und die fanden sie in einer Theorie, die ihnen die Beibehaltung der vertrauten teleologischen Denkweise gestattete. Denn anstatt die antihomosexuellen Lehren der zeitgenössischen Wissenschaftler, Theologen und sonstigen Moralisten grundsätzlich, d.h. erkenntnistheoretisch infrage zu stellen - und wesentliche Elemente des dazu nötigen Rüstzeugs waren im 19. Jahrhundert bereits entwickelt[24] -, übernahmen die (pro-)homosexuellen Theoretiker jener Zeit fraglos die fragwürdigen Prämissen über die angebliche Natur der menschlichen Sexualität. Sie nahmen aber an, sie selbst als Homosexuelle seien von *dieser* Natur gar nicht betroffen: von Geburt an seien sie nämlich Angehörige einer besonderen Art von Menschen, für die eine *eigene Natur* gelte. Denn für eine (sehr kleine) Gruppe von Menschen sei von der Schöpfung unabweislich ein gleichgeschlechtliches Sexualleben als *ihrer* Natur gemäß bestimmt. Somit seien sie auch gar nicht von den lediglich heterosexuelle Menschen treffenden Schäden durch ein widernatürliches Sexualleben bedroht - denn für sie sei ja eben dies ,natürlich', d.h. von der Schöpfung zugewiesen.

Dieses Modell hatte den praktischen Vorzug, zunächst einmal eine plausible Erklärung für das eigene Sosein zu liefern und zugleich Homosexualität dem damaligen Denken gemäß anscheinend moralisch, rechtlich und wissenschaftlich legitimieren zu können. Insofern stellt es eine Gegen-Ideologie dar: Ideologie im Sinne einer theoretisch unzulänglichen und empirisch falsifizierbaren, aber auf den ersten Blick lebensdienlichen Fehlbeurteilung der Wirklichkeit. Zu ihrer Popularisierung trugen vor allem drei Autoren bei: *Benkert, Ulrichs* und *Hirschfeld.*

Karoly Maria Benkert (Kertbeny)

Der in Berlin lebende österreichisch-ungarische Schriftsteller *Karoly Maria Benkert,* der sich als Arzt ausgab und unter dem Pseudonym *Kertbeny* schrieb, prägte erstmals die Begriffe ,homosexuell' und ,Homosexualität' (etwa zur gleichen Zeit führte der bereits erwähnte *Carl Westphal* die zunächst populäreren Begriffe ,conträrsexuell' bzw. ,conträre Sexualempfindung' ein). In einer „Offenen fachwissenschaftlichen Zuschrift an Seine Excellenz Herrn Dr. Leonhardt, königlich-preuszischer Staats- und Justizminister" zum § 143 des Preußischen Strafgesetzbuchs vom 14. April 1851 sowie zum § 152 im Entwurf eines Strafgesetzbuchs für den Norddeutschen Bund [25] führte *Benkert/Kertbeny* aus, die Natur habe zusätzlich zu den Menschen mit (auch von ihm so genannten) normalem Geschlechtstrieb bestimmte Männer und Frauen mit homosexuellem Trieb geschaffen. Dadurch habe es die Natur selbst aber diesen Menschen bei allem möglichen Willen physisch und psychisch unmöglich gemacht, eine normale Erregung zu erfahren. Der angeborene homosexuelle Trieb schaffe vielmehr unabänderlich einen unüberwindlichen Horror vor dem anderen Geschlecht, und „die Opfer dieser Leidenschaft" seien außerstande, ihre gleichgeschlechtlichen Empfindungen zu unterdrücken [26].

Karl Heinrich Ulrichs

Von großer Bedeutung für die Bildung und Popularisierung einer homosexuellen Theorie und (Gegen-)Ideologie war *Karl Heinrich Ulrichs,* Jurist und königlich-hannoverscher Amtsassessor. Vermutlich war er der erste offen homosexuell auftretende akademische Kämpfer für die Rechte homosexueller Männer und Frauen. In den Jahren zwischen 1864 und 1870 veröffentlichte er zunächst unter dem Pseudonym *Numa Numantius,* später auch unter seinem tatsächlichen Namen eine Serie polemischer und agitatorischer Schriften mit wissenschaftlichem Anspruch zur Verteidigung der Homosexualität. Auf seine „Siebente Schrift: Memnon" [27] soll im folgenden näher eingegangen werden, weil sie Herkunft, Struktur und Ziel eines inzwischen klassisch gewordenen Konzepts von (Homo-)Sexualität gut sichtbar macht.

Ulrichs erklärtes Ziel war es, die Homosexuellen (und unter ihnen vornehmlich die Männer) „vor dem dreifachen Vorwurf einer Verletzung der Natur, der Manneswürde und des Sittengesetzes" [28] in Schutz zu nehmen. Dazu entwickelte er ein außerordentlich komplexes sexologisches System, das den bisher bekannten Geschlechtskategorien ‚Männer' und ‚Weiber' noch eine Vielzahl von weiteren autonomen „Geschlechtsnaturen" hinzufügte. Jedem Angehörigen einer dieser Kategorien wurde eine eigene, von der Natur mit der Geburt eindeutig festgelegte Art und Richtung des sexuellen Empfindens und Verhaltens zugeordnet.

Zunächst sei jeder Mensch ausnahmslos während der ersten drei bis vier Monate im Mutterleib ein „embryonischer Urzwitter", ausgerüstet sowohl mit männlichen als auch mit weiblichen Geschlechtsmerkmalen. Zu einem bestimmten Zeitpunkt werde dann eine „zweite Natur" wirksam, die „mit einer gleichsam fremden Hand" [29] den ursprünglichen Urzwitter umforme, u.z. auf eine von drei möglichen Verfahrensweisen:

- entweder im „regelrechten Verfahren" zu „Mann" oder „Weib", oder
- im „regelwidrigen (außerordentlichen) Verfahren" zu „Urning" oder „Urningin", zuweilen auch zu „Uronodioning" oder „Uranodioningin", je mit Untergruppen, oder aber
- im „mißlungenen Verfahren" zu einer von vier Zwitterkategorien.

Dieses sexologische System war notgedrungen komplex und unübersichtlich. Es ging von sechzehn „Geschlechtsnaturen“ aus, und zwar acht grundlegend männlichen und acht grundlegend weiblichen. Eine vereinfachte schematische Übersicht, bei Unterteilungen auf die männlichen Varianten begrenzt, sähe etwa so aus:

Männer | **Weiber**

Die Angehörigen dieser Gruppen besitzen eine heterosexuelle Geschlechtsnatur und sind sexuell einander zugeordnet.

Urninge | **Urninginnen**

(„Ein mit weiblichem Liebestrieb begabter uneigentlicher Mann, der sich (...) durch den inneren Drang der Liebe (...) nur zu (jungen) Männern hingezogen fühlt“)[30]

Die Hauptgruppe der Urninge (für die Urninginnen gilt Entsprechendes) zerfällt in drei Untergruppen:

Mannlinge

(„Körperhabitus, d.i. der Gesamtausdruck der Bewegungen, Gebärden und Manieren, Gemüthsart, Art der Liebessehnsucht und des geschlechtlichen Begehrens: sämtlich männlich; weiblich also nur das nackte Geschlecht der Seele, weiblich nur der Liebessehnsucht Richtung, d.i. gerichtet auf das andere Geschlecht“)
Liebesobjekt:
„Jünglinge“[31]

Weiblinge

(„die genannten Stücke sämtlich weiblich; männlich also nur das alleinige Geschlecht des Körpers“) - Liebesobjekt: „fester Kerl“[32]

Zwischenurninge

(„Zwischenstufen“) - Liebesobjekt:
„Bursch“[33]

Uranodioninge | **Uranodioninginnen**

(„körperlich männliche Individuen, begabt zugleich mit der Liebe zu jungen Männern und zugleich mit der Liebe zu Weibern“)[34]

Die Hauptgruppe der Uranodioninge (für die Uranodioninginnen gilt Entsprechendes) zerfällt wiederum in zwei Untergruppen:

conjunctive Uranodioninge

(empfinden sowohl „die zart-schwärmerische, als auch die sinnliche Liebe“ zu Männern und Frauen)[35]

disjunctive Uranodioninge

(empfinden „für junge Männer . . . nur die zartschwärmerische Liebe", haben aber - „ganz dem Nichturning gleich" - „einen entschiedenen inneren Horror" vor sexuellen Kontakten mit gleichgeschlechtlichen Partnern. Sexualität wird nur mit ‚Weibern' ausgeübt, zu denen aber nie „zarte Liebe" empfunden wird)[36]

Zwitter	**Zwitter**
Zwittermänner	**Zwitterfrauen**
Zwitterurninge	**Zwitterurninginnen**

Dieses Klassifikationsschema sollte mehr sein als eine lediglich deskriptive Phänomenologie beobachtbarer sexueller Präferenzen und Verhaltensweisen (was es tatsächlich und erstaunlich exakt war). Es wurde vielmehr dargestellt als „naturwissenschaftliches" Ergebnis der Art und Weise, wie „die große Schöpferin Natur" die verschiedenen „Geschlechtsnaturen" schon im Embryo entstehen lasse. Die biologische Basis der vorgestellten Umformungsprozesse habe die Natur dadurch geschaffen, daß im Urzwitter „4 geschlechtliche Keime, 3 körperliche, 1 unkörperlicher" schlummerten: männliche Genitalelemente, weibliche Genitalelemente, ein geschlechtsloser Bestandteil („Ur-Testikel") sowie - als wesentliches Konstrukt - „der unkörperliche Keim des Liebestriebs, von Grund auf ebenfalls geschlechtslos"[37].

Durch Unterdrückung bzw. Verstärkung der verschiedenen Keime besorge nun „die hinzutretende zweite Natur" sowohl die somatische Geschlechtsentwicklung als auch die Entwicklung der Richtung des Liebestriebs, der sogenannten „Anlage" oder Veranlagung. Obwohl diese Veranlagung erst viel später erwache - „nämlich in der Periode der sich entwickelnden Mannbarkeit"[38] -, legte *Ulrichs* größten Wert auf die Feststellung, daß die sexuelle Appetenz bereits vorgeburtlich-embryonal „veranlagt" sei. Natürlich ruhe der Keim des Liebestriebs „noch in tiefster Umhüllung", aber er *müsse* „nothwendig bereits im Embryo gelegt" sein, denn „sonst müsse er später ja von außen hineingetragen werden"[39]. Eben dies aber war für das zeitgenössische teleologische Denken nur sehr schwer vorstellbar, und zudem hätte eine geburtlich-genetisch nicht festgelegte Homosexualität - also eine irgendwie später durch (zweifellos unglückliche) Umstände verursachte ‚Homosexualisierung' - große Probleme für die ja vor allem beabsichtigte Exkulpierung und Legitimierung homosexueller Lebensweisen heraufbeschworen. So war die Annahme eines eigenen, spezifischen somatischen Substrats für jede beobachtbare sexuelle Reaktion bzw. Präferenz („Geschlechtsnatur") aus der damaligen Sicht verständlich.

Ähnlich den Astronomen des 15. und 16. Jahrhunderts, die durch immer kompliziertere Epizykeltheorien die planetaren Bahnabweichungen zu erklären und so das alte ptolemäische Weltbild zu retten suchten, hatte aber auch *Ulrichs* mit etlichen Schwächen seines Modells zu kämpfen. So fiel es ihm schwer zu erklären, warum es ganz offensichtlich Urninge *ohne* den von ihm definierten unüberwindbaren Horror vor der „naturwidrigen" geschlechtlichen Berührung von Frauen gab. Seine Deutung: hierbei handele es sich um „künstlich durch Selbstzwang und Gewöhnung virilisierte Mannlingsurninge"[40], wobei aber nicht jeder Urning seiner Natur nach zu einer solchen Virilisierung befähigt sei.

Merkwürdig mußte es für ihn auch sein, daß andererseits öfter tatsächliche „Männer" - also Nicht-Urninge - homosexuelle Kontakte hatten. Hier vermutete er: „aus Weibermangel und aus Gewöhnung, denkbarerweise auch aus Selbstzwang ohne Weibermangel"[41]. Wenn so etwas geschehe - etwa in Gefängnissen, Kasernen, Lagern und Festungswerken -, handele es sich um „uranisierte Männer oder Uraniaster"[42].

Besonders befremdlich für *Ulrichs* mußte es sein, daß in gewissen Ländern die Urninge nicht, seiner Theorie gemäß, eine kleine Minderheit darstellten, sondern „wahrhaft massenhaft" vorkamen. Seine Erklärung dieses Phänomens: wenn die „Überwindung des Horrors auch vor der activen Berührung" dort so häufig vorkomme und oft überhaupt kein solcher Horror vorhanden zu sein scheine, liege dies offenbar daran, daß „in südlichen Klimaten" der Uranismus eben nicht so rein und unverfälscht sei. Möglicherweise stehe dies auch damit in Zusammenhang, daß in den Ländern des Südens (namentlich im Orient!) „die natürliche Schamhaftigkeit - die ich für einen diesem horror naturalis parallel laufenden Instinct halte - eine schwächere ist"[43].

Die Beweise für sein Hypothesengebäude suchte *Ulrichs* zwar auch in „Aussprüchen von Auctoritäten für das Angeborensein der mannmännlichen Liebe"[44] - einzelnen Literaten, Philosophen, Juristen und Medizinern -, aber die überzeugendsten und „wissenschaftlichsten" Belege entdeckte er in den Schriften römischer und griechischer Klassiker, die in ihren anakreontischen Versen die „strengste naturwissenschaftliche Wahrheit"[45] getroffen hätten.

Auf der Grundlage dieser Theorie einer vielfältig biologisch gespaltenen Sexualität bekämpfte *Ulrichs* vor allem die strafrechtliche Diskriminierung und Kriminalisierung der männlichen Homosexualität in den deutschen Staaten (außer Bayern, wo seit 1861 nach dem Vorbild des französischen code pénal homo- und heterosexuelle Handlungen strafrechtlich gleich behandelt bzw. straffrei gestellt wurden). Dabei billigte *Ulrichs* ausdrücklich den Zweck sexualrepressiver Gesetze, in ihrem Sexualverhalten von der Natur abtrünnig Gewordene „gewaltsam zurückzuführen"[46]. Aber er führte immer wieder aus, daß diese ansonsten sinnvollen und nötigen Gesetze keine Geltung haben könnten für Urninge, Uranodioninge und ihre Zwischenstufen: da diesen ja eine andere (Geschlechts-)Natur angeboren sei als den heterosexuellen „Männern", könnten sie gar nicht von Gesetzen erfaßt werden, die für jene gedacht seien.

Von diesem Standpunkt aus geißelte *Ulrichs* das antihomosexuelle Strafgesetz als eine „directe Verletzung der Menschenrechte", weil es die „wahre und unwandelbare (urnische) Natur" mißachte, die „vor Gott und den Menschen ihre Rechte hat"[47]. Unter Berufung auf Gott, auf die Natur sowie auf *Grolmanns* alten kriminologischen Lehrsatz (ein Gesetz kann keine Gesetzeskraft mehr beanspruchen, wenn es auf einer anerkannt unrichtigen Vorstellung von der in Rede stehenden Sache beruht) wurden Deutschlands Gesetzgeber schon vor 121 Jahren von *Ulrichs* mit aller Entschiedenheit aufgefordert, jede strafrechtliche Diskriminierung homosexueller Handlungen und Beziehungen aufzuheben und diese den heterosexuellen rechtlich gleichzustellen[48].

Magnus Hirschfeld

Auf den Schultern vor allem dieser beiden Männer begann rund dreißig Jahre später der Berliner Sanitätsrat *Magnus Hirschfeld* sein langes wissenschaftliches, publizistisches und verbandspolitisches Wirken zur Enttabuierung und gesellschaftlichen Anerkennung der Homosexualität. Er gab in den Jahren zwischen 1899 und 1922 zweiundzwanzig Bände eines ‚Jahrbuchs für sexuelle Zwischenstufen, unter besonderer Berücksichtigung der Homosexualität' heraus, gründete ein Institut für Sexualforschung und wurde mit Hilfe eines von vielen namhaften Persönlichkeiten unterstützten „Wissenschaftlich-Humanitären Komitees" zum bekanntesten und zugleich geschmähtesten Homosexuellen-Lobbyisten. (Er wurde auch zum Begründer einer bis in die Gegenwart reichenden Tradition homosexueller deutscher Sexualmediziner, ihre Homosexualität öffentlich zu verbergen.)

Seine eigenen *sexualtheoretischen* Leistungen sind aus heutiger Sicht eher unbedeutend. Er teilte die inzwischen medizinisches Allgemeingut gewordene Auffassung, daß homosexuelle Neigungen und Handlungen auf eine besondere ‚Veranlagung', ein spezifisches biologisches Substrat, zurückzuführen seien, und schrieb den Homosexuellen ein eigenes „drittes" Geschlecht zu. Indem homosexuelle Gefühle und Praktiken nachdrücklich als etwas Besonderes, Eigenes, nur wenigen von Geburt aus dazu bestimmten Menschen Mögliches und Gemäßes dargestellt wurden, grenzte *Hirschfeld* homosexuell orientierte Menschen kategorial von den Übrigen ab: als biologisch, von ‚Natur' aus, anders als die anderen. Er verließ nie das konventionelle teleologische Sexualsystem und produzierte pro-homosexuelle Legitimations-Literatur um die „letztlich nicht durchdachte, ja unausgegorene, aus der strafrechtlichen Diskussion adaptierte These von der ‚tiefinnerlichen konstitutionellen', persönlich unverschuldeten Naturanlage des Homosexuellen"[49], und in der Tat sind wohl alle seine Schriften nichts als das, was zutreffend für die ‚Jahrbücher' gesagt wurde: Versuche zu „fortgesetzte(n) Widerlegungen des antihomosexuellen Vorurteils"[50].

Hirschfelds unbestreitbar großes historisches Verdienst hingegen ist sein enormer wissenschaftlicher Fleiß, sein unermüdliches Engagement und sein persönlicher Mut zugunsten einer Sache, von deren wissenschaftlicher, politischer und humanitärer Bedeutung er überzeugt war. Daß sein in Berlin angesiedeltes Institut für Sexualforschung im Jahre 1933 von nationalsozialistischen Studenten gestürmt und zerstört und seine Büchersammlung verbrannt wurde, entsprach dem aufklärungsfeindlichen, antizivilisatorischen Zeitgeist. Daß Deutschland auch heute, mehr als 50 Jahre später, noch immer ohne ein in die Gesellschaft hineinwirkendes umfassendes sexualwissenschaftliches Zentrum ist, muß als eines der großen Versäumnisse unserer wissenschaftlichen und gesellschaftlichen Nachkriegsentwicklung erscheinen.

Die gemeinsame Absicht von *Ulrichs, Benkert* und *Hirschfeld* als den bedeutendsten Vertretern jener historischen ersten Homosexuellen-Lobby (von einer ‚Bewegung' konnte man in Deutschland in *diesem* Zusammenhang wohl noch nie sprechen) war es, Wissenschaft und Öffentlichkeit von der Natürlichkeit, Legitimität und moralischen Berechtigung der gleichgeschlechtlichen Liebe zu überzeugen. Dabei blieben sie aber dem zeitgenössischen teleologisch-biologistischen Sexualitäts-Modell verhaftet und mußten so letztlich scheitern.[51]

Denn Homophobie ist immer auch Xenophobie, Furcht vor dem Anderen und Fremden. In dem Maße, in dem nichteigenes Verhalten als ‚von Natur aus anders' gedeutet wird, wächst die Bereitschaft, das ‚andere' im Konfliktfall für minderwertig und bedrohlich zu halten. So trostreich vielen homosexuell orientierten Menschen die Vorstellung eines anlagemäßig, also biologisch bedingten ‚Andersseins' auch erscheinen mag (denn sie schließt ja die Frage nach der ‚Schuld' bzw. der persönlichen Verantwortung für vermeintliche ‚Fehlentwicklungen' zwangsläufig aus), so gefährlich kann sich eine solche Vorstellung in der Realität auswirken. Haß auf Anderes, Andersartiges, Fremdes ist bei Bedarf leicht zu mobilisieren, und in der Tat waren ja die antihomosexuellen NS-Propagandisten in der Beeinflussung der Bevölkerung so nachhaltig erfolgreich, daß ihnen der systematische Ausrottungsfeldzug gegen Homosexuelle entweder als sozial-hygienische Maßnahme zur Gesunderhaltung des Volkskörpers hoch angerechnet oder allenfalls als Kavaliersdelikt nachgesehen wurde: „... umbringen hatte man sie ja nicht gleich müssen!"

Wohlgemerkt: die Ideologie des „Dritten Geschlechts" hatte zur damaligen Zeit

> „durchaus progressiven Charakter, da sie die Betroffenen des Vorwurfs moralischer Zerrüttung enthob und in eine Reihe mit anderen biologischen Anomalien stellte. Daß diese Theorie keine zwei Jahrzehnte später dazu benutzt wurde, vom Standpunkt einer faschistischen Ideologie die Gefahr der Homosexuellen für die Volksgesundheit zu begründen, was schließlich zur Ermordung Tausender in den Konzentrationslagern führte, erhellt jedoch die Ambivalenz biologistischer Konzepte mit ihrer Tendenz zur Pathologisierung." [52]

Der erste Versuch homosexueller Menschen, ihre persönliche und gesellschaftliche Identität über eine eigene Biologie zu reklamieren, scheiterte an dem durch ökonomisch-politische Spannungen aufgeladenen Potential einer tiefverwurzelten Bereitschaft zu Rassismus und Xenophobie; er ermöglichte und förderte sogar die konsequente Endlösung in den Gaskammern.

4. Die kopernikanische Wende: (Homo-)Sexualität ohne Teleologie

Die Überwindung der aristotelischen Naturauffassung und des teleologischen Denkens begann allmählich, wahrscheinlich in der Spätscholastik des 13. und 14. Jahrhunderts mit *Wilhelm von Occam* und seiner Entwicklung des Ökonomieprinzips für Philosophie und Wissenschaftstheorie. Dadurch wurde der Weg freigemacht für *Kopernikus, Brahe, Kepler, Galilei, Bacon, Descartes, Harvey* und *Newton,* und von dort später zur modernen Physik, zur Genetik und zur Konzeption der Mutation. Damit verschwand die Teleologie, das „zweckgerichtete regulierende Prinzip" [53], allmählich aus der naturwissenschaftlichen Denkweise.

Für die Wissenschaften von Mensch und Gesellschaft dagegen war teleologische Phraseologie noch lange bestimmend. Hatte gegen Ende des 19. Jahrhunderts der Erz-Soziologe *Emile Durkheim* bereits die entscheidenden theoretischen Argumente gegen die Teleologie in den Human- und Sozialwissenschaften geliefert [54], so blieben seine bahnbrechenden Arbeiten den klassischen deutschen Sexualmedizinern wie *Bloch* und *Hirschfeld* offenbar gänzlich unbekannt. In der Sexualwissenschaft herrschte weiterhin eine Phraseologie vor, in der etwa ein Penis in einer Vagina „natürlich", in einem

Mund oder Anus dagegen „widernatürlich" war. ‚Sinn der Sexualität', ‚gesunder Sexualinstinkt', ‚Trieb' - dies sollten noch lange Zeit bestimmende Begriffe in der Sexualwissenschaft bleiben.

Doch erst nach der Überwindung der teleologischen Fesseln konnte sich eine moderne Wissenschaft von der Sexualität des Menschen entwickeln. Ansätze dazu waren schon bei *Fließ* und *Freud* sichtbar geworden, aber diese (und andere) tatsächlich für ihre Zeit bahnbrechenden Autoren verfügten noch nicht über einen hinreichenden theoretischen Bezugsrahmen, um die Ergebnisse ihres Beobachtens und Nachdenkens umfassend einordnen zu können. Auch viele ihrer Positionen blieben bestimmt von vorwissenschaftlichen Vorstellungen, impliziten Theorien und Ideologien. Erst später entwickelte sich die heute in den Sozialwissenschaften verbreitete Wissenschaftslogik des *Kritischen Rationalismus* (*Popper* 1935, *Albert* 1968) und dessen theoretisches *Falsifikationsgebot,* dem alle teleologischen Erklärungsansätze (wie religiös-magische oder säkularisierte psychoanalytische Konstrukte) ebenso zum Opfer fallen mußten wie andere einseitige, skotomisierende Perspektiven der menschlichen Sexualität (wie etwa biologistische bzw. reproduktionsorientierte Modelle).

Dies gilt in besonderem Maß für die psychoanalytische Triebtheorie. Gerade die plausible Annahme eines Sexual„triebs" konnte nun teleologiekritisch betrachtet werden. Unser Bemühen, Dinge zu begreifen, läßt uns rasch Begriffe finden und als real vorhanden annehmen, obwohl es sich vielleicht nur um fiktive Konstruktionen handelt. Die Vertreter der Trieb-Theorie gingen oft davon aus, daß es sich beim „Trieb" um ein homöostatisches Bedürfnis handele, das - wie Hunger, Schlaf oder Ausscheidung - befriedigt werden müsse, damit der Mensch nicht Schaden leide oder zugrunde gehe. Während aber beim Hunger zum Beispiel ein Absinken des Glukose-, Fett- und Aminosäuregehalts im Blut festgestellt werden kann, fehlt beim angeblichen Sexual„trieb" jede physiologische meßbare Mangelsituation. - Die Trieblehre glaubte weiter an eine Entstehung innerer sexueller Spannungen, welche den spezifischen Reiz zur Verminderung dieser Spannungen bilden und deren Kennzeichen etwa erhöhte Aktivität, Unlustgefühle oder Wunschträume seien. Aber genau dies ist auch feststellbar bei anderen, gelernten und gewohnheitsmäßig verankerten Verhaltensweisen. - Die Fortpflanzungsfunktion bzw. die Aufgabe der Arterhaltung, so wurde weiter argumentiert, sei so wichtig, daß sie biologisch in Gestalt eines Triebes verankert sein müsse. Aber auch dies scheint ein Trugschluß: selbst viele Tiere müssen die Fortpflanzung erst lernen, sonst erfolgt trotz Geschlechtsreife keine Paarung.

Schon *A. Moll,* einer der frühen deutschen Sexualtheoretiker, hatte die „Trieb"-Theorien der Psychoanalyse als willkürliche „Symbolisierungen, Deutungen und Tüfteleien" (7) abgelehnt. Lernpsychologen wie *R. Fricker* und *J. Lersch*

> „finden kein stichhaltiges Argument, welches die Annahme eines speziellen Sexualtriebs zu stützen vermag. Es spricht vielmehr alles dafür, daß der ‚Sexualtrieb' - wie andere sogenannte Triebe - eine sozialpsychologische Reaktion darstellt, indem ein für unsere Gesellschaft stark normiertes Verhalten durch ‚Naturanlage' und ‚Naturgesetze' sekundär rationalisiert wird. (...) Der Begriff ‚Trieb' stellt eine unzulässige Ontologisierung dar - die Substantivierung einer beobachtbaren Verhaltenseigenschaft, welche deren Erklärung in eine spekulative Hinterwelt verlagert. (...) Sexuelles Verhalten wird umso eher mit triebhaftem Verhalten identifiziert, als es gegen Normen verstößt. Daran schließt sich eine negative Wertung solchen Verhaltens an, und ‚Triebhaftigkeit' gerät in die Sphäre des gesellschaftlich Anstößigen, des Unsittlichen, des Verbrechens und des Pathologischen."[55]

E. Borneman, wenngleich selbst psychoanalytisch orientiert, bezeichnet „Trieb" als einen „umstrittenen Terminus" [56], als einen „aus dem Tierreich in die Sexualanthropologie übertragenen Begriff, der beim Menschen so gut wie keine Berechtigung hat." [57] In der heutigen Sexualwissenschaft kommen in der Tat immer mehr Forscher ohne diesen Begriff aus, und die klassische Libidotheorie von *S. Freud* mit ihrer teleologischen Begrifflichkeit von „Reifung" und „Phasen", ihren schichtspezifischen und ethnozentrischen Konstrukten sowie ihren nicht falsifizierbar formulierten Hypostasierungen genießt denn auch weltweit nur noch geringes theoretisches Ansehen in der Sexualwissenschaft. [58]

Wenn sich die Lehre vom „Trieb" aber als unhaltbar erweist und stattdessen lern-, sozial- und motivationspsychologische Erklärungen an ihre Stelle treten, dann müssen wir zu einer neuen Sicht von Sexualität finden. Indem „die Sexualität" als einheitliche analytische Kategorie zum besseren Verständnis in ihre jeweiligen Konkretionen als empirisch aufspürbare „Sexualitäten" aufgelöst wird, gerät nach der Biogenese nachdrücklich ihre Soziogenese in den Mittelpunkt wissenschaftlicher Forschung. Über die Integrierung von Erkenntnissen aus Biologie, Physiologie und Medizin mit solchen aus Soziologie, Psychologie und Ethnologie, unter Berücksichtigung sozialpsychologischer, pädagogischer, juristischer und historischer Fragestellungen, ergibt sich ein erweitertes Konzept menschlicher Sexualität. Im Rahmen eines solchen sozialwissenschaftlichen Paradigmas wird jenseits der biologischen Grundparameter die Sexualität des Menschen auch als ein sozialer Tatbestand erkennbar: als ein hochkomplexes Produkt vielfältiger kultureller, sozialer, psychischer und biologischer Variablen und Prozesse.

Unsere Sexualität - ob nun in ihrer Manifestation als auto-, hetero-, homo- oder ambisexuelles Erleben und Verhalten - gilt in der sexualwissenschaftlichen Diskussion heute nicht mehr als mit der Geburt eindeutig festgelegte, art- oder individualspezifische Konstante, als bloße Entfaltung eines genetischen Codes. So wichtig und unverzichtbar dieser auch ist, ergibt sich Sexualität beim Menschen vielmehr als grundsätzlich variables Ergebnis eines komplexen Prozesses von „Sexualisation". Wie sich der einzelne durch Sozialisation in die Gesellschaft einordnet bzw. eingeordnet wird, so wird er erst durch sexuelle Sozialisation - durch Sexualisation - zu einem orientierungs- und handlungsfähigen Sexualwesen. Seine Sexualität, zunächst nur als Potential vorhanden, muß geweckt, gefördert und gelernt werden. [59] Sexualpsychologie wird damit zum wesentlichen Bestandteil jeder Entwicklungs-, Erziehungs- und Sozialpsychologie; Sexualsoziologie wird ein Hauptaspekt jeder Sexualwissenschaft.

Im Rahmen seiner generellen Sozialisation, seiner ‚Enkulturation', erfährt jeder Mensch auch seine jeweilige Sexualisation. Diese stellt uns, wie dargelegt, nicht als „Triebschicksal" dar, das uns mit unserer Geburt unverrückbar zuteil wird oder - nur unwesentlich offener - uns infolge bestimmter frühkindlicher Familienkonstellationen in festen Bahnen hin zu (oder vorbei an) vorbestimmten Zielen führt. Sexualisation erwächst aus vielen Faktoren, und die Sexualität eines Menschen stellt die jeweils individuelle Verarbeitung eines komplexen Produkts aus biologischem Substrat und sozialer wie psychischer Prägung dar. Sie ist also immer zugleich angeboren (als Potential) *und* gelernt (als konkrete Realisierung), ist gleichzeitig biologisches Grundinventar unserer Art *und* sozial geformt. Für den Menschen ist die Sexualität kein mit der Geburt geliefertes Fertigprodukt aus Genen, Hormonen und Drüsen, sondern ein offenes Potential, ein System mit zahlreichen im weitesten Sinn sozialen Determinanten. Als artspezifisches Potential beruht unsere Sexualität aus einem „gewachsenem Fels" *(S. Freud),* einem genetisch-biologischen Substrat aus chromosomalen, gonodalen, hormonalen und anatomischen ebenso wie zelebralen, zentralnervösen Faktoren und Steuerungsprozessen. Diese biologisch verankerte Sexualität bedingt allerdings keine gleichsam automatische Entwicklung im sexuellen Empfinden und Verhalten; dazu bedarf es erst weiterer Faktoren. Auch das „biologische Geschlecht" wird unter teils prä-, vor allem aber postnatalen Einflüssen ergänzt um ein soziales und ein psychisches Geschlecht; es muß sich eine Geschlechtsidentität, eine Geschlechtsrolle und eine Geschlechtspräferenz (bzw. sexuelle Appetenz) entwickeln. Hinsichtlich der letzteren - also der Herausbildung einer heterosexuellen, homosexuellen oder ambisexuellen Partnerpräferenz - wurden eine Reihe von Untersuchungen vorgelegt, die zwar die meisten herkömmlichen Hypothesen (und vor allem die der Psychoanalyse) falsifizierten, ohne aber bislang zu einer allgemeinen anerkannten Theorie der sexuellen Präferenzbildung geführt zu haben.[60]

Die empirischen Grundlagen für eine moderne Sexualtheorie lieferten vor allem amerikanische Forscher wie *M. Mead*[61], *C. S. Ford*[62], *F. A. Beach*[63] und insbesondere *A. C. Kinsey* mit seinem Team[64]. Aufgrund einer Vielzahl von empirischen (sozialwissenschaftlichen, psychologischen, ethnologischen) Untersuchungen mußte das alte teleologisch-biologistisch-medizinische Modell der menschlichen Sexualität als unbrauchbar in die verstauben Ablagekammern der Wissenschaftsgeschichte gestellt werden. An die Stelle der vermeintlich zweckgerichteten, einzigartigen und unabänderlichen Sexualität trat die Erkenntnis ihrer soziokulturellen Bedingtheit, ihrer Plastizität und Variabilität. Jenseits der bisherigen Konzepte bilden die konkreten Sexualitäten des Menschen offenbar ein Kontinuum zwischen den Polen ‚ausschließlich heterosexuell' und ‚ausschließlich homosexuell', wobei sowohl diese als auch unbegrenzt viele ‚Zwischenstufen' auftreten können: nicht, wie die Klassiker annahmen, als jeweils individuell biologisch-genetisch-schicksalhaft *festgelegt,* sondern als individuell und soziokulturell *vermittelt.* Damit wurde das individuell-biologisch festgelegte ‚*Triebschicksal*' Sexualität zum individuell-sozial geprägten *Lerngeschehen* auf biologischem Fundament.[65]

Homosexuelles Verhalten konnte auf drei Ebenen nachgewiesen werden: als biologisch generell in unserer Art verankert; als historisch und transkulturell ubiquitär; als selbst in unserer eigenen Kultur ungeachtet der hier errichteten sozialen Schranken äußerst verbreitet.[66] *Kinsey* und Mitarbeiter hatten diesen Sachverhalt aufgrund ihrer sorgfältigen empirischen Untersuchungen so formuliert:

> „Infolge seiner angeborenen psychosexuellen Reaktionsweisen ist der Mensch ursprünglich geschlechtlich wahllos ansprechbar, aber als Folge der verhaltensbildenden Einflüsse und des sozialen Drucks paßt sich diese Reaktionsweise stets mehr oder weniger den traditionellen Auslegungen darüber an, was im Geschlechtlichen normal oder abnorm ist."[67]

Wie auch zahlreiche ethnologische Untersuchungen belegen, entspricht homosexuelles wie heterosexuelles Reagieren einer „den meisten, wenn nicht allen Säugetieren und auch dem Menschen" innewohnenden Tendenz.[68] Diese grundlegende Fähigkeit wird aber offenbar

„bei manchen Gruppen (zum Beispiel in unserer eigenen Gesellschaft) dadurch verschleiert, daß ein derartiges Verhalten verboten und als unnatürlich bezeichnet wird. Die Kräfte des Gruppenlebens, die von der frühesten Kindheit an auf die sich entwickelnde Persönlichkeit einwirken, bringen es bei diesen Völkern zustande, daß sie homosexuelle Erregung und das homosexuelle Verhalten gehemmt und verhindert wird. Damit soll der Mensch ausschließlich auf heterosexuelle Reize festgelegt werden.“[69]

Ermöglicht werden derartige Prozesse der sozio-sexuellen Kontrolle durch die alle überlieferten Vorstellungen sprengende Variabilität und Plastizität der menschlichen Sexualität. *C. S. Ford/F. A. Beach* drücken diesen Sachverhalt in ihrer biologischen und interkulturellen Vergleichsstudie des Sexualverhaltens bei Tieren und Menschen in über 190 Ethnien so aus:

„Die individuelle Form des Sexualverhaltens ist beim Menschen nicht einfach eine Folge der biologischen Anlage. Die sexuellen Reaktionen des Menschen sind nicht in dem Sinne instinktiv, daß sie ausschließlich durch die Wirksamkeit von Genen und Chromosomen bestimmt wären. Im Gegenteil, das Kind wird von den ersten Lebensjahren an direkt oder indirekt über die Sexualität belehrt. Dabei ist die Tatsache von größter Bedeutung, daß die einzelnen Gesellschaften in dieser Beziehung verschiedene Lehren erteilen. In manchen Kulturen lernen die Kinder, daß die Sexualität etwas ist, das man zu vermeiden hat, und daß es unrecht ist, ihr in der Kindheit in irgendeiner Form Ausdruck zu geben. Bei anderen Gruppen lernen die Jungen und Mädchen, daß bestimmte sexuelle Betätigungen zulässig sind, andere dagegen nicht. Derartige Unterschiede in den Erfahrungen der ersten Lebensjahre führen dazu, daß die Menschen auch als Erwachsene ganz verschiedene Ansichten darüber haben, was bei Sexualbeziehungen statthaft oder normal ist und was unanständig oder unnatürlich ist.“[70]

Unter den Gruppen, über die spezifische Angaben zur Verbreitung und Bewertung von Homosexualität vorliegen, gilt diese bei rund zwei Dritteln als normal, oder es duldet die Gesamtheit, daß bestimmte Gruppenmitglieder sich homosexuell verhalten. In einzelnen dieser Gesellschaften betätigen sich z. B. *alle* Jungen und Männer (auch) homosexuell und üben den Analverkehr aus. „Männer, die sich an dieser homosexuellen Betätigung nicht beteiligen, fallen als merkwürdig auf.“[71] Bei allen diesen Gruppen kommt homosexuelles und heterosexuelles Verhalten parallel vor, und beide Formen der sexuellen Präferenz werden nicht als dichotom bzw. als einander ausschließende Gegensätze gesehen. „Vom kultur-anthropologischen Befund her ist daher die außerordentlich restriktive Einstellung unserer eigenen Kultur (zur Homosexualität) zunächst ein Phänomen, das in dieser drastischen Form nur von relativ wenigen anderen Gruppen geteilt wird.“[72]

Allerdings scheinen die vor allem in unserer traditionell homophoben Kultur unternommenen Versuche zur sozialen Kontrolle der Sexualitäten, insbesondere der Verhinderung, Unterdrückung und Verschleierung homosexueller Reaktionen, nur von bedingtem Erfolg gekrönt zu sein. *A. C. Kinsey* und Mitarbeiter fanden aufgrund langjähriger und methodisch sorgfältig durchgeführter sexualsoziologischer Untersuchungen, daß selbst in einer Gesellschaft wie der nordamerikanischen, also mit einem Grundmuster offiziell verkündeter und auch informell normierter Anti-Homosexualität, immerhin

- die *Mehrheit* der männlichen (ein großer Teil der weiblichen) Bevölkerung irgendwann im Leben homosexuelle Erfahrungen macht;
- 60% der Jungen sich in der Vorpubertät homosexuell betätigen;

- 37% der männlichen (und 20% der weiblichen) Bevölkerung nach der Pubertät nicht nur psychische, sondern auch physische homosexuelle Erfahrungen bis zum Orgasmus hat;
- nur 40% der Männer zeit ihres Lebens auf heterosexuelle psychische oder physische Erlebnisse beschränkt bleiben (und dieser Anteil auch nach Abzug der pubertären und vorpubertären Erlebnisse nur auf 50% ansteigt);
- 13% aller Männer nur *erotisch* auf andere Männer reagieren, ohne aber tatsächlich sexuelle Kontakte auszunehmen;
- 25% aller Männer im Alter zwischen 16 und 55 Jahren deutliche und fortgesetzte homosexuelle Erlebnisse über einen Zeitraum von mindestens drei Jahren haben;
- 18% der Männer innerhalb dieses Rahmens mindestens ebensoviele homosexuelle wie heterosexuelle Orgasmuskontakte haben;
- 13% aller Männer stärkere Homo- als Heterosexualität aufweisen;
- 10% aller Männer mehr oder weniger *ausschließlich homosexuell* sind, und
- 4% ihr ganzes Leben *psychisch und physisch ausschließlich homosexuell* reagieren. [73]

Zu diesen Zahlen teilte der *Kinsey*-Mitarbeiter und Nachfolger *P. H. Gebhard* mit:

> „Obgleich diese Zahlen bei Forschung und Nachbearbeitung der Daten in der Folge bemerkenswert konstant blieben, möchte ich darauf hinweisen, daß unsere Stichproben einen unverhältnismäßig hohen Anteil von Interviewten im Studentenalter aufwiesen. Falls das Durchschnittsalter unserer Stichproben bei über vierzig gelegen hätte, wären die Zahlen für Menschen mit homosexueller Erfahrung wahrscheinlich um mehrere Prozentpunkte höher ausgefallen. Ferner glaube ich, daß die Prozentzahlen signifikant höher lägen, wenn die gleichen Untersuchungen heute durchgeführt würden, und zwar mit Hinblick auf die erhöhte sexuelle Experimentierfreudigkeit im Zusammenhang mit der sogenannten sexuellen Revolution." [74]

5. Sozialwissenschaftlicher Sexualtheorie: Überwindung von Teleologie und Dichotomie

Das Dilemma bisherigen Forschens über die menschliche Sexualität hatte zum einen in teleologischen Denkstrukturen, zum anderen in der ebenfalls unbewußten, als selbstverständlich angenommenen Aufspaltung in dichotome, entgegengesetzte ‚Triebe' und ‚Anlagen' gelegen. Sowohl aufgrund theoretischer Überlegungen als auch auf der Basis seiner langjährigen Forschungen kam *Kinsey* zu der Erkenntnis, daß es falsch sei, die sexuelle Welt

> „in schwarze und weiße Schafe aufzuteilen; denn nicht alle Dinge sind schwarz oder weiß. Nur der menschliche Geist führt Kategorien ein und versucht, die Tatsachen in bestimmte Fächer einzuordnen. Die lebende Welt ist in allen Aspekten eine Kontinuität. Je eher wir uns dieser Tatsache in bezug auf die menschliche sexuelle Verhaltensweise bewußt werden, desto eher werden wir zu einem gesunden Verständnis der Realitäten gelangen." [75]

Die dichotome Aufspaltung der Menschen in ‚Heterosexuelle' und ‚Homosexuelle' beruhte auf einem folgenschweren Irrtum: auf der Annahme nämlich, es bedürfe zur Erklärung von Heterosexualität und Homosexualität grundlegend verschiedener

Modelle. Die gesamte Ätiologieforschung war insofern schon gleich zu Beginn ideologisch vorbelastet, als sie einen Teil des sexuellen Kontinuums einfach abtrennte und mit Hilfe grundlegend anderer Konzepte zu analysieren versuchte. „Was dagegen brauchbar erscheint, sind nicht spezifische, für einen bestimmten Bereich des hetero-homosexuellen Kontinuums entwickelte Konzepte, sondern jene Ansätze, die in der Lage sind, das gesamte Spektrum zu erfassen."[76]

Zur Erklärung der Präferenz-Genese hat bislang eine relativ neue ‚Theorie der sexuellen Äquipotentialität' den theoretischen Falsifikations-Versuchen am bestens standgehalten. Sie versucht eine grundsätzliche Antwort auf die Frage nach der Struktur des ‚Sexualpotentials' unserer Art zu geben. - War *S. Freud* schon von einer angeborenen (konstitutionellen) psychologischen Ambisexualität aller Menschen ausgegangen, hatten *J. L. Hampson* und *J. G. Hampson* [77] dagegen zum Zeitpunkt der Geburt eine psychologische Neutralität vorausgesetzt, hatte *R. J. Stoller* noch eine mysteriöse „biologische Kraft" angenommen, die „in aller Stille, aber effektvoll mit Beginn des fötalen Daseins einsetzt" und in nicht näher erläuterter Kooperation mit Umweltbedingungen „ein Übergewicht der Männlichkeit bei Männern und der Weiblichkeit bei Frauen" erzeuge [78], entwickelte *P. Ehmann* [79] in Anlehnung an *L. Salzman* aus diesen Ansätzen eine modifizierte Theorie. Sie geht davon aus, daß weder heterosexuellen noch homosexuellen Reaktionsweisen *spezifische* somatische Gegebenheiten zugrundeliegen; diese werden vielmehr auf der Basis einer gemeinsamen biologischen Grundlage in Abhängigkeit von nicht restlos geklärten Faktoren „gelernt". Dabei verzichtet *Ehmann* bewußt auf dichotomisierende und simplifizierende Sichtweisen, begreift den Erwerb jeder Geschlechtspräferenz - also die Entwicklung homo- wie heterosexueller Orientierung - als Ergebnis von Lernprozessen und berücksichtigt als bedeutsam die jeweils vorherrschende kulturellen (normativen) Bedingungen und Wertsysteme.

In *Freuds* Latenz-Konzept duldete „die Heterosexualität eines Mannes ... keine Homosexualität, und ebenso ist es umgekehrt"[80], wobei die Unterdrückung einer tatsächlich ausgebildeten somatischen Komponente postuliert wurde. Insofern läßt dieses psychoanalytische Latenz-Konzept „eher metaphysischen Spekulationen Raum als einem operationalisierbaren Ansatz."[81]

Freud benutzte ‚Latenz' im Sinne von ‚dormancy' (*Salzman* 1965) und meint die Anwesenheit „einer voll entwickelten und ausgereiften Funktion in einem inaktiven Zustand". Ein solcher Latenzbegriff bereitet aber beträchtliche theoretische und empirische Probleme. Sinnvoll wäre der Latenzbegriff hingegen verwendbar als ‚Potential' (potentiality): als „ein Daseinszustand oder Prozeß, der sich, angemessene Reize vorausgesetzt, entwickeln kann".[82] Aus dieser Sichtweise kann aber nun der entscheidende Schluß gezogen werden: „Die Fähigkeit zur Entwicklung homosexuellen Verhaltens ist deshalb jedem von uns gegeben. Diese Fähigkeit kann zur Entfaltung gelangen oder auch nicht."[83]

Mit dieser entscheidenden Modifikation konnte nun auch theoretisch die Abkehr von der Annahme einer notwendigen speziellen somatisch-konstitutionellen Basis für jedes beobachtbare Sexualverhalten vollzogen werden.

Wenn aber Ambisexualität die biologische Norm und ausschließliche Heterosexualität eine soziokulturell geprägte Einschränkung wie in gleicher Weise ausschließliche

Homosexualität ist, dann stellt sich die Frage, warum - jedenfalls in unserer Kultur - so viele Menschen heterosexuell und so relativ wenige homosexuell leben. Wir vermuten, daß dies entscheidend am Fehlen sozialer Rollen und sozialethischer Leitbilder liegt, die als Modelle für eine entsprechende Lebensgestaltung dienen könnten. Für nicht-heterosexuelles Fühlen und Verhalten liegt eine Situation der Anomie vor. Es scheint ein Bestreben unserer Gesellschaft vorzuliegen, „Dichotomien aufrecht zu erhalten, damit ihre Sozialisationsziele nicht gefährdet oder grundlegend modifiziert werden. Personen, die Anzeichen abweichenden Verhaltens zeigen, werden in die Subkultur verwiesen und nehmen - mehr oder minder zwangsläufig - die ihnen zugewiesene Außenseiterrolle an.“[84]

Es scheint, daß diese biologisch-physiologisch fundierten und psychosoziokulturell ausgefüllten Vorüberlegungen zu einer integrierten Theorie der menschlichen Sexualität führen und damit zu einem besseren Verständnis unseres sozialen Lebens beitragen könnten.

6. Zusammenfassung

Wenn ich in meinen Vortrag von ‚Homosexualitäten‘ im Plural gesprochen habe, bin ich damit einer Empfehlung der Sexualforscher *A. P. Bell* und *M. S. Weinberg* vom Kinsey-Institut gefolgt.[85] Die gewohnte Verwendung des Singulars beruht nämlich auf der alten, aber falschen Annahme, „die Homosexualität“ sei eine spezielle, eindeutig festgelegte, klar definierte und kategorisch unterschiedene Art von Sexualität, die sich unzweideutig abgrenzen lasse von „der Heterosexualität“. Nach diesem alten, dichotomen Schema teilt sich die Menschheit dann folgerichtig in „die Homosexuellen“ und „die Heterosexuellen“, deren je Besonderes nicht dadurch „geopfert“ werden dürfe, daß man als Sexologe „Millionen Bisexuelle erfindet“[86]. Wer aber im Unterschied zu solchem Kritiker sorgfältig und unbefangen genug die Wirlichkeit sexueller Erlebens- und Verhaltensweisen beobachtet - zu verschiedenen Epochen, in verschiedenen Kulturen, innerhalb unserer eigenen Gesellschaft -, der wird in Übereinstimmung mit den genannten Autoren zu der Erkenntnis gelangen, daß die Kategorien „homosexuell“ und „heterosexuell“ weniger empirische Realitäten in analytischer Reinheit als abstrakte Klassen widerspiegeln - Klassen, die unserer geistesgeschichtlichen Tradition zur Bildung dichotomer Kategorien eher entsprechen als der belegbaren Wirklichkeit. Denn in der Tat haben zahlreiche Untersuchungen gezeigt, daß man gut daran tut,

> „den ‚Homosexualitäten‘ (also den verschiedenen Arten, wie man homosexuell sein kann) auch ‚Heterosexualitäten‘ gegenüberzustellen, um die Mannigfaltigkeit der menschlichen Sexualität zu studieren und ihre Beziehungen zu anderen Aspekten der menschlichen Existenz zu ermitteln. (...) Wir hoffen ..., daß es für den Leser zunehmend deutlich wird, daß es so etwas wie *den* Homosexuellen (ebensowenig wie *den* Heterosexuellen) nicht gibt, und daß Äußerungen über Menschen auf der Grundlage ihrer sexuellen Orientierung stets mit äußerster Präzision näher zu bestimmen sind.“[87]

Nach dem gegenwärtigen Stand der internationalen Sexualforschung beruht ‚Homosexualität‘ als lebenslang ausschließliche Fixierung auf gleichgeschlechtliche Partner auf soziokulturell determinierten, ‚gelernten' Reaktionsmustern. Dies gilt analog für ‚Heterosexualität'. In ihrer ausschließlichen Form erscheinen beide Richtungen der sexuellen Präferenzbildung als unnötige, wenn auch regelhafte Einengungen des menschlichen sexuellen Erlebenshorizonts. Eine Überwindung dieser Dichotomosierung mit ihrer immanenten Tendenz zur Ausgrenzung und sozialen Stigmatisierung von Menschen mit ‚abweichenden' sexuellen Erlebens- und Verhaltensweisen erscheint nicht nur als eine wissenschaftlich-theoretische Pflicht, sondern auch als außerordentlich wichtige gesellschaftliche Aufgabe.

Daß sich an ihrer Lösung heute auch offen homosexuell lebende Männer und Frauen beteiligen, dürfte Wissenschaft und Gesellschaft nur guttun.

Anmerkungen

[1] *Bloch, I.:* Das Sexualleben unserer Zeit in seinen Beziehungen zur modernen Kultur. Berlin 1907

[2] *Willard, E. O. G.:* Sexology as the Philosophy of Life. Chicago 1967. Zit. nach *Béjin, A.:* Niedergang der Psychoanalytiker, Aufstieg der Sexologen. In: *Aries, Ph./Béjin, A.:* Die Masken des Begehrens und die Metamorphosen der Sinnlichkeit. Frankfurt a.M. 1984, S. 244 (Fußnote)

[3] *Hirschfeld, M.:* Die Homosexualität des Mannes und des Weibes. Band III des Handbuchs der gesamten Sexualwissenschaft in Einzeldarstellungen, hg. von *Iwan Bloch.* Berlin 1914, S. V

[4] Zur Teleologie-Kritik allgemein vgl. *Gindorf, R.:* Sexualität als sozialer Tatbestand: Emile Durkheims Spuren in der Sexualwissenschaft heute. In: *Gindorf, R./Haeberle, E. J.* (Hg.): Sexualität als sozialer Tatbestand. Schriftenreihe Sozialwissenschaftliche Sexualforschung, Bd. 1. Berlin/New York 1986, S. 21-35, mit weiteren Literaturangaben. Zur Teleologiekritik bei Homosexualitätstheorien vgl. auch *Gindorf, R.:* Sexualität und Gesellschaft. Zur Homosexuellen-Ideologie. Vorgänge *12* (1970) 439-441. - Ausführlicher dazu und zur Naturphilosophie: *Collingwood, R. G.:* The Idea of Nature. New York 1960. - Im übrigen stützen sich die weiteren Ausführungen zum Teil auf eine frühere Arbeit des Verfassers: *Gindorf, R.:* Wissenschaftliche Ideologien im Wandel. Die Angst vor der Homosexualität als intellektuelles Ereignis. In: *Hohmann, J. S.* (Hg.): Der unterdrückte Sexus. Historische Texte und Kommentare zur Homosexualität. Lollar 1977, S. 129-144

[5] vgl. *Smith, K. T.:* Homophobia: a tentative personality profile. Psychological Reports *29* (1971) 1091-1094; *McDonald jr., A. P./Games, R. G.:* Some characteristics of those who hold positive and negative attitudes toward homosexuals. Journal of Homosexuality *1* (1974) 9-27

[6] so *Emde-Boas, C. van:* Medizin und Moral. Sexualmedizin *1* (1972) 9-12

[7] so u.a. in Genesis 19; Leviticus 18, 20; Richter 19; I. Könige 22; Römer I, 24-27; I. Korinther 6; I. Timotheus 1; Talmud passim

[8] Vgl. *Gindorf, R.:* Die Sexualethik des Vatikan. Anmerkungen zur sozialen Produktion von Scham und Schuld. In: *Kerscher, I.* (Hg.): Konfliktfeld Sexualität. Neuwied/Darmstadt 1977, S. 43-47. Zuerst erschienen als: Aus dem Bunker des Vatikan: Katholische Sexualität - nicht von dieser Welt. Vorgänge *12* (1976) 20-23. Ausführlich auch: *Wiedemann, H. G.:* Homosexuelle Liebe. Für eine Neuorientierung in der christlichen Ethik. Stuttgart/Berlin 1982

[9] vor allem *Bleibtreu-Ehrenberg, G.:* Tabu Homosexualität. Die Geschichte eines Vorurteils. Frankfurt a.M. 1978

[10] Zur Kritik der Psychoanalyse und ihrer Sexual- und Triebtheorie s. *Gindorf, R.:* Bisexuell, homophil, schwul. Homosexualitäten in Theorie und Beratungsarbeit. In: *Aigner, J. C./Gindorf, R.* (Hg.): Von der Last der Lust. Sexualität zwischen Liberalisierung und Entfremdung. Wien 1986, S. 157 ff. (mit weiterer Literatur)

[11] Hierzu ausführlich *Bullough, V. L.:* Homosexuality and the medical model. Journal of Homosexuality *1* (1974) 99-110, auf dessen Darstellung im folgenden Bezug genommen wird.

[12] *Boerhaave, H.:* Institutiones medicae. Opera medica universa, Genf 1728

[13] *Brown, J.:* The Elements of Medicine. Revised by *T. Beddoes.* Portsmouth, N. H., 1803

[14] *Tissot, S. A. D.:* Dissertatio de Febribus Biliosis ... Tentamen de morbis ex manustpratione. Lausanne 1758 (Englisch: Onanism: Or, a treatise upon the disorders of masturbation. London 1766)

[15] ein besonders krasses Beispiel ist *Kellog, J. H.:* Plain facts for old and young. Iowa 1882 (Nachdruck: Buffalo 1974)
[16] *Bergeret, L. F. E.:* The preventive obstacle of conjugal onanism. New York 1898
[17] vgl. *Bullough, V. L./Voght, M.:* Women, menstruation, and nineteenth century medicine. Bulletin of the History of Medicine *47* (1973) 66-82
[18] *Westphal, C. F. O.:* Die conträre Sexualempfindung. Symptom eines neuropathischen (psychopathischen) Zustands. Arch. f. Psychiatrie u. Nervenkrankheiten, Berlin 1869, Bd. 2, H. 1, S. 73-108
[19] *Moreau, P.:* Des aberrations du sens génétique. Paris 1887
[20] *Tarnowsky, B.:* Die krankhaften Erscheinungen des Geschlechtssinnes. Eine forensisch-psychiatrische Studie. Berlin 1886
[21] *Lombroso, C.:* Der Verbrecher. Bd. 1-3. Hamburg 1890-96
[22] *Krafft-Ebing, R. v.:* Psychopathia sexualis. Mit besonderer Berücksichtigung der konträren Sexualempfindung. Eine medizinisch-gerichtliche Studie für Ärzte und Juristen. Stuttgart 1886
[23] *Lautmann, R.:* Sigma Homosexualität. In: *Kerscher, I.* (Hg.): Konfliktfeld Sexualität. Neuwied/Darmstadt 1977, S. 135
[24] vgl. *Gindorf, R.:* Sexualität als sozialer Tatbestand ... a. a. O., S. 26 ff.
[25] nachgedruckt in: *Hirschfeld, M.* (Hg.): Jahrbuch für sexuelle Zwischenstufen. Unter besonderer Berücksichtigung der Homosexualität. Leipzig 1905, Bd. 7, S. 3-66
[26] a. a. O., S. 36 f.
[27] *Ulrichs, K. H.:* Memnon. Die Geschlechtsnatur des mannliebenden Urnings. Eine naturwissenschaftliche Darstellung. Schleiz 1868
[28] a. a. O., S. 33
[29] a. a. O., S. 3 f.
[30] a. a. O., S. 6 f.
[31] a. a. O., S. 10
[32] ebenda
[33] a. a. O., S. 15
[34] a. a. O., S. 18
[35] ebenda
[36] a. a. O., S. 18 f.
[37] a. a. O., S. 3 f.
[38] a. a. O., S. 5 f.
[39] ebenda
[40] a. a. O., S. 22
[41] a. a. O., S. 26 f.
[42] ebenda
[43] a. a. O., S. 23
[44] a. a. O., S. 29-32
[45] a. a. O., S. 15
[46] a. a. O., S. 42
[47] a. a. O., S. 43
[48] vgl. *Gindorf/Kentler/Schorsch/Sigusch:* Gemeinsamer Appell der deutschen sexualwissenschaftlichen Gesellschaften an Parlament und Regierung der Bundesrepublik Deutschland zur Beendigung der strafrechtlichen Sonderbehandlung der männlichen Homosexualität - Forderung nach ersatzloser Streichung des § 175 StGB. - Fernschreiben vom 1. 11. 1980; veröffentlicht in Sexualpädagogik *3* (1980) 36 und *Gindorf/Haeberle* (Hg.): Sexualität als sozialer Tatbestand ..., a. a. O., S. 263-265
[49] so zu Recht *Gorsen, P.:* Nachwort zu: *Hirschfeld, M.* (Hg.): Jahrbuch für sexuelle Zwischenstufen. Auswahl aus den Jahrgängen 1899-1923. Neu ediert von *Wolfgang Johann Schmidt.* Frankfurt a. M. und Paris 1984, Bd. 2, S. 275. - *Gorsens* Zitat bezieht sich auf *M. Hirschfeld:* Geschlechtskunde. Bd. I. Auf Grund dreißigjähriger Forschung und Erfahrung bearbeitet. Stuttgart 1926, S. 561-564
[50] *Dannecker, M.:* Vorwort zu *Hirschfeld, M.* (Hg.): Jahrbuch für sexuelle Zwischenstufen ... a. a. O., Bd. 1, S. 13
[51] *B. Egger* hat auf die merkwürdige Mittelposition von *Iwan Bloch* hingewiesen, in dessen Sexualtheorie die Homosexualität eine Sonderstellung hat. Einerseits ist *Bloch* durchaus im teleologi-

schen Denken seiner Zeit befangen, andererseits nimmt er aber - vor allem im späteren Stadium seiner Theorieentwicklung - Homosexuelle gegen (auch strafrechtliche) Diskriminierung in Schutz. - In seiner Kritik des Entartungsbegriffs schreibt *Bloch:*

> „*Sechstens* gibt es endlich bei sonst *gesunden Menschen sehr früh auftretende,* wahrscheinlich auf *angeborenen* Zuständen beruhende Veränderungen in der Richtung und dem Ziele des geschlechtlichen Empfindens, Abweichungen vom Typus der differenzierten heterosexuellen Liebe. Die *echte Homosexualität* ist die hier in Betracht kommende hauptsächliche Erscheinung, auch sie kommt durchaus unabhängig von der Degeneration und Kultur bei sonst gesunden Menschen und über die ganze Erde verbreitet vor" (*Bloch, I.:* Das Sexualleben unserer Zeit in seinen Beziehungen zur modernen Kultur. Berlin 1908, 4.-6. Aufl., S. 517).

Für ihn ist wesentlich die Unterscheidung zwischen „echter Homosexualität" und „Pseudohomosexualität". Erstere sei „angeboren, originär, dauernder Wesensausfluß der Persönlichkeit, die Pseudohomosexualität dagegen eine entweder äußerlich suggerierte, vorübergehende, *nicht* mit dem *Wesen* der Persönlichkeit verknüpfte gleichgeschlechtliche Empfindung ..." (a. a. O., S. 595). Die „echte" Homosexualität kann *Bloch* in seine anthropologische Auffassung nicht einbinden, weil ihm zum einen der phylogenetische Ansatzpunkt fehlt (er nahm an, unter Tieren gebe es keine Homosexualität) und er zum anderen einen grundlegenden Unterschied sieht zwischen dem Wesen der Homosexualität und anderem sexual abweichenden Verhalten.

Seine Auffassung bringt ihn zwar der Zwischenstufentheorie *Hirschfelds* in Bezug auf die Annahme des Angeboren-Seins der Homosexualität näher, er hält die Zwischenstufentheorie jedoch nicht für ein hinreichendes Erklärungsmodell in allen Beziehungen. Er sieht klar ihre Grenzen und Bruchstellen.

> „Aber sie versagt da, *wo Homosexualität bei Fehlen jeder Abweichung vom Typus auftritt,* also z. B. in jenen Fällen, wo männliche Individuen mit durchaus normalem männlichen Körperbau bereits von Kindheit an, lange vor der Pubertät streng homosexuell empfanden. Diese Fälle aber sind es gerade, die einer naturwissenschaftlichen Erklärung die größten Schwierigkeiten darbieten" (a. a. O., S. 588).

So bleibt die Homosexualität für *Bloch* ein „Rätsel". Am ehesten erscheinen ihm noch „chemische Einflüsse", „Änderungen im Chemismus der Sexualspannung" plausibel (a. a. O., S. 590; eine ausführliche Darstellung von *Blochs* Theorie der Homosexualität gibt *Wettley, A.:* Von der „Psychopathia sexualis" zur Sexualwissenschaft. Stuttgart 1959, S. 85 ff.). Die Ablehnung der Degeneration als Erklärungsprinzip behält *Bloch* bei. Durch seinen Kontakt mit *Hirschfeld* hatte er Gelegenheit gehabt, viele Homosexuelle persönlich kennenzulernen. Er kommt zu dem Schluß, daß

> „... der *größere Bruchteil* der originären Homosexuellen durchaus *gesund, hereditär nicht belastet, körperlich und psychisch normal* ist" (a. a. O., S. 542).

Nur durch die „individuelle(n) Isolierung der Homosexuellen, die wie ein *psychisches Trauma* wirkt" sieht er das häufigere Auftreten von Krankheiten bei Homosexuellen bedingt.

> „Hier handelt es sich aber meist um *erworbene* nervöse Leiden und Beschwerden, um die Ausbildung eines eigenartigen Typus ‚*homosexueller Neurasthenie*', der bei oberflächlichen Beobachtern sehr wohl eine Verwechslung des ‚post hoc' mit dem ‚propter hoc' hervorrufen kann" (a. a. O., S. 544).

Für die Einschätzung des Kulturwerkes der Homosexualität bleibt *Blochs* teleologische Annahme der Differenzierung als Ziel aller Entwicklung ausschlaggebend. Homosexualität weise „eben nur auf primitive Zustände in der Sexualität zurück" (a. a. O., S. 44).

> „... vom Standpunkte der Kultur und der Fortpflanzung ist die Homosexualität eine sinn- und zwecklose dysteleologische Erscheinung, wie manches andere ‚Naturprodukt', z. B. der menschliche Blinddarm" (a. a. O., S. 591).

Bloch sieht den Fortschritt der Kultur in der immer stärkeren Herausbildung der „Antithese Mann und Weib". „Aber sowohl für die Gattung als auch für den Kulturfortschritt hat die Homosexualität gar keine oder nur eine sehr geringe Bedeutung" (a. a. O., S. 591).

Trotz dieser Auffassung setzt sich *Bloch* für die Überwindung der Verdammung und Ächtung der Homosexuellen ein. „Gewiß hat der homosexuelle Mensch als *Mensch* dieselbe Daseinsberechtigung wie der heterosexuelle. Es wäre Frevel, daran zu zweifeln" (a. a. O., S. 591).

Mit seiner Auffasssung der Homosexualität als biologischer Erscheinung ändert *Bloch* auch seine Haltung zum Paragraphen 175. Im Jahre 1902 hatte er sich noch eindeutig gegen die Aufhebung der Strafbarkeit homosexueller Handlungen ausgesprochen. *Bloch* unterstützt nun die Bestrebungen von *Hirschfelds* „Wissenschaftlich-humanitärem-Komitee" zur ersatzlosen Streichung des Paragraphen 175 StGB und prangert dessen verhängnisvolle Auswirkungen an. Hier ist der Einfluß Hirschfelds unverkennbar:

„Die schlimmste und traurigste Wirkung des Paragraphen 175 ist die dauernde Infamierung und soziale Ächtung von Personen, die *ohne jede Schuld* zu ihrer von derjenigen der großen Mehrzahl abweichenden Empfindung gekommen sind. Der Staat begeht ein Verbrechen, wenn er eine biologische Erscheinung (...) noch weiter in die Kategorie der Laster und Verbrechen einreiht" (a.a.O., S.578).

(*Egger, B.:* Iwan Bloch und die Konstituierung der Sexualwissenschaft als eigene Disziplin. Med. Diss. Düsseldorf 1988, S.50ff.)

[52] *Schmidt, E.:* Sozialwissenschaftliche Informationen zur Homosexualität: Sexualforschung entlarvt Vorurteile. Sozialwissenschaftliche Informationen für Unterricht und Studium 4 (1977)

[53] „the purposive regulating principle", *Dewey, J.:* The Influence of Darwinism and Other Essays in Contemporary Thought. New York 1910

[54] vgl. *Gindorf, R.:* Sexualität als sozialer Tatbestand..., a.a.O., S.21-35

[55] *Fricker, R./Lersch, J.:* Zur Theorie der Sexualität und der Sexualerziehung. Weinheim/Basel 1976

[56] *Borneman, E.:* Lexikon der Liebe. Materialien zur Sexualwissenschaft. Bd.4, S.1432

[57] *ders.*, a.a.O., Bd.2, S.516

[58] vgl. *Gindorf, R.:* Sexualität als sozialer Tatbestand..., a.a.O., S.29f.; *Haeberle, E.J.:* Sexualwissenschaft als Kulturwissenschaft: Zur Diskussion vor 1933. In: *Gindorf, R./Haeberle, E.J.* (Hg.): Sexualität als sozialer Tatbestand..., a.a.O., S.46.
Bekannte Sexualwissenschaftler, die auf den Begriff „Trieb" überhaupt verzichten, sind u.a. *Gagnon, J.H./Simon, W.:* Sexual Conduct. The Social Forces of Human Sexuality. Chicago 1973:. *Gagnon, J.H.:* Human Sexualities. Glenview 1977. - Im deutschen Sprachraum sind die motivationspsychologischen Erklärungen von *G.Schmidt* bekanntgeworden: Sexuelle Motivation und Kontrolle. In: *Schorsch, E./Schmidt, G.* (Hg.): Ergebnisse zur Sexualforschung. Köln 1975; Sexualität. In: *Hermann, Th./Hofstätter, P.R./Huber, H.P./Weinert, F.E.* (Hg.): Handbuch psychologischer Grundbegriffe. München 1977; Motivationale Grundlagen sexuellen Verhaltens. In: *Thomae, H.* (Hg.): Psychologie der Motive. Bd.2 der Serie Motivation und Emotion der Enzyklopädie der Psychologie. Göttingen 1983.
Gegen alle Vorstellungen von einer triebfreien Sexualität hat *V.Sigusch* wiederholt heftig Stellung bezogen und sie ein Konzept genannt, das „Sexuelles und Sexualwissenschaft ins Mark trifft" und „mit dem Zeitgeist kopuliert" (Lob des Triebes. In: *Dannecker, M./Sigusch, V.* (Hg.): Sexualtheorie und Sexualpolitik. Ergebnisse einer Tagung. Stuttgart 1984, S.3, 13). - Dazu bemerkt er an anderer Stelle sicherlich zutreffend: „Meine Bemerkungen (zum Trieb) sind nicht auf der Höhe der internationalen Sexualforschung, weder inhaltlich noch methodisch" (*Sigusch, V.:* Vom Trieb und von der Liebe. Frankfurt/New York 1984, S.9).

[59] *Kentler, H.:* Taschenlexikon Sexualität. Düsseldorf 1982, S.253

[60] Hierzu ausführlich *Bell, A.P./Weinberg, M.S./Hammersmith, S.K.:* Der Kinsey-Institut-Report über sexuelle Orientierung und Partnerwahl. München 1981

[61] *Mead, M.:* From the South Seas. Studies of Adolescence and Sex in Primitive Societies. New York 1939

[62] *Ford, C.S.:* A comparative study of human reproduction. New Haven 1945; *Ford, C.S./Beach, F.A.:* Patterns of sexual behavior. New York 1951

[63] *Beach, F.A.:* Hormones and behavior. New York 1948; *Beach, F.A.* (Hg.): Sex and behaviour. New York 1965; und Anm.62

[64] *Kinsey, A.C./Pomeroy, W.B./Martin, C.E.:* Sexual behavior in the human male. Philadelphia 1948; *Kinsey, A.C./Pomeroy, W.B./Martin, C.E., Gebhard, P.H.:* Sexual behavior in the human female. Philadelphia 1953

[65] ausführlicher hierzu *Gindorf, R.:* Bisexuell, homophil, schwul. Homosexualitäten in Theorie und Beratungsarbeit, a.a.O., S.155-173

[66] Zur Verbreitung sowie zum sexualtheoretischen Hintergrund s. *Gindorf, R.:* Bisexuell, homophil, schwul..., a.a.O., S.155-165

[67] *Kinsey, A.C./Pomeroy, W.B./Martin, C.E.:* Das sexuelle Verhalten des Mannes. Frankfurt a.M. 1955 (zuerst Philadelphia 1948), S.347

[68] *Ford, C.S./Beach, F.A.:* Formen der Sexualität. Das Sexualverhalten bei Mensch und Tier. Reinbek 1969 (zuerst New York 1951), S.154

[69] ebenda
[70] a. a. O., S. 8
[71] a. a. O., S. 141
[72] *Gindorf, R./Lautmann, R.:* Homosexualität und Normalität. Vom Irrtum unserer Kategorien. In: *Kerscher, I.* (Hg.): Konfliktfeld Sexualität. Neuwied/Darmstadt 1977, S. 125
[73] *Kinsey/Pomeroy/Martin:* a. a. O., S. 601 ff.
[74] *Gebhard, P. H.:* Memorandum on the incidence of Homosexuals in the United States, S. 2, vom 18. 3. 1977.
[75] *Kinsey/Pomeroy/Martin:* a. a. O., S. 596
[76] *Ehmann, P.:* Zur Ätiologie und Phänomenologie ambisexueller und androgyner Daseinsweisen. Versuch einer Überwindung des Bisexualitäts-Konzepts. Phil. Diss. Bonn 1976, S. 161
[77] *Hampson, J. L./Hampson, J. G.:* The ontogenesis of sexual behavior in man. In: *Young, W. C./Corner, W. C.* (Hg.): Sex and Internal Secretions. Baltimore 1961^3, S. 1401-1432
[78] *Stoller, J. R.:* A contribution to the study of gender identity. Int. Journ. Psychoanal. *45* (1964) 220-226
[79] *Ehmann, P.:* Zur Ätiologie . . ., a. a. O., bes. S. 174 ff.
[80] *Freud, S.:* Die endliche und die unendliche Analyse. GW XVI (1937), S. 89 f.
[81] *Ehmann, P.*, a. a. O., S. 175
[82] *Salzman, L.:* Latent homosexuality. In: *Marmor, J.* (Hg.): Sexual Inversion. New York 1965, S. 234-247
[83] *ders.*, a. a. O., S. 245
[84] *Ehmann, P.*, a. a. O., S. 182
[85] *Bell, A. P./Weinberg, M. S.:* Der Kinsey-Institut-Report über männliche und weibliche Homosexualität. München 1978, S. 23 f.
[86] so *V. Sigusch* in seiner zum Leitartikel erklärten Philippika (‚Distanz zu AIDS') in Sexualmedizin *14* (1985) 539.
[87] *Bell/Weinberg* a. a. O., S. 23

Zur historischen Rolle des Psychiaters und Psychotherapeuten Arthur Kronfeld in der frühen Sexualwissenschaft

Ingo-Wolf Kittel

Arthur Kronfeld wurde am 9. Januar 1886 in Berlin geboren und starb am 16. Oktober 1941 in Moskau. 1933 noch als einer „der hervorragenden Ärzte der letzten fünfzig Jahre" genannt[1] und als schulenunabhängiger Psychotherapeut weithin bekannt, ist er heute in Deutschland nahezu völlig vergessen. Nachforschungen zu seinem Schicksal und Werk sind über vier Jahrzehnte nach seinem Tod zufällig in Gang gekommen. Sie haben allerdings bald erkennen lassen, daß es sich bei diesem jüdischen Wissenschaftler um einen der vielseitigsten Psychiater und Psychotherapeuten der Weimarer Republik handelt[2].

Kronfeld zeigte ausgeprägte künstlerische, insbesondere literarische Fähigkeiten und philosophische Neigungen. Ebenso großes Interesse brachte er den Naturwissenschaften entgegen. Die Medizin wählte er zum praktischen Betätigungsfeld. Unter Aufnahme der vielfältigen Anregungen von seiten der wissenschaftlichen Psychologie und Psychotherapie, die gegen Ende des 19. Jahrhunderts erheblichen Aufschwung genommen hatten, spezialisierte er sich für die psychische Heilkunde. In außergewöhnlicher Weise war er um die wissenschaftstheoretisch-methodologische Klärung der systematischen und empirischen Grundlagen dieses medizinischen Arbeitsbereiches bemüht. Als niedergelassener Nervenarzt unterzog er ebenso die praktischen Fortschritte in der Psychiatrie kritischer Prüfung. In dieser Hinsicht war er vor allem bestrebt, die konkurrierenden psychotherapeutischen Methoden und Theorien seiner Zeit integrierend in einer psychotherapeutischen Gesamtlehre zusammenzufassen und gleichzeitig im medizinischen Dienstleistungssystem und Lehrbetrieb zu verankern[3]. Daneben wandte er sich kultur-, religions-, kunst- und sogar parapsychologischen Fragen am Rande von Psychologie und Psychiatrie zu. Auch organisatorisch war er vielseitig aktiv: als Schriftführer oder Vorstandsmitglied einer Reihe wissenschaftlicher Gesellschaften – insbesondere der Allgemeinen Ärztlichen Gesellschaft für Psychotherapie –, als Berichterstatter, Kongreß- und Weiterbildungsorganisator, oder als Herausgeber oder Schriftleiter von Fachzeitschriften und Monographien.

Das „Thema der Jahrhundertwende", die Sexualität, fand als wissenschaftlicher Gegenstand bereits in den ersten Studiensemestern seine Beachtung. Er kam daher schon in jungen Jahren mit *Magnus Hirschfeld* in Kontakt, der ihn später als Mitarbeiter an sein „Institut für Sexualwissenschaft" in Berlin holen konnte. *Kronfelds* Bedeutung für die frühe Sexualwissenschaft beruht auf dem Umstand, daß er sieben Jahre lang am Hirschfeld-Institut tätig war und sich neben der Weiterverfolgung eigener Interessen, die er bis dahin entwickelt hatte, so stark für die Etablierung der Sexual-

Sozialwissenschaftliche Sexualforschung 2

wissenschaft einsetzte, daß z. B. seine eigenen in dieser Zeit verfaßten sexologischen Publikationen ihrer Anzahl nach fast ein Viertel seines gut 200 Einzelveröffentlichungen umfassenden Gesamtwerks ausmachen[4].

Biographische Skizze

Über Kindheit und Jugend *Kronfelds* ist bislang nur wenig bekannt. Er war der Sohn eines jüdischen Rechtsanwalts, der erst 1884 im Berlin der Gründerjahre ansässig geworden war, einer Zeit stürmischer Entwicklungen und umwälzender Neuerungen. Nach seiner Schulausbildung am dortigen Sophiengymnasium studierte *Kronfeld* von 1904 bis 1909 in Jena, München, Berlin und Heidelberg. Hier begann er 1910 an der durch *Emil Kraepelin* berühmt gewordenen Psychiatrischen Universitätsklinik seine Fachausbildung, die er von Ende 1913 bis zu seiner Mobilisation im August 1914 für kurze Zeit im Berliner Städtischen Irrendienst fortsetzte. Während des Ersten Weltkriegs wurde er hauptsächlich an der französischen Westfront eingesetzt, an der er 1917 verwundet wurde. In einem Reservelazarett in Freiburg im Breisgau baute er danach eine „Nervenstation“ auf, die er bis Ende des Krieges leitete. Er verheiratete sich in dieser Zeit und trat in den Novembertagen 1918 als Pressesprecher und Delegierter des Freiburger Soldatenrats erstmals politisch hervor[5].

Mit *Hirschfeld* liierte er sich 1919. Die anschließende Zusammenarbeit der ungleichen Partner scheint allerdings nicht komplikationslos geblieben zu sein. *Kronfeld* verließ das Institut für Sexualwissenschaft 1926 und arbeitete seitdem in eigener Praxis. Im Jahr darauf konnte er sich an der Friedrich-Wilhelms-Universität in Berlin, der heutigen Humboldt-Universität in Ost-Berlin, für Psychiatrie und Nervenheilkunde habilitieren. 1931 erfolgte noch die Ernennung zum nicht-beamteten a. o. Professor, bevor ihm dann in der Folge der Machtübergabe an Hitler wie allen Juden in Deutschland jede weitere öffentliche Wirksamkeit verboten wurde.

1935 emigrierte *Kronfeld* in die Schweiz. Doch erhielt er von den dortigen Behörden keine Aufenthaltsgenehmigung. Unter dem Druck eines Ausweisungsultimatums der Schweizer Fremdenpolizei nahm er daher 1936 das Angebot einer Forschungsprofessur in der Sowjetunion an, das ihm auf Betreiben eines bereits 1933 in die UdSSR ausgewanderten ehemaligen Berliner Studenten und Mitarbeiters vom Gesundheitskommissariat der Russischen Föderativen Sowjetrepublik gemacht worden war. *Kronfeld* führte die soeben entwickelte Insulintherapie für schizophren Erkrankte in die UdSSR ein und gewann dort schnell heute noch lebendiges Ansehen. Es gelang ihm auch bald, sein Wirkungsfeld zu vergrößern und innerhalb von drei Jahren zum Direktor einer 120-Betten Abteilung am Neuro-psychiatrischen wissenschaftlichen Forschungsinstitut Gannuškin, dem heutigen Zentralen psychiatrischen Forschungsinstitut in Moskau, aufzusteigen[6].

1941 machten die nationalsozialistischen Machthaber in Deutschland mit der Eröffnung des Rußlandfeldzuges noch einmal von ihm Erreichtes und weiter Geplantes zunichte. Als im Oktober jenes Jahres die deutschen Truppen in der „Operation Taifun“ zum Angriff auf die sowjetische Hauptstadt antraten und sich ihr nach bedeutenden Anfangserfolgen unaufhaltsam zu nähern schienen, brach am 16. Oktober 1941 unter der Moskauer Bevölkerung offene Panik aus[7]. *Kronfeld*, der sich bis dahin wiederholt an antinazistischen Sendungen in Radio Moskau beteiligt[8], selbst eine kleine, mehrfach nachgedruckte Broschüre über seine persönlichen Erfahrungen mit Hitler, Himmler und Goering verfaßt[9] und noch vier Tage zuvor an einer großen Propagandaveranstaltung sowjetischer Wissenschaftler mitgewirkt hatte[10], beendete an jenem Tag in gemeinsamen Suizid mit seiner Frau sein Leben[11] - und vollendete damit auf tragische Weise das Werk jener, vor denen er geflohen war.

Geistiger Werdegang

Offenheit, Aufnahmebereitschaft, Empfindsamkeit und offenbar reiches Talent befähigten *Kronfeld* zur Verarbeitung vielseitiger Anregungen. Zwar ist der faktische Einfluß seines Elternhauses auf seine Entwicklung nicht genauer bekannt. Doch ist als sicher anzunehmen, daß in ihm Aufgeschlossenheit für Kunst und Wissenschaft, aber auch eine realistische Ausrichtung auf lebenspraktisch Notwendiges herrschte. *Kronfelds* Großvater väterlicherseits war Kantor, und seine jüngere Schwester wurde Schauspielerin; er selbst soll ausgezeichnet gemalt haben - einige Gedichte von ihm sind überliefert[12]. Sein Vater war promovierter Jurist; dieser brachte es in Berlin zum Justizrat und Königlichen Notar; gleichzeitig war er jahrelang in der Armenkommission der Berliner jüdischen Gemeinde engagiert. *Kronfelds* Mutter schließlich, deren Vater als Stadtverordneter von Köln dort eine bekannte Persönlichkeit war, stammte aus einer offensichtlich erfolgreichen und angesehenen Kaufmannsfamilie.

Kronfelds geistiger Vielseitigkeit und Wendigkeit entsprach eine große Begeisterungsfähigkeit und Kontaktfreudigkeit. Mehrfach gewannen einzelne Persönlichkeiten prägenden Einfluß auf ihn, wie er sich umgekehrt persönlich auch für diese sehr stark einsetzen konnte. Als Schüler bewunderte er den Zoologen und Monisten *Ernst Haeckel*, dessen Werke seine Neigung für die Naturwissenschaften und Philosophie geweckt haben dürfte, die er ursprünglich zu studieren erwog[13]. Seine jahrelange Beziehung zu *Kurt Hiller*, den er aufgrund seiner literarischen Interessen zur Zeit seines Abiturs in einem literarischen Zirkel kennengelernt hatte[14], gründete offenbar auf gemeinsamen intellektuellen Interessen[15]. Die nachhaltigste Wirkung übte jedoch der Göttinger Philosoph *Leonard Nelson* auf *Kronfeld* aus.

Seit 1907 gehörte er der von *Nelson* 1903 gegründeten „Neuen Fries'schen Schule" an, mit der dieser die im 19. Jahrhundert abgebrochene Tradition des *Kant*'schen Kritizismus in der Fortführung durch die Philosophen *Jakob Friedrich Fries* und *Ernst Friedrich Apelt* wiederaufgenommen hatte und neu zu beleben suchte[16]. *Kronfeld* beeindruckte in diesem vorwiegend von Mathematikern und Logikern bestimmten Kreis durch rasche Auffassungsgabe, Fleiß, Belesenheit und anregende Beiträge; andererseits lernte er hier die als Grundlagentheoretiker später bekannt gewordenen Mathematiker *Paul Bernays* und *Kurt Grelling* kennen, die die damals aktuellsten wissenschaftlichen Probleme der Mathematik und Physik in die gemeinsamen Erörterungen einbrachten, wie etwa die wegen ihren wissenschaftstheoretischen Konsequenzen sogleich vieldiskutierte Relativitätstheorie *Albert Einsteins*.

In intensivem Eigenstudium und regelmäßigen Zusammenkünften vor allem mit seinem Studienkollegen, dem nachmaligen Nobelpreisträger *Otto Meyerhof*, mit dem er sich am engsten befreundete, erarbeitete *Kronfeld* sich in jenen Jahren den Kritizismus *Kants* und dessen Weiterentwicklung durch *J. F. Fries*. Dieser hinter *Hegel, Fichte* und *Schelling* im 19. Jahrhundert in Vergessenheit geratene Philosoph hatte den von *Kant* selbst als „transzendental" verstandenen methodischen Ansatz des Kritizismus ins „Anthropologische" gewendet, indem er Vernunftkritik als kritische Leistung vernünftig denkender Menschen zu begreifen versuchte. Im Bemühen, zwischen der jeweils faktischen denkerischen Leistung eines Menschen wie zum Beispiel eines konkreten Begründungsversuchs und den dabei etwa angeführten Vernunftgründen zu unterscheiden, war *Fries* immer wieder zu psychologischen Überlegungen genötigt gewesen. - Diese besondere Eigenart der *Fries*'schen Philosophie mit ihren Konsequenzen, die *Fries* sogar für die Psychiatrie nutzbar zu machen gesucht hatte [17], fand *Kronfelds* besonderes Interesse zu einer Zeit, als er in Berlin im Rahmen seines Medizinstudiums von dem Philosophen, Psychologen und damaligen Ordinarius für Psychiatrie *Theodor Ziehen* in die Experimentalpsychologie eingeführt wurde. *Fries'* Philosophie gewann hierüber doppelte Bedeutung für *Kronfeld*.

Zum einen erhielt er in der Auseinandersetzung mit dieser von *Nelson* fortgeführten Denkrichtung eine gründliche und im Medizinstudium schon seinerzeit nicht mehr übliche Schulung in methodischem Denken. Zum anderen wurde seine zunehmende Ausrichtung auf die Psychologie erkenntnistheoretisch untermauert: methodische Schärfe und konsequent begründete Stellungnahmen auf der Grundlage von explizit angegebenen Grundannahmen kennzeichnen alle wesentlichen, von *Kronfeld* verfaßten Schriften - die überdies ein beeindruckendes wissenschaftliches Engagement dokumentieren.

Bereits als Assistent an der Heidelberger Klinik, an der er zur gleichen Zeit wie *Karl Jaspers* tätig war, dessen Anregungen zur Ausarbeitung einer von diesem „phänomenologisch" genannten Psychopathologie er begeistert aufgriff und mittrug [18], vertrat er - über *Jaspers* hinausgehend - die Notwendigkeit einer konsequenten psychologischen Fundierung psychopathologischen Wissens [19]. In einer damals weithin Aufsehen erregenden Arbeit wies er den gerade in dieser Hinsicht seinerzeit anspruchsvollsten psychologischen Theorien, denen von *Freud*, weitgehende Unzulänglichkeiten nach [20]. Dasselbe Resultat ergab sich für ihn auch bei der Analyse der wissenschaftlichen Grundlagen der Psychiatrie insgesamt [21]. Es motivierte ihn zu dem bis heute beispiellosen Versuch der Erarbeitung einer kompletten „Wissenschaftstheorie des Psychischen" durch konstruktive Kritik der gesamten logischen und methodischen Voraussetzungen der Psychologie und Psychiatrie [22].

Die gleiche Gründlichkeit bewies *Kronfeld* bei der Bearbeitung jedes größeren Themas, das er aufgriff, ob dies die Konstitutionsbiologie [23] oder Charakterologie [24] war, auf denen jede Psychotherapie unmittelbar aufbaut [25], diese selbst [26] oder etwa die Schizophrenielehre [27]. Doch bearbeitete er auch eine Fülle von Einzelthemen aus der experimentellen Psychologie, Psychopharmakologie, Neurologie, forensischen und sozialen Psychiatrie, wobei er sich auch vor populärwissenschaftlichen Darstellungen nicht scheute, ja sogar journalistisch tätig wurde [28]. - Zahl und Art seiner diesbezüglichen Veröffentlichungen geben Anlaß zu vermuten, daß es sich bei ihnen zum Teil um Gelegenheitspublikationen handelt oder, wie etwa bei seinen in der UdSSR verfaßten Forschungsberichten zur Insulintherapie, um Arbeiten, die in Zusammenhang mit seinen persönlichen Lebensumständen entstanden sind. Dieser letzte Eindruck ergibt sich auch bei näherer Betrachtung von *Kronfelds* zahlreichen sexologischen Publikationen.

Sein erstes sexualwissenschaftlich relevantes Werk war eine spekulative Abhandlung auf dem Boden der von *Ernst Haeckel* in Deutschland bekannt gemachten Evolutionstheorie von *Darwin*. Nach zwei Semestern in Jena und offenbar intensiven Studien bei *Haeckel* hatte er als zwanzigjähriger Medizinstudent eine fast zweihundert Seiten starke Studie über *Sexualität und ästhetisches Empfinden* veröffentlicht, in der er der Entwicklung der im Tierreich auffälligen und teilweise sehr unterschiedlichen Ausprägung der Geschlechtsmerkmale der jeweiligen Geschlechtspartner im Hinblick auf die mögliche Funktion dieser Eigenschaften bei der gegenseitigen Wahrnehmung und „Anziehung“ von letzteren nachging[29]. Schon seine zweite sexologische Abhandlung, *Das Divergenzprinzip und die sexuelle Kontrektation*, die eine Zusammenfassung der in seinem Buch entwickelten Thesen darstellt, kam auf äußere Veranlassung, nämlich auf Bitte *Hirschfelds* zustande[30]. - *Kronfeld* hat diese „Frühwerke“ später nie wieder erwähnt. Ebenso auffällig ist der Umstand, daß er nach ihnen mit Ausnahme einer Rezension aus der gleichen Zeit[31] und seiner nur nebenbei auch sexualwissenschaftlich interessanten medizinischen Dissertation über die Anwendung der Wassermannschen Reaktion in der Psychiatrie[32] bis zu seinem Eintritt in *Hirschfelds* Institut keine weitere einschlägige Arbeit mehr verfaßt und nach seiner Trennung von *Hirschfeld* nur noch sporadisch einige sexualmedizinische Mitteilungen veröffentlicht hat. Als psychologisches Thema und psychopathologisch-psychotherapeutisch relevanter Problembereich fand Sexuelles selbstverständlich immer seine Beachtung[33] und allem Anschein nach auch eine Einordnung in seinen persönlichen Interessenhorizont. Die starke Abhängigkeit der hier in Frage stehenden Publikationstätigkeit *Kronfelds* von seiner Liaison mit *Hirschfeld* macht es nötig, dem Ursprung der persönlichen Beziehung beider nachzugehen.

Kronfelds frühe Verbindung mit Magnus Hirschfeld

In einem Rückblick aus Anlaß des 25-jährigen Bestehens des „Wissenschaftlich-humanitären Komitees“ beschrieb *Hirschfeld* 1922 den Beginn seiner insgesamt fast zwanzigjährigen Beziehung zu seinem damaligen Mitarbeiter folgendermaßen:

> „Auch von zwei Jünglingen will ich berichten, die über *Wilde* zu uns kamen, zwei jugendliche Schwärmer, sprühend von Geist und lodernd von Begeisterung. Sie sprachen und schrieben in *Wildes* Manier; von dem größeren hieß es sogar, er sähe *Wilde* ähnlich. Sie wollten mir die Frage vorlegen, ob ich *Wilde* für homosexuell oder bisexuell hielte. Damals nicht viel über 20 Jahre alt, ahnten beide sicherlich so wenig wie ich, daß jeder von ihnen später einmal im homosexuellen Freiheitskampf eine Rolle spielen würde, daß viele Jahre darauf, nachdem sich ihre Wege lange getrennt und sie sich durch bedeutsame Werke bereits einen Namen gemacht hatten, von ihnen fast gleichzeitig Bücher erscheinen würden, (1922 bei Steegemann in Hannover und Püttmann in Stuttgart), die einen Niederschlag ihrer Gedankenarbeit über das Invertiertenproblem bilden. Die beiden fast gleichaltrigen Kameraden, von denen der eine Jura, der andere Medizin studierte, hießen: *Kurt Hiller* und

Arthur Kronfeld und ihre Bücher: ‚§ 175, die Schmach des Jahrhunderts' und ‚Ueber Gleichgeschlechtlichkeit'." [34]

Im Unterschied zu dieser mehr stimmungsmäßigen Schilderung *Hirschfelds* unter dem ihm naheliegenden Gesichtswinkel des homosexuellen Freiheitskampfs hat *Hiller* selbst in seinen Memoiren historisch präzisere Angaben hinterlassen. In dem Kapitel „Wirrnisse nach dem ‚Doktor'", den er 1907 an der juristischen Fakultät der Universität in Heidelberg erworben hatte - wo er für seine dort teilweise als Dissertation angenommene Streitschrift „Das Recht über sich selbst" auch einen Verleger gefunden hatte -, schreibt er:

„Noch immer war mir unklar, was ich werden sollte. Die übliche Juristenlaufbahn kam nur vag in Frage, ebenso vag die Universitätskarriere - gegen die schon das „rite" sprach. Ein Drittes ist mir damals nicht eingefallen. Dezember 07 bis März 08 ... die Zeit muß ich hübsch durchbummelt haben. Nachdem mein Buch heraus war, reiste ich nach Italien. Als ich im April zurückkehrte, fing die Ära der Besprechungen an. In der Rechtspresse erschien einiges Wohlerzogenes; die Linkspresse, sowohl die liberale wie die sozialdemokratische, schwieg. (Kann sein, daß in der ultrarechtssozialistischen Monatsschrift eine schmächtige Glosse gehüstelt worden ist.) Aber drei herzerfrischende Ausnahmen gab es ... *Magnus Hirschfeld,* dieser gründliche, fleißige, freiheitliche und sehr kühne Sexualforscher und Sexualpolitiker (1868-1935) freute sich, daß fern seinem eigenen Komitee ein junger Jurist im Punkt der triebrichtunglich Abartigen dasselbe vom Staat forderte wie er als Arzt, und er applaudierte mir kräftig in seiner eben gegründeten *Zeitschrift für Sexualwissenschaft* ...

Magnus Hirschfeld und ich hatten einen gemeinsamen Bekannten, meinen Freund *Arthur Kronfeld,* ... eines Tages im Juli berichtete *Kronfeld* mir telefonisch, daß *Hirschfeld* mein *‚Recht über sich selbst'* gelesen und danach den Wunsch habe, mich kennenzulernen; er schlage, wenn ich einverstanden sei, ... einen Spaziergang zu dreien im Grunewald (vor). Natürlich war ich einverstanden, und der Spaziergang fand statt. Er begründete eine ... Zusammenarbeit von der Dauer fast eines Vierteljahrhunderts. ... Noch im Juli 08, nach unserm Waldspaziergang, war ich dem Wissenschaftlich-humanitären Komitee ... beigetreten ..." [35]

In der Tat mußte *Kronfeld* schon längere Zeit vor dem Juli 1908 mit *Hirschfeld* in Verbindung gestanden sein; und es ist nicht unwahrscheinlich, daß dieser aus gleichem Anlaß mit *Kronfeld* Kontakt aufgenommen hatte wie mit Hiller. *Kronfelds* Buch war zwei Jahre vor dem *Hillers* erschienen. Es fand weite Beachtung und interessierte Aufnahme bei den Rezensenten. Auch im Dezemberheft der *Monatsberichte des Wissenschaftlich-humanitären Komitees* wurde auf die „sehr bemerkenswerten Ausführungen über den allgemeinen Zusammenhang zwischen Ästhetik und Geschlechtsleben" hingewiesen [36]. Da *Hirschfeld* andererseits die von ihm erbetene Zusammenfassung dieses Buches von *Kronfeld* im ersten Halbjahresband seiner kurzlebigen Zeitschrift erscheinen ließ, dürfte der Kontakt zwischen beiden im Jahre 1907 zustande gekommen sein.

Kronfelds Engagement am Institut für Sexualwissenschaft

Ein Dutzend Jahre später konnte *Hirschfeld* seinen ehemaligen Autor als erfahrenen und kriegserprobten Nervenarzt für sich verpflichten, indem er ihm als einzigem seiner ärztlichen Mitarbeiter eine feste Anstellung am Institut für Sexualwissenschaft bot [37]. *Kronfeld* arbeitete anfangs auch mit *Hirschfeld* zusammen bzw. wohl für ihn [38] und stand der meist als „neurologisch" oder „neurologisch-psychiatrisch" bezeichneten

„Abteilung für seelische Sexualleiden, Potenz- und Triebstörungen, allgemeine Nerven- und Gemütsleiden; Psychotherapie" vor[39]. Neben seiner praktischen Arbeit und ausgiebigen gutachterlichen Tätigkeit war er in die Organisation der „systematischen Lehrtätigkeit" am Hirschfeld-Institut eingebunden, selbst an der Abhaltung von „Kursen für Ärzte und Studierende" beteiligt und überdies an einer Berliner Volkshochschule als Dozent tätig[40]. In diesem Zusammenhang ist von Interesse, daß *Hirschfeld* 1919 den später bekannt gewordenen Psychoanalytiker *Carl Müller-Braunschweig* für einen Kurs „Einführung in Freuds Psychoanalyse" gewonnen hatte[41]. Als „Neurosenlehre. Einführung in die ärztliche Psychotherapie, Psychologie für Ärzte."[42], „Einführung in die psychische Krankenbehandlung, insbesondere die ärztliche Hypnose und Freuds Psychoanalyse" bzw. als „Einführung in die Psychotherapie, insbesondere die Hypnose und die Psychoanalyse (*Freud, Adler* etc.)"[43] wurde diese Veranstaltung seit 1920 von *Kronfeld* weitergeführt. In diesem Jahr erschienen erstmals auch die von ihm redigierten „Mitteilungen aus dem Institut für Sexualwissenschaft"[44].

Gleichzeitig entwickelte Kronfeld auch publizistisch ein Engagement beeindruckenden Ausmaßes, das hier nur angedeutet werden kann. Sexualwissenschaftlich trat er sofort bei der Eröffnung von *Hirschfelds* Institut am 6. Juli 1919 mit einem Referat über *Gegenwärtige Probleme und Ziele der Sexuologie*[45] als dessen wissenschaftlicher Partner auf und eröffnete 1921 auch die von *Hirschfeld* herausgegebene Monographienreihe *Sexus*[46]. Neben zahlreichen Referaten und Rezensionen in verschiedenen medizinischen Zeitschriften[47] lieferte *Kronfeld* eine Reihe von bedeutenden Beiträgen zu einigen medizinischen Standardwerken seiner Zeit: seinen für lange Zeit vollständigsten Überblick über die *Sexualpsychopathologie* im *Handbuch der Psychiatrie* von *G. Aschaffenburg*[48] sowie Beiträge zum *Handwörterbuch der Sexualwissenschaft* von *M. Marcuse*[49], dem *Handbuch der normalen und pathologischen Physiologie* von *A. Bethe, G. v. Bergmann* und *G. Embden*[50] sowie dem *Die Biologie der Person* betitelten „Handbuch der allgemeinen und speziellen Konstitutionslehre" von *Th. Brugsch* und *F. H. Lewy*[51]. Während seiner Tätigkeit am Hirschfeld-Institut brachte *Kronfeld* zudem die beiden Bücher heraus, mit denen er in der Weimarer Republik sein Ansehen als prominenter Vertreter der jüngeren Psychiatergeneration und schulenunabhängiger Psychotherapeut begründete: sein wissenschaftstheoretisches Grundlagenwerk *Das Wesen der psychiatrischen Erkenntnis*[52] sowie sein Lehrbuch der *Psychotherapie*[53].

Zur Trennung Kronfelds von Hirschfeld

Die Gründe, die Kronfeld trotz der offensichtlich ausgezeichneten Arbeitsmöglichkeiten am Institut für Sexualwissenschaft und seiner großen Bedeutung als anerkannter Repräsentant dieser privaten Einrichtung 1926 bewogen, es zu verlassen, sind nicht bekannt. Dokumentarisch ist allerdings gesichert, daß er *Hirschfeld* bereits 1924 einmal gekündigt hatte[54]. In dieser Hinsicht ist von Interesse, daß *Ludwig Levy-Lenz* in Zusammenhang mit der Schilderung der Rolle der Psychoanalyse an *Hirschfelds* Institut in seinen Erinnerungen eine Angabe gemacht hat, die zwar eine Reihe unzutreffender Details enthält, aber als Stimmungsbild verläßlich erscheint:

> „Ein anderer mehr äußerlicher, aber für einen so sensiblen Menschen wie M. H. sehr schwerwiegender Grund (für dessen „Skepsis gegen Freud") war eine absolut persönlich gefärbte Animosität gegen den Vertreter der Psychoanalyse an unserem Institut, den später an eine auswärtige Universität berufenen Professor Kr. M. H. war ein Mann von ausgesprochenen Sym- und Antipathien, und so lehnte er instinktiv alles ab, was aus dem Wirkungskreis Kr.s kam."[55]

Diese Wandlung der Einstellung Hirschfelds einer Person gegenüber, die er zum engsten wissenschaftlichen Mitarbeiter gemacht hatte, ist bemerkenswert. In der Tat gibt es einen Anhaltspunkt dafür, daß die Zusammenarbeit beider Personen auf mehr als nur beruflichen Interessen beruht haben dürfte. *Hirschfeld* könnte *Kronfeld* nämlich in der Notzeit nach dem Ersten Weltkrieg mit der festen Anstellung in seinem Institut aus einer privaten Notlage geholfen haben. In dem relativ ausführlichen offiziellen Lebenslauf, den der letzte seinem Habilitationsantrag vom 31.12. 1926 an die Medizinische Fakultät der Friedrich-Wilhelms-Universität zu Berlin beifügte, hat er angegeben:

> „Nach Kriegsende kehrte ich nach Berlin zurück ... Dortselbst trat ich am 1. Dezember 1918 wieder in meine etatsmässige Assistentenstelle (im städtischen Irrendienst) ein.
>
> Inzwischen hatte ich geheiratet. Die Anstaltswohnung war unzulänglich. Auch hatte sich durch den Krieg und die Nachkriegszeit das Vermögen meiner Eltern verloren; zudem war mein Vater schwer erkrankt und arbeitsunfähig; er starb 1921. So stand ich im Sommer 1919 vor der Notwendigkeit, aus dringenden materiellen Gründen, um für mich und die Meinigen zu sorgen, in die ärztliche Praxis zu gehen. Seit dem übe ich in Berlin neurologische Praxis aus. Diese sicherte mich zwar materiell, liess mir aber dabei Zeit, um die wissenschaftlichen Bestrebungen der Vorkriegszeit fortzusetzen. Der grösste Teil meiner wissenschaftlichen Arbeiten wurde erst seit diesem Zeitpunkt veröffentlicht."[56]

Auf der anderen Seite stellt sich die Frage, was *Hirschfeld* sich seinerseits von der Anstellung *Kronfelds* in seinem Institut versprochen hatte, dessen wissenschaftlichen Charakter er in der Namensgebung so auffällig betonte, ohne tatsächlich Verbindung zum akademischen Wissenschaftsbetrieb zu haben. *Kronfeld* war es dagegen bereits vor dem Krieg als Assistenzarzt an der Psychiatrischen Universitätsklinik in Heidelberg gelungen, mit seiner durchschlagenden wissenschaftstheoretischen Psychoanalysekritik europaweit bekannt zu werden[57]. Außerdem hatte er dort begonnen, weitreichende und wissenschaftliche Pläne zu entwickeln, die zweifellos auf eine akademische Karriere angelegt waren - und in deren Verfolgung er sich 1927 tatsächlich in Berlin habilitieren konnte[58]. *Hirschfeld* hat nach der oben angeführten Stelle aus seinen frühem „Rückblick" *Kronfelds* wissenschaftlichen Ehrgeiz gekannt. Von daher erscheint die Annahme berechtigt, daß er gehofft haben könnte, in *Kronfeld* nicht nur eine wissenschaftliche Stütze zu erhalten, sondern über ihn vor allem Verbindung zu akademischen Kreisen zu bekommen, zumindestens Anerkennung für sein Institut und seine Arbeit zu erhalten. *Kronfelds* Kündigung im Jahre 1924 müßte derartige Erwartungen enttäuscht - und könnte zu der von *Levy-Lenz* berichteten affektiven Einstellungsänderung *Hirschfelds* beigetragen oder ihr zugrunde gelegen haben.

Weitergehendere Spekulationen verbieten sich derzeit noch. Insbesondere sind keine Dokumente bekannt, aus denen Hinweise auf Haltung und Absichten *Kronfelds* geschlossen werden könnte. Man wird lediglich annehmen dürfen, daß *Kronfeld* als

Kriegsheimkehrer in der politischen und wirtschaftlichen Situation des Jahres 1919 keine größere Chance gehabt haben wird, nach jahrelanger Abwesenheit von Berlin dort eine Praxis zu übernehmen oder neu zu gründen, die ihm die finanzielle Absicherung zweier Familien erlaubt hätte. Seine eigenen Angaben als zutreffend vorausgesetzt, muß *Hirschfelds* Angebot einer festen Anstellung und darüberhinaus der Möglichkeit zu wissenschaftlicher Arbeit nach fast fünfjähriger Unterbrechung - eventuell mit in Aussicht gestellter Möglichkeit des Ausbaus von beidem - so verlockend gewesen sein, daß *Kronfeld* es annahm. -

Ein über diese Überlegungen hinausgehender Versuch der Rekonstruktion von Beweggründen und Absichten der beiden Pioniere der Sexualwissenschaft sowie ihres Verhältnisses zueinander bedarf weiterer historischer Nachforschungen. Sie werden die Analyse der persönlichen Situation von beiden, ihrer gesellschaftlichen Stellung im Berlin der zwanziger Jahre sowie der faktischen Auswirkungen ihres persönlichen Auftretens und Aufnahme ihrer Publikationen miteinzubeziehen haben. *Kronfelds* Motive für seinen langjährigen und insbesondere in der Anfangszeit auch intensiven Einsatz für *Hirschfeld* und die von diesem vertretenen Anliegen, der zeitlich über die Überbrückung einer Notlage wohl hinausgeht, werden möglicherweise nicht geklärt werden können. *Kronfelds* Nachlaß ist verschollen, Zeitgenossen sind verstorben und Angehörige nicht bekannt, die noch detailliertere Angaben machen könnten. Eine weitere Klärung der historischen Rolle von *Arthur Kronfeld* in der frühen Sexualwissenschaft könnte vielleicht auf der Grundlage einer sorgfältigen Analyse und eines Vergleichs seiner hinterlassenen Schriften mit denen *Hirschfelds* möglich sein. Hierfür liegen bislang aber lediglich elementarste Voraussetzungen vor[59].

Anmerkungen

[1] *Fischer, I.* (Hrsg. u. Bearb.): Biographisches Lexikon der hervorragenden Ärzte der letzten fünfzig Jahre. Zugleich Fortsetzung des Biographischen Lexikons der hervorragenden Ärzte aller Zeiten und Völker. Zweiter Band: Kon-Zweig. Urban & Schwarzenberg, Berlin und Wien 1933, S. 827 (2. u. 3. unveränd. Aufl.: Urban & Schwarzenberg, München und Berlin 1962, ebd.)

[2] Dokumentarische Einzelnachweise in: *Kittel, I. W.*: Arthur Kronfeld - Leben und Werk. Eine Dokumentation. Med. Diss. Heidelberg (i. Vorb.); s. a. *ders.*: Arthur Kronfeld (1886-1941). Ein früher Wissenschaftstheoretiker der Psychologie und Psychiatrie. Psychol. Rdsch. 37 (1986) 41; *ders.*: Arthur Kronfeld (1886-1941) zum Gedenken. Ein Kapitel vergessener Psychotherapiegeschichte. Prax. Psychother. Psychosom. 31 (1986) 1-3; *ders.*: Arthur Kronfeld zur Erinnerung. Schicksal und Werk eines jüdischen Psychiaters und Psychotherapeuten in drei deutschen Reichen. (Referat zur Eröffnung der Gedächtnisausstellung zum 100. Geburtstag von Arthur Kronfeld im Archiv Bibliographia Judaica, Frankfurt, am 9. Januar 1986) EXIL 6 (1986) 58-65 (s. a.: Archiv Bibliographia Judaica e. V.: Arthur Kronfeld zum einhundertsten Geburtstag am 9. Januar 1986. Selbstverlag, Frankfurt 1986); *ders.*: Arthur Kronfeld on the occasion of his hundredth birthday on January 9th 1986. Indiv. Psychol. News Letter 34 (1986) 26-28

[3] *Storch, I.*: Arthur Kronfelds Beitrag zur Entwicklung einer wissenschaftlich fundierten psychotherapeutischen Fachausbildung der Mediziner aus den zwanziger Jahren unseres Jahrhunderts. Med. Dipl. Leipzig 1983

[4] vgl.: *Kittel, I.-W.*: Arthur Kronfeld - Leitender Arzt am Institut für Sexualwissenschaft in den Jahren 1919-1926 (Ein Überblick). Mitt. Magn. Hirschf. Ges. Heft 6, (Selbstverlag Berlin 1985), S. 25-41

[5] Kommission für Geschichte des Parlamentarismus und der politischen Parteien, Bonn (Hrsg.): Quellen zur Geschichte der Rätebewegung in Deutschland Bd. III; bearb. v. *P. Brandt* und

R. Rürup: Arbeiter-, Soldaten- und Volksräte in Baden 1918/19. Droste, Düsseldorf 1980, S. 113, 235, 425

[6] *Müller, M.:* Erinnerungen. Erlebte Psychiatriegeschichte 1920-1960. Springer, Berlin-Heidelberg-New York-Tokyo 1981, S. 192-202

[7] *Samsonow, A. M.:* Die große Schlacht vor Moskau 1941-1942. Verlag des Ministeriums für Nationale Verteidigung, Berlin (Ost) 1959, S. 70; *Reinhardt, K.:* Die Wende vor Moskau. Das Scheitern der Strategie Hitlers im Winter 1941/42. (Beiträge zur Militär- und Kriegsgeschichte. 13. Band) Deutsche Verlagsanstalt, Stuttgart 1972, S. 87; *Carell, P.:* Die Schlacht vor Moskau. Ullstein, Frankfurt-Berlin-Wien 1975, S. 127; *Kravchenko, V.:* Ich wählte die Freiheit. Thomas, Zürich 1947, S. 158

[8] *Hiller, K.:* Leben gegen die Zeit (Logos). Rowohlt, Reinbeck 1969, S. 114

[9] *Kronfeld, A.:* Degeneraty u vlasti (Die Degenerierten an der Macht) Isdatel'stvo gazety „Medicinskij rabotnik", Moskva 1941; sowie: Krasnojarkskij rabocij, Krasnojarsk 1941; und: Sovetskaja, Kolyma 1942; unter dem Titel: Krovavaja sajka degeneratov. Gitler i kompanija. (Die blutige Bande der Degenerierten. Hitler und Kopanie). ern. bei: Gospolitizdat, Sverdlovsk 1942

[10] Moscow News, October 13, 1941 (Nr. 68), p. 3-4

[11] mdl. Angabe von *A. Sneżnevskij,* Moskau, gegenüber *W. Kretschmer,* Tübingen, im Mai 1984; schriftl. Mitt. von *W. Kretschmer* vom Mai 1984

[12] in: Die Aktion 1 (1911) Sp. 272, 368, 399; (Nachdruck: Raabe, P. (Hrsg.): Die Aktion. Cotta Nachf., Stuttgart 1961); Der Sturm 2 (1911) 488, 520; *Hiller, K.:* (Hrsg.): Der Kondor. Weissbach, Heidelberg 1912, S. 91-96; auszugsw. a. in: Pan 2 (1912) 823; Nachdr. a. in: *Otten, K.:* Expressionismus - grotesk. Arche, Zürich 1962, S. 69

[13] *Kronfeld, A.:* Goethe und Haeckel. Das Freie Wort 4 (1905) 453-463 (lt. Brief von *A. Kronfeld* an *E. Haeckel* vom 9.2. 1904 verfaßt zum 70. Geburtstag von *Ernst Haeckel;* Nachlaß *E. Haeckel,* Institut für Geschichte der Medizin und der Naturwissenschaften der Friedrich-Schiller-Universität Jena, Ernst-Haeckel-Haus)

[14] *Hiller, K.:* Leben gegen die Zeit (Logos). Rowohlt, Reinbeck 1969, S. 63

[15] *Hiller, K.:* Leben gegen die Zeit (Eros), Rowohlt, Reinbeck 1973, S. 48

[16] Teilnachlaß *Leonard Nelson.* Archiv der Sozialen Demokratie der Friedrich Ebert Stiftung, Bonn. Korrespondenz *Kronfeld-Nelson 1907-1912* (der Hauptnachlaß L. Nelson im ZStA Potsdam ist bislang nicht zugänglich); s. a. *Blencke, E.:* Zur Geschichte der Neuen Fries'schen Schule und der Jakob Friedrich Fries-Gesellschaft. Arch. Gesch. Philos. 60 (1978) 199-208; *ders.*: Leonard Nelsons Leben und Wirken im Spiegel der Briefe an seine Eltern, 1891-1915. Material für einen Biographen. in: *Becker, H.* u. a. (Hrsg.): Erziehung und Politik. Minna Specht zu ihrem 80. Geburtstag. Verlag Öffentliches Leben, Frankfurt 1960, S. 9-72

[17] *Kronfeld, A.:* Jakob Friedrich Fries und die psychiatrische Forschung. Zt. ges. Neurol. Psychiat. 51 (1919) 317-328; s. a.: *Akbar, H.:* Jakob Friedrich Fries und die anthropologische Begründung einer rationalen Psychiatrie. Med. Diss., Berlin 1984

[18] *Kronfeld, A.:* Nouveaux problèmes de la psychiatrie en Allemagne. Scientia 15 (1914) 316; *ders.*: Das Erleben in einem Fall von katatoner Erregung. Mit Bemerkungen zum psychopathologischen Mechanismus von Wahnbildungen. Mschr. Psychiat. Neurol. 35 (1914) 275; *ders.*: Das Wesen der psychiatrischen Erkenntnis. Springer, Berlin 1920, S. 101, 351; s. a. *ders.*: Über neuere pathopsychisch-phänomenologische Arbeiten. Zbl. ges. Neurol. Psychiat. 28 (1922) 441-459

[19] *Kronfeld, A.:* Nouveaux problèmes de la psychiatrie en Allemagne. Scientia, 15 (1914) 313; *ders.*: Das Wesen der psychiatrischen Erkenntnis. Springer, Berlin 1920, S. 99 ff., insbes. S. 113 ff.; *ders.*: Die Psychologie in der Psychiatrie. Springer, Berlin 1927 (106 S.)

[20] *Kronfeld, A.:* Über die psychologischen Theorien Freuds und verwandte Anschauungen. Systematik und kritische Erörterung. Arch. ges. Psychol. 22 (1912) 130-248; als Extradruck: Engelmann, Leipzig 1912 (120 S.; als Heft 1 von: Samml. Abh. päd. Psychol. 3, 1914); s. a. *ders.*: Freuds psychoanalytische Theorien. Naturwiss. 1 (1913) 369-373

[21] *Kronfeld, A.:* Nouveaux problèmes de la psychiatrie en Allemagne. Scientia 15 (1914) 308-316; s. a. *ders.*: Das Wesen der psychiatrischen Erkenntnis. Springer, Berlin 1920, S. 89 ff.

[22] *Kronfeld, A.:* Das Wesen der psychiatrischen Erkenntnis. Beiträge zur allgemeinen Psychiatrie. I. Springer, Berlin 1920 (485 S.)

[23] *Kronfeld, A.:* Das Sexualsystem in individual- und konstitutionsbiologischer Hinsicht. in: *Brugsch, Th.* und *F. H. Lewy* (Hrsg.): Die Biologie der Person. Ein Handbuch der allgemeinen und speziel-

len Konstitutionslehre. Band III: Organe und Konstitution Urban & Schwarzenberg, Berlin und Wien 1930, S. 127-222
[24] *Kronfeld, A.:* Lehrbuch der Charakterologie. Springer, Berlin 1932 (451 S.)
[25] *Kronfeld, A.:* Über neuere grundsätzliche Auffassungen in der Psychotherapie. Mschr. Psychiat. Neurol. 52 (1922) 331-347; *ders.*: Psychophysische Zuordnungen in der Krankheitsgestaltung. Klin. Wschr. 2 (1923) 1917-1921
[26] *Kronfeld, A.:* Psychotherapie. Charakterlehre - Psychoanalyse - Hypnose - Psychagogik. Springer, Berlin 1924 (260 S.); 2. verb. u. erw. Aufl. ebd. 1925 (309 S.)
[27] *Kronfeld, A.:* Perspektiven der Seelenheilkunde. Thieme, Leipzig 1930 (365 S.)
[28] z.B.: *Kronfeld, A.:* Hypnose und Suggestion. Ullstein, Berlin 1924 (Wege zum Wissen Nr. 11); *ders.*: Okkultismus und Wissenschaft. Sonntagsbeilage zur Dt. Allg. Ztg. vom 11.2. 1923; *ders.*: Brandstiftung und Libido. Der Querschnitt 5 (1925) 929-930; *ders.*: Charakterologie? 5. Beiblatt zum Berl. Tagebl. vom 20.3. 1927; *ders.*: Erkenne deinen Mitmenschen! in: *Lewin, L.* (Hrsg.): Der erfolgreiche Mensch. Band II: Der gesellschaftliche Erfolg. Allgemeine Deutsche Verlagsgesellschaft, Berlin und Eigenbrödler-Verlag, Berlin und Zürich 1928, S. 37-48; *ders.*: Zur gegenwärtigen Psychiatrie. Lit. Welt 6 (1930) Nr. 41, S. 3 u. a. m.
[29] *Kronfeld, A.:* Sexualität und ästhetisches Empfinden in ihrem genetischen Zusammenhang. Eine Studie. Singer, Straßburg und Leipzig 1906 (1.-3. Aufl.); 182 S.
[30] *Kronfeld, A.:* Das Divergenzprinzip und die sexuelle Kontrektation. Ein Beitrag zur Sexualtheorie. Zt. Sexualwiss. 1 (1908) 257-280 (Erster Halbjahresband)
[31] *Kronfeld, A.:* Ernst Subak - Erotische Ästhetik. (Hofmann, Berlin 1908) Zt. Sexualwiss. 1 (1908) 502-504
[32] *Kronfeld, A.:* Beitrag zum Studium der Wassermannschen Reaktion und ihrer diagnostischen Anwendung in der Psychiatrie. Zt. ges. Neurol. Psychiat. 1 (1910) 376-438
[33] s. *Kronfeld, A.:* Psychotherapie. Springer, Berlin 1924 bzw. 1925, Erster Teil, Kap. 10; *ders.*: Lehrbuch der Charakterkunde. Springer, Berlin 1932, 298-332
[34] *Hirschfeld, M.:* Von einst bis jetzt. Eine Rückschau, Umschau und Ausschau zum 25jährigen Bestehen des Wissenschaftlich-humanitären Komitees. (18. Forts.) Die Freundschaft 4 (1922) Nr. 19, S. 4 (Die von Hirschfeld angeführte Publikation *Kronfelds* erschien unter dem Titel „Ueber Gleichgeschlechtlichkeit (Erklärungswege und Wesensschau)" als Heft 2 der von *diesem* herausgegebenen „Kleinen Schriften zur Seelenforschung"; sie stellt die Wiedergabe eines „öffentlichen Vortrages vor Akademikern, gehalten am 9. März 1922 auf Veranlassung der Ortsgruppe Frankfurt a. M. des Wissenschaftlich-Humanitären Komitees" dar und wurde von Kronfeld „Herrn Hermann Weber, Offenbach a. M., dem Leiter der Ortsgruppe Frankfurt a. M. des Wissenschaftlich-Humanitären Komitees, dem aufopfernden und selbstlosen Menschenfreunde gewidmet". Auszüge erschienen in: Geschl. Ges. NF 11 (1922) 257-267 und Jb. f. sex. Zwischenst. 22 (1922) 22-32
[35] *Hiller, K.:* Leben gegen die Zeit (Logos). Reinbeck 1969, S. 73
[36] Monatsberichte des Wissenschaftlich-humanitären Komitees 5 (1906) 227 (s. Anm. 29 und 30)
[37] ZStA Merseburg Rep. 76 VIII B, Nr. 2076, Bl. 11
[38] s. Anm. 37 und: Jb. f. sex. Zwischenst. 20 (1920) 58; Extradr.: Inst. f. Sexualwiss.: Das erste Jahr. 1. Juli 1919-30. Juni 1920. Berlin 1920, S. 5
[39] Jb. sex. Zwischenst. 20 (1920) 54 (Inst. f. Sexualwiss.: Das Erste Jahr. 1. Juli 1919-30. Juni 1920. Berlin 1920, S. 1); Inst. f. Sexualwiss.: Unsere Arbeit. Zweiter Bericht. Selbstverlag, Berlin 1924, S. 8 und 19;
[40] Jb. f. sex. Zwischenst. 19 (1919) 56f.; 20 (1920) 70ff. (Inst. f. Sexualwiss.: Das Erste Jahr. 1. Juli 1919-30. Juni 1920. Berlin 1920, S. 16ff.)
[41] Jb. f. sex. Zwischenst. 19 (1919) 56
[42] Jb. f. sex. Zwischenst. 20 (1920) 70 (Inst. f. Sexualwiss.: Das Erste Jahr. 1. Juli 1919-30. Juni 1920. Berlin 1920, S. 17)
[43] Sexualref. 10 (1920) 23 und 76
[44] in: Sexualreform. Beiblatt zu Geschlecht und Gesellschaft. NF ab Band 10, 1920 („Mit offiziellen Mitteilungen des Instituts für Sexualwissenschaft Berlin NW 40, In den Zelten 10")
[45] Dt. med. Wschr. 45 (1919) 1140-1141
[46] *Kronfeld, A.:* Über psychosexuellen Infantilismus, eine Konstitutionsanomalie. Bircher, Leipzig 1921; 68 S. (Sexus Bd. 1; Monographien aus dem Institut für Sexualwissenschaft in Berlin, hrsg. von San.-Rat Dr. Magnus Hirschfeld)

[47] in: Zt. ges. Neurol. Psychiat. Ref. (bzw.: Zbl. ges. Neurol. Psychiat.) ab Bd. 20 (1920), Zt. angew. Psychol. ab Bd. 16 (1920), Arch. Frauenk. ab Bd. 7 (1921), Zt. Sexualwiss. ab Bd. 8 (1921), Sexualref. ab Bd. 10 (1920/21)

[48] *Kronfeld, A.:* Sexualpsychopathologie. in: *Aschaffenburg, G.* (Hrsg.): Handbuch der Psychiatrie. Spez. Teil, 7. Abt., 3. Teil. Deuticke, Leipzig und Wien 1923

[49] Anilinctio, Cunnilinctio, Enuresis, Exhibitionismus, Fetischismus, Flagellation, Frotteurs, Gerontophilie, Geschlechtstrieb, Homosexualität, Hyperästhesie, Konstitution (sexuelle), Masochismus, Narzismus, Neurosen, Onanie, Pädophilie, Perversion und Perversität, Sadismus, Transvestititmus, Traum, Zoophilie. in: *Marcuse, M.* (Hrsg.): Handwörterbuch der Sexualwissenschaft. Marcus & Webers, Bonn 1923; 2. erw. Aufl. 1926 (dort entfallen: Enuresis; geändert: „Konstitution (sexuelle)" zu „Sexualkonstitution"; zusätzl.: Hörigkeit, Hypnotismus, Mediumismus, Nekrophilie, Nervenkrankheiten (organische), Sexualwissenschaft, Triolismus, Voyeurtum)

[50] *Kronfeld, A.:* Allgemeine Übersicht über die psychophysischen Funktionen und Funktionsanomalien der Sexualität des Menschen. in: *Bethe, A., G. v. Bergmann* und *G. Embden* (Hrsg.): Handbuch der normalen und pathologischen Physiologie. Band 14, 1. Hälfte. Springer, Berlin 1926, S. 775-801

[51] s. Anm. 23

[52] s. Anm. 22

[53] s. Anm. 26

[54] *Kronfeld, A.:* Brief vom 21.7. 1924 an Alfred Storch (Nachlaß A. Storch, Zürich): „Nun einiges Neues ... Dem edlen Magnus habe ich am 1.7. gekündigt. Vom 1. Oktober ab bin ich mein eigner Herr und muss mir eine Praxis aufbauen - was mir auch ohne Schwierigkeiten gelingen dürfte."

[55] *Lenz, L.:* Erinnerungen eines Sexualarztes. Schmiden o. J., 7. Aufl., S. 431

[56] ZStA Merseburg Rep. 76 Va Sekt. 2 Tit. IV Nr. 50 Bd. 17 Blatt 109-110

[57] s. Anm. 20; 1913 erschien eine Übersetzung ins Russische unter dem Titel: Psichologičeskaja mechanika. Kritičeskaja otsenka učenija Freud'a. (Psychologische Mechanik. Kritische Bewertung der Lehre Freuds) Načalo, Moskva 1913; 119 S.; ausländische Rezensionen und Diskussionen in: Wien. Klin. Wschr. 26 (1913) 103-104; Wien. Klin. Rdsch. 27 (1913) 233-234; L'Année Psychol. 19 (1913) 287-289; Am. J. Psychol. 32 (1912) 482; Jb. psychoanal. psychopathol. Forsch. 4 (1912) 741-798 (s. a. Int. Zt. ärztl. Psychoanal. 1 (1913) 506-507); Psychiat. Neurol. Bladen 16 (1912) 365-468; s. a.: *Jones, E.:* Das Leben und Werk von Sigmund Freud. Band II: Jahre der Reife 1901-1919. Huber, Bern und Stuttgart 1962, S. 150 (text- und seitengleiche Taschenbuchausgabe bei dtv, München 1984)

[58] UA der HUB: Med. Fak. Arch. Nr. 1359; aus der Beschreibung der von *Kronfeld* eingereichten Habilitationsschrift durch den Gutachter *K. Bonhoeffer* (Bl. 46/47) geht hervor, daß das von *Kronfeld* 1927 veröffentlichte Buch „Die Psychologie in der Psychiatrie" (s. Anm. 19) diese Habilitationsschrift darstellt.

[59] eine Gesamtbibliographie der Schriften Hirschfelds wurde erstellt von: *Steakley, J. D.:* The writings of Dr. Magnus Hirschfeld. A Bibliography. Canadian Gay Archives Nr. 11, Toronto 1985 (Schriftenreihe der Magnus-Hirschfeld-Gesellschaft Nr. 2; Berlin), eine ausführlich kommentierte und dokumentierte ist im Institut für Interdisziplinäre Sexualforschung, Hamburg, in Vorbereitung; eine Gesamtbibliographie der Werke Kronfelds wird mit o. g. Dissertation (s. Anm. 2) vorgelegt werden.

Teil II:
AIDS:
wissenschaftliche, politische, soziale und individuelle Dimensionen

Syphilisangst und Politik mit Krankheit
Diskurs zur Geschichte der Geschlechtskrankheiten

Gerd Göckenjan

„Wenn irgendeine Krankheit ein allgemeines Interesse erregt ... und in der Geschichte der menschlichen Gesellschaft gleicherweise wurzelt wie schafft ... so ist es die Syphilis. In ihrer Wiedererzeugung auf so dunkle Weise mit dem geheimnisvollen Acte verbunden, der die Fortpflanzung des menschlichen Geschlechtes vermittelt, lastet sie seit ihrem erschütternden, Volk und Ärzte unerhörten Auftreten am Ende des 15. Jh. wie ein böser Alp auf den zartesten Beziehungen, haftet wie Pesthauch an Jugend und Schönheit, hängt sich gleich einer immer wachsenden, ungeheuren Sündenlast an einen einzigen Fehltritt, vergiftet das Blut der noch ungeborenen, schuldlosen Frucht, schleicht sich mit der Ammenmilch in die Familie und nagt in unheimlich geschäftiger Verborgenheit an dem Marke der Gesellschaft überall." Geigel 1867 [1]

1. Überblick

Die Geschichte der Geschlechtskrankheiten, und insbesondere der Syphilis als Leitkrankheit, ist die Geschichte der Politik mit der Angst. Eine dämonische Krankheit überfällt eine Gesellschaft wie ein feindliches Heer, in der sie sich ausbreitet wie Feuer, aber nicht zerstört wie die üblichen Seuchen. Das ist der auffälligste Eindruck, wenn man auch nur einen Teil der Bibliotheken, die zu Geschlechtskrankheiten geschrieben wurden, durchblättert. „Die Venusseuche ist von der Pest in nichts unterschieden, als daß erstere in Geheim, langsam, und unter Protheusgestalten mordet, letztere hingegen auf einmal, häufig und sichtbar dahinrafft." [2] So heißt es z. B. 1786. Es ist Politik mit der Angst, Politik mit Krankheit, denn zu deutlich ist in den meisten Wortmeldungen seit dem Ende des 18. bis in die 20er Jahre des 20. Jh., daß es in der Regel nur mittelbar um Syphilis geht.

Der Diskurs über Geschlechtskrankheiten ist ein Diskurs über öffentliche Verhältnisse. In Wirklichkeit geht es um Sittlichkeit, womit vor allem die vielfältigen Auswirkungen einer sich wandelnden Gesellschaft angesprochen sind: zunehmender Verkehr und Industrie, die Zusammenballung der Menschen in den Städten, Mietskasernen und Wohnungsnot, der schamlose Kontakt der Geschlechter im privatesten Bereich, später die Wandlung des Geburtengeschehens und die Dauerpanik eines aussterbenden, zumindest dahinsiechendes Volkes, immer auch die Zunahme der Kommodifizierung aller Lebensmittel und Dienste. In Hamburg habe die „Sittenverderbnis" sich jetzt des weiblichen Gesindes „bemächtigt", heißt es 1801. Beschuldigt wird nicht vor-

Sozialwissenschaftliche Sexualforschung 2

dringlich die gestiegene „Sinnlichkeit", die war offenbar schon vorher da, aber jetzt tritt „niedrige Gewinnsucht hinzu", jetzt „lassen sich die meisten ihre Gunstbezeugungen bezahlen."[3] Sicherlich, an anderer Stelle erwähnt dieser Autor, daß die Zeiten schlecht seien, niedrige Löhne, viel Gesinde ist ohne Arbeit. Aber bei Sittlichkeit geht es auch immer um die Bedeutung der Ehe und von Sexualität, um die soziale Stellung der Frau. Es geht um die Frage, welche Bedeutung bürgerliche Tugenden in einer lange noch keineswegs bürgerlich verfaßten Gesellschaft haben soll.[4]

Auch um die Beziehungen der sozialen Klassen zueinander geht es in dem Diskurs. Die Frage, wer steckt wen an, ist im Kern die Frage nach den gesellschaftlich gefährlichen Klassen. Um dem aufstrebenden Bürgertum erscheint das vor 1800 der Adel.[5] Schon Voltaire weiß das genau. Es sind die Rittmeister und Gräfinnen, die sich mit Barfüßermönchen und Jesuiten das Geschenk weiterreichen - so heißt es in Candide. Das einfache Volk wird nur betroffen, sobald es sich mit Adel und Kirche einläßt. Zum Ende des 19. Jh. soll es dann die „Hefe" des Volkes sein, Proletariat, eigentlich alles Zuhälter. Was - mit geringem Erfolg - heftig bestritten wird. Außerehelicher Geschlechtsverkehr ist in Arbeiterkreisen üblicher und weniger anstößig, aber häufiger krank seien andere Kreise: Studenten, Militär, Handlungsgehilfen.[6]

Welches immer die gesellschaftlichen Mängel sein mögen, der Diskurs über Geschlechtskrankheiten versteht sich als pädagogischer. Eine Pädagogik der Abschreckung in der Regel, die keine Rhetorik ausläßt, ist sie nur grob genug. Um 1800 reine Dämonisierung, es gibt eigentlich keine Krankheit, die nicht mit der Lustseuche verbunden sein kann. Nach 1900 eine Kampagne, in der die Aufklärung über syphilitische Genitalien - durch Schautafeln z. B. - einer „regulären" Sexualaufklärung davonläuft.

Die Syphilis sei eine hinterhältige, unkenntliche Krankheit, so heißt es z. B. 1789, die durch „Vermischung und Verbindung so verschiedener Übel eigene Krankheiten bildet, die von unbestimmtem Charakter sind, weder Gang noch Ordnung halten, bald wegen ihrem stummen, verborgenen und unbekannten Gang hinterlistig, bald wegen den Verwüstungen, die sie verursachen, grausam werden, die Konstitution der Maschine allezeit zerstören, und dem Auge des Beobachters meist unkenntlich, und folglich unheilbar sind, weil man die Ursachen nicht kennt, die sie hervorbringt."[7] Die Syphilis gilt als „sicher" heilbar, aber zugleich als Geheimkrankheit, zu deren Behandlung es besonderer Kenntnisse bedarf, die die üblicherweise zuständigen nichtakademischen Heiler, Bader, Chirurgen, Kurpfuscher - wer immer das ist - nicht haben.

Auch um 1900 geht es noch um die Aufforderung zu einer routinemäßigen ärztlichen Überwachung. Die „durchseuchte" Gesellschaft soll zur medikalisierten Gesellschaft werden: „Es hängt nur von euch ab, wie es euch ergeht! Das Allerwichtigste ist, daß jeder, auch beim leisesten Verdacht, so schnell wie möglich zum Arzt geht. Auch die allerunbedeutendste kleine Wunde, die ganz harmlos aussieht, kann der Anfang der Krankheit sein und muß daraufhin vom Arzt mikroskopisch untersucht werden ... Natürlich darf man nicht zum Kurpfuscher und Naturheilkundigen gehen!"[8]

Das ist zentral: Der Diskurs, ganz häufig von Ärzten getragen, ist auch von massiven professionspolitischen Interessen bestimmt. Dieser ärztliche Diskurs zielt am Ende allerdings nicht auf Sittlichkeit u. ä., aber auch die Krankheit selbst ist nur Anlaß: Die Syphilisangst soll zur „regulären“ Behandlung führen, alle „falschen“ Heiler müssen verdrängt werden, die Obrigkeiten müssen diese gemeinwohltätigen Ziele unterstützen und die Krankenversorgung neu organisieren. Die Pädagogik der Abschreckung zielt hier auf eine Veränderung der gesellschaftlichen Rolle der akademischen Ärzte.[9] Mit der eskalierenden Verseuchung der Gesellschaft soll der Bedarf an „richtiger“ Medikalisierung eskalieren! Allerdings ist nichts auffälliger als der Widerspruch zwischen den aufrüttelnden Klagen über die immer zunehmende Verseuchung durch Geschlechtskrankheiten und den auch immer wiederkehrenden Feststellungen, daß die behauptete Ausbreitung so nicht zutreffe, oder gerade stark zurückgegangen sei, jedenfalls nicht den Umfang habe, wie z. B. für einen anderen Ort behauptet. Und selbst wenn eine größere Verbreitung insbesondere der Syphilis wirklich zutrifft, die so oft prophezeite Zerrüttung ganzer Gemeinwesen trifft nie ein. Auch der professionspolitische Diskurs der Geschlechtskrankheiten ist über öffentliche Verhältnisse, es ist das Angebot unter sonst unveränderten sozialen Bedingungen, das „Gift“ im Gesellschaftskörper zu neutralisieren.

Allerdings können alle Krankheiten gesellschaftlichen Sinn zugewiesen bekommen. Die alten Seuchen Pest und Aussatz, kaum mehr die Cholera des 19. Jh., galten als Gottesgeißel, die Lungentuberkulose als Stadtkrankheit und Proletarierlos, Krebs als „Zivilisations“-Krankheit, immer auch hier als Metapher für das gestörte Verhältnis zwischen menschlicher „Natur“ und Gesellschaft. Die Syphilis gilt, wenige Jahre nachdem ihre Geschichte 1495 beginnt, zunächst als Kosten für die Entdeckung und Ausbeutung der Neuen Welt. Aber Geschlechtskrankheiten haben darüber hinaus ein geradezu strukturelles Schicksal durch Moralisierungsstrategien überlastet und durch soziale Ausgrenzungsstrategien bearbeitet zu werden. Moralisierungskampagnen und das Interesse an Geschlechtskrankheiten fallen fast notorisch zusammen. Hierdurch wird ihre Behandlung als Krankheit beeinträchtigt, was in der Regel auch nicht im Interesse der Medizin ist. Die Politik mit der Syphilis wird jedenfalls, scheint es, erst dann unzeitgemäß, wenn die Krankheit aus dem öffentlichen Raum herauskommt. Wenn für alle, unter allen Umständen, leicht zugänglich, unaufwendig - und daher nahezu „privat“ - Behandlungschancen bereitstehen.

2. Das medizinpolitische Problem

Wie sehr Geschlechtskrankheiten ein gesellschaftliches Problem seien, vergißt kaum ein Autor zu erwähnen, denn das ist Konsens des Diskurses. Aber es gibt auch schon vor 1800 Stimmen, die den Schluß ziehen, daß es eigentlich keinen stichhaltigen Grund dafür gibt, warum insbesondere die Syphilis eine solche Bedeutung hat. Denn die wichtigsten Voraussetzungen zur Krankheitskontrolle sind gegeben. Man kennt die Infektionswege - nicht die Wollust, geschlechtliche Ausschweifungen, häufig wechselnde Geschlechtspartner bringen die Krankheit hervor, sondern der Verkehr mit schon Angesteckten.[10] Das Ansteckungsrisiko ist am größten in großen Städten und bei unerfahrenen, leichtsinnigen oder in Not befindlichen Prostituierten. Diese Prostitution muß kontrolliert werden. Falls aber die Syphilis eine Volksseuche ist, hat die öffentliche Gesundheitspflege so vorzugehen wie bei anderen Seuchen auch.[11]

Zugleich gibt es eine viel-hundertjährige Erfahrung mit der Heilung der Geschlechtskrankheiten. Auch die Syphilis ist heilbar, wenn es gesellschaftlich gewollt ist, d.h. wenn man es schulmäßig „richtig" macht, u.U. die Kosten der Behandlung öffentlich getragen werden. Vor allem aber, wenn die Behandlung nicht abschreckend, beschämend und bestrafend organisiert wird.[12] Sicher, man weiß noch vieles nicht über Geschlechtskrankheiten. Erst 1838 wird von *Philippe Ricord* Tripper und Syphilis - autoritativ - getrennt. Aber schon *Jean Fernel* (1506-1588), der berühmteste Arzt seiner Zeit, trifft diese Unterscheidung. Tripper wird schon lange anders behandelt als Syphilis. Bis zum 18.Jh. dominant expektativ diätetisch, dann mit desinfizierenden Einspritzungen und Waschungen. Noch um 1900 wird empfohlen, eine eher expektative Kur zu machen, solange an den Symptomen nicht klar ist, daß es sich um eine Syphilis handelt.[13] 1879 findet *Neisser* den Trippererreger, 1905 *Schaudin* den Syphiliserreger, aber auch daraus folgt zunächst noch nicht viel, was zeitgenössisch, z.B. von *Grotjahn,* durchaus zugegeben wird. Noch das 1910 von *Ehrlich* und *Hata* gefundene Arsenpräparat Salvarsan entspricht nicht den gestellten Erwartungen. Dazu ist die Verwendung von Arsen in der Syphilisbehandlung nicht neu, wenngleich historisch nie so häufig verwandt wie Quecksilber.[14] Erst mit den modernen Antibiotika wird die Syphilisbehandlung sehr viel einfacher. Es besteht kein Anlaß, die Fortschritte der Medizin gerade in diesem Bereich gering zu achten, aber sie sind keine notwendige Voraussetzung für eine effektive Therapie. Nicht an Kenntnissen mangelt es der Medizin bis dahin, sondern - so scheint es Betrachtern schon vor 1800 - am öffentlichen Willen für die nötige Infrastruktur zu sorgen.

Es entspricht der ständischen Gliederung des ärztlichen Personals, bis zur Mitte des 19.Jh., daß die Behandlung von Hautkrankheiten und Geschwüren und damit der meisten venerischen Krankheitsformen traditionell in den Bereich der nicht-akademischen Chirurgen bzw. der zünftigen Bader fällt. Aber seit etwa 1800 wird diese Trennung von den akademischen Ärzten in Frage gestellt, sie reklamieren die Zuständigkeit für die gesamte Medizin. Die Geschlechtskrankheiten liegen also in einem Zwischenbereich, um den um so mehr gekämpft wird, je mehr die Ärzte um ihre Klientel zu konkurrieren gezwungen sind. Dieser Mangel an Patienten und an Einkommen ist typisch für wirtschaftliche Notzeiten und für neu niedergelassene Ärzte. Man geht noch im letzten Drittel des 19.Jh. davon aus, daß ein junger Arzt mit 6 Jahren Arbeits- und Verdienstmangel zu rechnen hat, bis er zu einer gesicherten Praxis kommen kann.[14a] Die Situation verschärfend ist dazu, daß die akademischen Ärzte in der Regel stark abhängig sind von ihrer Klientel. Sie sind um 1800 fast ausschließlich Ärzte des gehobenen Bürgertums und Adels - regelmäßig ein kleiner Adressatenkreis. Aber bis zum Ende des 19.Jh. bleiben die wohlhabenden Kreise die wichtigste Klientel der immer auf Privatpraxis angewiesenen Ärzte. Diese Abhängigkeiten mindern sich, sobald sie ausreichenden Einblick in Lebensverhältnisse und Krankheitsanfälligkeiten ihrer Klientel haben. Die heute so genannte Sozialanamnese ist nicht nur der wichtigste diagnostische und therapeutische Kenntnisstand der Zeit. Kenntnis und Behandlung der „versteckten" Schwächen und Gebrechen machen den Arzt vollends unentbehrlich, sie mindern das Risiko, in Konfliktfällen u.ä. „verabschiedet" zu werden. Zu diesen „Schwächen" zählen alle „sozialen" Krankheiten, Alkoholismusfolgen, Geisteskrankheiten, uneheliche Konzeptionen und eben auch Geschlechtskrankheiten. Und u.a. wegen dieser möglicherweise folgenden Verschiebung der sozialen Machtbalance werden solche Krankheiten „verschwiegen". Geschlechtskrankheiten werden so oft nicht behandelt, oder noch schlimmer, man wendet sich an Laienheiler, immer Kurpfuscher, die jedenfalls außerhalb des sozialen Kontaktnetzes dieser Kreise stehen.[15]

Folge dieser unübersichtlichen sozialen Lage aus Abhängigkeiten und Konkurrenz ist eine ähnlich unübersichtliche Lage der Therapieformen. So gibt es immer zwei Hauptlager der Syphilisbehandlung, entweder durch sogenannte heroische Mittel, in der Regel Quecksilber, oder durch Diätetik und meist Holz- und Schwitzkuren, mit unendlich vielen Zwischenlösungen, von den versteckten Quecksilberzusätzen bis hin zu den Vorbereitungs- und Unterstützungskuren der eigentlichen Quecksilberkur.[16] Beide Grundvarianten konnten „schulmäßige" Anerkennung reklamieren und beide konnten offenbar, wenn richtig verwandt, heilen. Die Quecksilberkur, das Herbeiführen einer künstlichen Quecksilbervergiftung, in der Regel bis sich das Zahnfleisch lockert und Speichelfluß eintritt, ist die riskanteste Methode. Je nachdem wie heroisch vorgegangen wurde, konnte es zu Zahnausfall, Zerstören von Zahnfleisch und Knochen kommen, je nach Umständen der Tod eintreten. Mit Behandlungsfolgen wie blauem Zahnfleisch, Abmagerung und Nervenzittern war leicht zu rechnen. Die Diätetik- bzw. Holz- und Schwitzkuren sind schonender und sanfter, aber wesentlich langwieriger und finanziell aufwendiger.

Die Brutalität der Quecksilberbehandlung konnte den Charakter eines bewußten Marterns haben, als Sühne für die Schuld der sittlichen Verfehlung aufgefaßt werden.[17] Diese Sicht hielt sich natürlich nur in Krankenhäusern, die bekanntlich noch lange Armenanstalten waren. Das Pockenhaus in Hamburg z.B. ist 1801 dem ärztlichen Betrachter ein „Schauplatz des Elends und der Unwissenheit", denn die Behandlung der Kranken entspreche überhaupt nicht mehr den fortgeschrittenen, jetzt üblichen Sichtweisen. Quecksilber werde so hoch dosiert, daß es zu einem „wahren Speichel-Sturz" komme, die Kranken zeigten größtenteils „elende ausgemergelte Körper". Der Betrachter erklärt sich diese Mißhandlungen so: „Vielleicht ist man weniger geneigt, den unglücklichen Opfern einer ekelhaften Krankheit Aufmerksamkeit zu erweisen, weil man diese als Strafe ansieht."[18] Der Straf-Charakter hängt der Behandlung in Krankenhäusern noch das ganze 19. Jh. an, aber wohl nicht mehr in der Form übertriebener, absichtlicher Vergiftung. Vergiftungen gibt es zwar weiterhin, z.B. kommen drei Männer in einer Nacht um, weil sie von einem „Quacksalber", so wird berichtet, am ganzen Körper mit einer Quecksilberpaste eingerieben wurden.[19] Aber diese alten „Schmierkuren" sind lange aus der Mode. Um 1800 kann man davon ausgehen, daß Präparate und Dosierung von erfahrenen Ärzten oder Chirurgen sicher beherrscht werden. Die Quecksilber-freie Kur dagegen wird wohl noch länger Privileg der besseren Kreise geblieben sein.

Nicht nur die Konkurrenznotwendigkeit, unterscheidbare, „bessere" Kuren anzubieten, führt dazu, daß es zu jeder dominierenden Meinung hundert abweichende gibt. Es gibt auch längerfristige Positionswechsel. Wenn vor 1800 dem niederen Heilpersonal von den akademischen Ärzten vorgeworfen wird, sie würden durch unverantwortlichen Quecksilberverbrauch die Leute umbringen, dann sind es im Laufe des 19. Jh. die Laienheiler und sog. Naturheilkundigen, die der Schulmedizin vorwerfen, daß das verwendete Quecksilber schlimmere Schäden verursache als die Syphilis selbst. Sehr häufig sei das, was langwierig als Syphilis behandelt werden müsse, nichts weiter als eine Quecksilbervergiftung.[20]

Ein drittes Moment, das die Therapie erschwert, ist das Auftreten von Rezidiven. Es war zwar leicht, mit Quecksilber sehr schnell syphilitische Geschwüre, Knoten und Auswachsungen zu beseitigen, damit die erwarteten „sicheren“ und „schnellen“ Erfolge vorzuweisen. Und auch ohne Quecksilber waren ähnliche Symptome dauerhaft zu kurieren - allerdings konnte dann auch bezweifelt werden, daß es sich überhaupt um Syphilis gehandelt hat. Die Möglichkeit einer späteren Wiedererkrankung, ohne neue Infektion, oder das Auftreten von sog. Tertiärformen, nach längerer Zeit von Gesundheit und Wohlsein, war auch vor 1800 bekannt und gefürchtet. Und für die regulären Ärzte stand hier immer auch die Reputation auf dem Spiel. Rezidive galten als Ergebnis schlechter oder frühzeitig abgebrochener Kuren, zu verhindern also nur durch Sorgfalt und Geduld. Das Zentralproblem der Behandlung blieb, wie diese über den Zeitpunkt, zu dem sich der Patient wieder gesund fühlt und keine Symptome mehr hat, hinaus durchzuführen ist. Oft rochen die Patienten eine Beutelschneiderei des Arztes und andererseits gab es ja immer die Konkurrenzangebote schneller und sicherer Heilung. Um 1900 gilt ein einmal an Syphilis erkrankter für etwa 4 Jahre krank. „Wer einmal mit Syphilis infiziert ist, muß für einige Jahre als krank gelten, gleichgültig ob er sich dabei wohl fühlt oder nicht. Auch wenn er nach den ersten Krankheitsymptomen nie wieder von irgendwelchen Erscheinungen heimgesucht wird, so darf er nicht glauben, von der Syphilis befreit zu sein.“ Geschlechtsverkehr und Heirat sind verboten, zweimal im Jahr sei eine „gründliche Kur“ nötig: „Wieviel Vertrauen zu seinem Arzte, wieviel Überwindung seiner selbst gehören dazu, an seinem anscheinend gesunden Leibe immer wieder Jahre hindurch kurieren zu lassen!“[21]

Hier liegt wohl der Kernpunkt der Dämonisierung der Krankheit und einer Syphilisfurcht, mit der die Ärzte argumentieren: Das Hinterlistige ist, daß Syphilis vielleicht gar nicht sofort zerstört, daß sie vielleicht viele Jahre im Körper nistet und der Betroffene merkt es nicht. Allerdings scheint alle Dämonisierung nichts geholfen zu haben. Wer sich ansteckt, nimmt es erst einmal leicht und kümmert sich kaum; dann will er sofort und ohne Anstrengung, ohne Unterbrechung seiner gewohnten Tätigkeit (schon um nicht aufzufallen) kuriert werden. Das ist der Tenor eigentlich aller einschlägiger Schriften. Allerdings, wenn sich die Syphilis richtig festgesetzt hat, dann sind die „Syphilitischen“ direkt bereit, alles zu tun, was Heilung versprechen könnte. Beispiele vor 1800 sind die Bedauernswerten, die durch immer heroischere Quecksilberkuren zerstört werden - erfahrene Ärzte machen hier überhaupt keine Quecksilberkur mehr. Oder dann etwa *Heinrich Heine,* der in der Jahrhundertmitte am Ende ebenfalls der Kauterisation zustimmt: „Bei lanzinierenden Schmerzen glühte man den Kranken tiefe, talergroße Löcher in die lange Rückenmuskulatur - eine vom penetranten Geruch verkohlten Fleisches und dem Schreien der Gequälten begleitete Prozedur.“[22]

3. Reformvorschläge

Wenn trotz dieser Schwierigkeiten schon vor 1800 die Syphilis für kontrollierbar, „auszurotten“, gehalten wurde, dann erstaunt das vielleicht. Die Argumente, die hier gebracht wurden, sind jedenfalls lehrreich: „Die Liebesseuche greift täglich weiter um sich: die darunter leidende Gesundheit unserer Brüder, ihre geschmälerte Glückseligkeit, die Erlöschung der edelsten Menschengattungen, die Vergiftung des Ehebettes, die unvermeidliche Ausartung unserer Nachkömmlinge, das gekränkte Wohl des Staates und die Tränen der Menschheit flehen diejenigen um Hilfe an, in deren Macht es steht, diesem in den Eingeweiden der Menschen wütenden Gifte Einhalt zu tun.“ [23] So heißt es 1786 in einem Reformvorschlag.

Der Zentralpunkt ist hier die Bildung eines „Gesundheitsrates“, dem „auch“ Ärzte und Wundärzte angehören, der „mit obrigkeitlicher Macht alles anordnet, was zur Heilung und Verminderung der Liebesseuche wahrhaft beitragen kann.“ [24] Dieser Gesundheitsrat stellt fest, welche Behandlungsarten durchzuführen sind, er benennt hauptsächlich verantwortliche Distriktsärzte, überwacht die Behandlung in Krankenhäusern und Privatpraxis und bestraft die zuwiderhandelnden ungeprüften Ärzte und Quacksalber. Alle „Venerischen“ werden zentral registriert, ebenso wöchentlich ihr Gesundheitszustand, Therapiefolgen usw. Niemandem ist erlaubt, einen nicht registrierten Erkrankten zu behandeln. Läßt sich ein Arzt doch darauf ein, braucht der Behandelte nicht zu bezahlen und kann den Arzt anzeigen. Bekommen Dritte davon Kenntnis und zeigen den Vorfall an, bekommen sie die Hälfte des dem Arzt und dem Kranken auferlegten Strafgeldes. Bedürftige Kranke werden im Krankenhaus oder ambulant unentgeltlich behandelt, ebenso ist die Arznei unentgeltlich. Wohlhabende müssen selbst die Kosten tragen. Kein Patient wird aus der Kur entlassen, dem nicht von behandelndem Arzt und Gesundheitsrat die Genesung bescheinigt wird. Niemand darf ohne diese Bescheinigung heiraten. Das Ammenwesen wird kontrolliert, keine Amme wird ohne vorherige Untersuchung zugelassen. Bordelle werden eingerichtet und Prostituierte ärztlich überwacht, die „Winkelhurerei“ wird verfolgt und bestraft. [25]

Hier wird nun die volle Konsequenz zum Gesamtkomplex gezogen: Wenn die Geschlechtskrankheiten wirklich ein öffentliches Problem sind, muß ihnen mit öffentlichen Strategien begegnet werden. Der ärztliche Anteil daran ist wichtig, aber braucht Rahmenbedingungen, die von der Ärzteschaft nicht selbst hergestellt werden können – ohne diese aber ist nichts zu erreichen. Wenn es sich bei dieser „Seuche“ wirklich um gefährliche Krankheiten handelt, geht es darum ihnen mit technisch-organisatorisch optimalen Maßnahmen zu begegnen. Moralisierungen, Schamhaftigkeiten, auch persönliche Freiheitsspielräume haben keinen Platz. Interessant ist, wie im engeren medizinischen Bereich begonnen wird, Konkurrenz auszuschalten. Das wirtschaftliche Interesse wird bis hin zur Aufforderung zur Denunziation unterlaufen; jeder Anlaß zu therapeutischen Sonderlichkeiten, dem ewigen Distinktionsbedürfnis, ist ausgeschaltet; systematische Suchmechanismen und Behandlungszwang lassen kaum Raum für moralisierungsfähige Grauzonen.

Das spannendste ist vielleicht, daß gerade die Zentralisierung von Information und Transparenz auf die Kranken und ihre Behandlung als Instrument zur Ent-Moralisierung der Geschlechtskrankheiten dienen soll: Die „hochlöbliche Regierung" habe eine „öffentliche Versicherung" zu geben, daß diese Informationssammlung „zum Wohle der Gesellschaft ziele und folglich niemandes Ehre, Würde und Stande nachteilig sein könne; ferner daß derjenige, der einem Fatierten (als geschlechtskrank Gemeldeten) deswegen nur im mindesten schief begegnet, so schwer soll geahndet werden, als jener, der seine Krankheit vor dem Gesundheitsrate verheimlichen sollte."[26] Die Obrigkeit soll sich zu diesem sozialen Problem bekennen und keine Politik der Stigmatisierung zulassen. Mehr noch: „Öffentliche Schriften und Religionsdiener müssen zu gleicher Zeit die Leute zu überzeugen suchen, daß venerische Kranke so, wie jeder andere Kranke, auf unser Mitleiden Anspruch zu machen haben, und daß der hohe Befehl der Landesregierung nützlich und einer eifrigen genauen Vollziehung würdig sei."[27] Nicht nur technisch-organisatorisch optimale Maßnahmen sind nötig, auch die Einleitung eines Mentalitätswandel in Bezug auf Sittlichkeit und öffentliche Verantwortung der Meinungsträger. 100 Jahre später wird dazu angemerkt: Das sei nun freilich ein Standpunkt, „zu welchem Unverstand und Heuchelei uns heute noch nicht gelangen ließen."[28]

Ein nicht minder prägnanter Reformvorschlag nimmt den entgegengesetzten Weg zu einer staatsmedizinischen Lösung. Denn im Prinzip könnte man auf das Eigeninteresse der Erkrankten setzen, wieder gesund zu werden. Als nötige Voraussetzung für die Kontrolle der Geschlechtskrankheiten erscheint deshalb über Anfangstadien einer Erkrankung, über die Gefahren der Nichtbehandlung und über die besten oder einfachsten Kurmethoden aufzuklären. Das Problem sei durch Selbststeuerung zu lösen, wenn es erreicht wird, eine übertriebene Schamhaftigkeit und das resultierende Verschweigen zu verhindern und auch, daß der Hilfesuchende in ungeschickte, gewinnsüchtige oder boshafte Hände fällt.[29] Das eigentliche Kernproblem stellt dabei nicht das bessere, zahlungsfähige und informierte Publikum dar, sondern das einfache Volk und insbesondere arme Prostituierte, als die gefährdetste und wiederum gefährlichste Personengruppe. Bestimmte konventionelle Heilmethoden müssen daher benannt und ihre Kenntnis, Zubereitung von Arzneien und Gebrauch so weit wie möglich verbreitet werden. Die Mittel selbst müssen ganz billig sein, niemand, kein Arzt, kein Apotheker dürfen daraus Gewinn ziehen, u. U. müsse die Stadt auch ganz die Kosten tragen. Erkrankte Personen wären dann in der Lage, sich selbst zu kurieren, wenn sie keine bessere Hilfe bekommen.

„Allein, was würde das für ein Geschrei geben, wenn man diese Sache so einrichtete? Wo würden die, welche bisher an großen Orten sich mit der Heilung dieser Krankheit abgegeben und hiervon größtenteils gelebt haben, ihr Brod hernehmen?"[30] Es sei „nicht wahr, daß sich die venerischen Krankheiten je länger, je mehr ausbreiten müssen; noch mehr, ich sehe, daß sie völlig getilget werden würden, wenn man die Sache nur gehörig einrichtete."[31] Die Obrigkeiten müssen Beistand leisten, das ist noch in der Sicht des Selbstregulationsmodells unumgänglich. Nimmt man die immer behauptete riesige Bedrohung von Volk und Staat für bare Münze, dann ist es erstaunlich, wie gering das obrigkeitliche Interesse an der Kontrolle dieser „schrecklichen Pest" gewesen zu sein scheint. Wie es dann 1867 heißt: Nur aus „Verblendung" sei es zu erklären, daß „wir nun seit fast 400 Jahren schon die sichersten und einzigen Mittel verschmähen", lieber herumkurieren als zu verhüten, u.a. nämlich eine „vom Staate geleitete und energisch durchgeführte Beaufsichtigung der Prostitution in Bordellen" durchzusetzen.[32]

4. Prostitution und Bordellfrage

Das Argument mit der Syphilisangst zielt einerseits auf die schleichende, versteckte Krankheit, die Zerrüttung des späteren Lebens, die als Kosten oder Strafe für meist jugendliche Sittenlosigkeit aufgefaßt werden kann. Die hier ansetzende Politik mit der Angst baut immer auf Abschreckung und zielt auf Festigung der bürgerlichen Wohlanständigkeit. Syphilis ist Ausschweifung, ist Sittenlosigkeit, ist Prostitution. Die behauptet umsichgreifende Syphilis geht einher mit zunehmendem Sittenverfall. Wenn die Lustseuche aufgefaßt wird wie ein zu bekämpfendes, feindliches Heer, dann ist es die Prostitution, die zu Verheerungen personifiziert. Erst jetzt treten Moral- und Gesundheitsdiskurs völlig auseinander.

„Die öffentlichen Dirnen sind nicht nur Quelle der venerischen Krankheiten, sondern es ist ihr Vorhandensein schon Aufforderung zur Unzucht und sie vermehren die Anreizung noch durch Lockung, und werden Anlaß zu weiteren Verführungen. Dies gilt noch mehr von den Bordellen, diesen Aufenthaltsorten der tiefsten menschlichen Versunkenheit" [33], heißt es 1848 in einem Handbuch der medizinischen Polizei. „Buhlerinnen", „schändliche Vertrödlerinnen der weiblichen Tugend", „Brut der Hölle, (die) den Durst Eurer Bürger und Mitmenschen nach unersättlichen Sinnengenuß reizt, wenn Ihr seht, wie so viele zu edlen und hohen Handlungen fähige Jünglinge und Männer aus dem Zauberbecher der Wollust mit starken Zügen Verderben, Elend und Tod trinken, könnt ihr bei diesem Anblick gleichgültig sein?"[34] Das trifft jetzt eher den hier üblichen Ton. „Man kennt die ekelhaften, venerischen Übel, die fürchterlichen Nervenkrankheiten, Schwindsuchten, Beinfraß usw., die der Unordnung und dem Übermaß der Geschlechtslust auf dem Fuße nachfolgen."[35] Die Obrigkeit, die diesen Anreiz zum Geschlechtsgenuß „protegiert", oder auch nur duldet, verstößt gegen den Staatszweck, das allgemeine Wohl zu fördern. Sie verstößt dagegen, weil sie durch Duldung „die Furcht vor der Schande" wegnimmt, damit „muß die Schamlosigkeit in großen Städten, bei völliger Aufhebung der Beschimpfung und Bestrafung in Ansehung unzüchtiger Handlungen, immer zunehmen." Der Staat unterstützt den Verfall seines Volkes![36] Die Obrigkeit habe „ein Gift aus ihrem Staatskörper" zu vertreiben, die Prostitution, und nicht, in welcher Form auch, zu privilegieren.[37]

In diesem Diskurs geht es nicht mehr um eine medizinische Krankheit. Die Syphilis ist nur ein Element der Politik mit der Angst, die sich als Aufklärung und Erziehung versteht und „Tugend" erreichen will.[38] Gemeint ist ordentliche Sexualität in der Ehe, oder Enthaltsamkeit. Alles, was Angst abschwächen könnte, wird daher abgelehnt. Eine geregelte und gesundheitlich überwachte Prostitution ist am Ende das schlimmste: „Die beste allen Übeln möglichst vorbeugende Organisation eines solchen Hauses (ist) gerade die gefährlichste." Denn ist die Gesundheitsgefahr aufgehoben, sei in der „gewöhnlichen Denkungsart" an der Prostitution „nicht mehr viel zu tadeln."[39] „Es ist nach meiner Ansicht gar nicht zu rechtfertigen, wenn man der Medicinalpolicei zumuten will, daß sie die Unsittlichkeit von den sie treffenden natürlichen und erkennbaren Folgen schützen soll." Aus „sittlichen" Gründen seien „da, wo Bordelle geduldet werden, diese wegen syphilitischer Ansteckung nicht zu überwachen; sie werden dadurch bald in einen Zustand und Ruf verfallen, der auch den geilsten Wollüstling vor der Benützung abschrecken wird!"[40] Solche Positionen sind auch noch um 1900 genauso virulent, wenn man zwar die Geschlechtskrankheiten bekämpfen, aber keineswegs die Prostitution „assanieren" will: An „jedem außerehelichen Geschlechtsverkehr ... (müsse) ein heilsam aufrüttelndes Gefühl der Unsicherheit" bleiben.[41]

Die klügere und auch einzig gesundheitspolitisch orientierte Position setzt dagegen auf Bordellierung der Prostitution, in jedem Fall gesundheitspolizeiliche Überwachung, Erleichterung des Zugangs zu Heilmaßnahmen und Abschaffen aller demütigenden und strafenden Rahmenbedingungen während der Kur. Z.B. wurden in Berlin infizierte Prostituierte, vor der Einrichtung einer öffentlichen „Hurenheilungskasse" 1792, zwar kostenlos in der Charité geheilt, dann aber für einige Monate ins Arbeitshaus geschickt, eine Einrichtung, in der man zur Begrüßung und zum Abschied erst einmal geprügelt wurde.[42] Der entscheidende Punkt hier, ein nicht-stigmatisierendes Anrecht auf kostenlose Behandlung im Bedürftigkeitsfall - immer wieder gefordert -, wird erst in den kommunalen Geschlechtskrankenfürsorgestellen der Weimarer Republik und durch das Gesetz von 1927 abgestützt, realisiert. Die Behandlung der Geschlechtskranken in öffentlichen Krankenhäusern und gerade in der Berliner Charité blieb dazu bis zum Ende des 19. Jh. ein Zentralproblem. Sie wurden in der Regel auch dann noch als Strafgefangene und Zwangszuerziehende behandelt, als die Krankenhäuser ihren alten Armenpflege-Charakter abgestreift hatten. Der berühmte Boykott der Charité 1893/94 hatte einen wesentlichen Grund in dieser Sonderbehandlung geschlechtskranker Arbeiter. Für deren Heilkosten traten inzwischen zwar die Arbeiterversicherungen ein, sie wurden aber dennoch vom Charité-Direktor als „ja doch meist Zuhälter" ausgesondert und kriminalisiert.[43] Die allgemeine Moralisierung und Dämonisierung der Geschlechtskrankheiten - auch im medizinischen Diskurs - schlagen hier im Grunde zurück; die Erkrankten bleiben auch wider besseres Wissen und besseres Wollen der medizinisch Verantwortlichen mit einem „öffentlichen" Makel behaftet.

Ein weiterer interessanter Punkt der Bordellfrage ist anzusprechen.[44] Die Prostitution ist außer mit ganz pragmatischen Gründen im Kern sexualpolitisch begründet worden. Die Prostitution konnte sich als Faktizität am besten im Militärbereich halten. Hierher kommen zumindest in Preußen die klarsten Widerstände gegen Moralisierungskampagnen. Die Klage, daß halbe Regimenter von „Winkelhuren" angesteckt worden seien, war bis Mitte des Jahrhunderts das sicherste Argument für ein geregeltes und überwachtes Bordellwesen.[45] Ähnlich pragmatische Impulse gehen am Ende des 1. Weltkrieges vom Militär auf die Einrichtung von Geschlechtskrankenfürsorgestellen aus.[46] Frankfurt als Messestadt gibt eine zweite Variante. Hier wird 1868 trotz aller Moralisierung bordelliert, um bei der Masse an männlichen Messebesuchern die Verhältnisse „durchsichtig" zu halten.[47]

Moralisch oder nicht, Prostitution folgt immer nur der vorhandenen Nachfrage, und diese ist umso größer, je mehr unverheiratete Personen in ihren besten Jahren an bestimmten Orten zusammenkommen. Um 1800 gelten als Gründe das Militär, das Luxusbedürfnis der Großen und allgemein der steigende Verkehr, seit der Mitte des Jahrhunderts vor allem die Fabrikarbeiter überall. Die Häufigkeit von Prostitution kann so auch Kommentar eines anderen sozialen Problems sein: unsichere Lebensverhältnisse, die zur Prostitution zwingen, oder die eine Verehelichung und damit reguläre Triebbefriedigung unmöglich machen. Denn „die Stillung der Triebe", so heißt es 1786, ist ein „Naturbedürfnis", und sind nicht „Kämpfe gegen die Natur bedenklich und fast immer vergeblich?"[48] Der „Geschlechtstrieb" ist unkontrollierbar, stellt sogar ein Preußischer Erlaß von 1791 ausdrücklich fest: Den „durch keine Gesetze oder Gewalt zu steuernden Unordnungen, die aus der nicht zu beengenden Brunst" resultieren, namentlich „bei einem Zusammenflusse von Menschen männlichen Geschlechtes in einer großen Stadt, wovon ein Teil, und zwar in dem Alter, in welchem der Begattungstrieb am heftigsten wütet, noch nicht im Stande ist, zu heiraten, ein anderer Teil nach seiner Lage und Bestimmung niemals dazu in den Stand kommt" - diesen Menschen müssen Konzessionen gemacht werden.[49] „Widernatürlich, d.h. wider die Gesetze der Natur ist es, daß Triebe, d.h. in den Gesetzen unserer körperlichen Organisation liegende Lebensanforderungen, Lebensbedingungen, Lebensnotwendigkeiten ... keine Befriedigung finden sollen." So heißt es 1872. Solche Triebe sind Hunger, Durst, Schlaf, Sexualität bzw. „Fortpflanzungstrieb". Dieser habe „die Gewalt eines unendlich mächtigen, reißenden Stromes, die Wucht eines Meeres". Ein Damm gegen Naturmächte aber ist unmöglich, man kann nur versuchen sie zu steuern.[50] Was hier angesprochen ist, ist traditioneller Bestandteil der Diätetik, dem Instrumentarium für eine richtige Lebensorganisation, zu der auch eine ausgewogene Sexualität als Gesundheitsbedingung zählt. Die Richtigkeit eines solchen sexualpolitischen Motivs wird gegen Ende des Jahrhunderts allgemein bestritten, dann autoritativ als erledigt bestimmt.[51] Es ist vielleicht das einzige Motiv, das durch Moralisierungskampagnen und folgende Sexualaufklärung wirklich umgebaut wurde: Geschlechtsverkehr dürfte heute wesentlich als Bedürfnis unter Selbstverwirklichungsaspekten, Lustgewinn u.ä., aber kaum als Gesundheitsproblem mit Erfüllungszwang gelten.

5. Endgültige „Medikalisierung"?

Bis zur vorläufig endgültigen Verwandlung eines öffentlichen (Moral-) Problems in ein medizinisches (nur nach Nützlichkeitserwägungen zu behandelndes) Problem dauert es noch bis zum Ende der Weimarer Republik. Um 1900 nimmt die Moralisierung der Geschlechtskrankheiten eine neue Wendung durch eine vielfältig ansetzende Umerziehungskampagne, die 1902 in der Deutschen Gesellschaft zur Bekämpfung der Geschlechtskrankheiten (DGBG) ihr organisatorisches Zentrum hat. Diese vertritt einerseits eine scharfe Versittlichungs-Politik: Tugend und Keuschheit ist mit allen Mitteln herbeizuführen. „Wir dürfen nicht davor zurückschrecken, auch diesen Kampf, den Kampf gegen den außerehelichen Geschlechtsverkehr als solchen, aufzunehmen ... Männer und Frauen zu größerer Enthaltsamkeit zu bewegen ... glauben wir doch, daß unsere Gesellschaft (nicht) darauf verzichten darf, alle auf eine wirkungsvollere Erziehung der Jugend zu sexueller Moral, zur Achtung vor dem weiblichen Geschlecht aller Stände, zum Gefühl einer größeren Verantwortlichkeit im sexuellen Verkehr hinzielende Bestrebungen, von welcher Seite sie auch kommen mögen, zu unterstützen und zu fördern."[52] So heißt es in der programmatischen Rede zur Gründungsversammlung.

Sexuelle Aufklärung, Sexualpädagogik wird initiiert ausdrücklich mit dem Ziel der Normalisierung der Sexualität in der Ehe. Allerdings gilt sexuelle Aufklärung um 1900 noch als absolut heikles Problem, insbesondere für Mädchen nicht geeignet. Die Versittlichung erscheint weitgehend als ein Problem der Männer-Moral.[53] Oder aber die Aufklärung nimmt eine Richtung, den „Geschlechtstrieb" frühzeitig an Fortpflanzung zu knüpfen und diese als „Ehrfurcht erweckendes Wunder" einzuführen, Geburt als Äußerung der Elternliebe und zentrales Naturgesetz. Und gegen alle anderen Sichten und noch so unschuldigen Handlungen „einen „Widerwillen, ein verächtliches Gefühl" einzupflanzen. „Die Unterordnung der Triebe unter die Herrschaft der Vernunft und der Erkenntnis" sei das Ziel: „Willensstärke ist somit eine der wirksamsten Waffen gegen Unsittlichkeit und Sinneslust, kein Abtöten, kein Erdrosseln der Triebe, sondern einzig und allein durch Natur und Sittenordnung gebotene Beherrschung der Sinne."[54] Noch 1928 referiert der Geschäftsführer der DGBG die einschlägige Sexualpädagogik des 18. Jahrhunderts. „Ungefähr im 15. Jahr sollte ein Knabe nach einer gewissen Vorbereitung mit seinen Eltern oder Aufsehern etliche Male ein Lazarett besuchen, wo die Hurer und Ehebrecher durch häßliche und höchst schmerzhafte Krankheiten für ihre ehemalig gering geachtete Sünde büßen." Mit dem Kommentar, die Grundsätze seien immer noch gültig, aber die Methoden inzwischen „verfeinert und verbessert."[55] Diese mit allen modernen Medien arbeitende Moralkampagne zielt als „Abolitionismus" auf die Ausrottung der Prostitution überhaupt, und der Bordelle insbesondere, setzt in diesem Aspekt die anti-gesundheitspolitischen Positionen des ausgehenden 18. und 19. Jahrhunderts fort.

Andererseits entwickelt die DGBG eine dauerhafte und am Ende effektive Agitation für bessere medizinische Versorgung der Geschlechtskranken und übernimmt dann auch bald eindeutige Positionen persönlicher Prävention. Eine wichtige Etappe ist die Änderung des Krankenversicherungsgesetzes 1903. Mit dieser wird die leistungsrechtliche Gleichstellung der Geschlechtskranken und damit für eine stetig wachsende Personenzahl eine reguläre, im Prinzip nicht stigmatisierende ärztliche Versorgung erreicht. Bis dahin gelten Geschlechtskrankheiten versicherungsrechtlich als selbstverschuldet, was zwar nicht die Deckung der Behandlungskosten, aber Krankengeldzahlung ausschließen konnte. Zu dieser Regelung war schon 1893 bemerkt worden, „daß die Krankenkassen doch keine moralischen, sondern hygienische Institute sind ... Wenn nun schon schwer einzusehen ist, welch moralischer Zweck damit verfolgt wird, wenn Frau und Kinder eines z. B. an Tripper und Blasenkatarrh erkrankten Arbeiters Hunger leiden, so ist gewiß nicht anzunehmen, daß die Gesundheit des Erkrankten selbst unter dem fördernden Einfluß des Hungers und der Entbehrung schnelle Fortschritte machen wird."[56]

Die nächste Etappe, ein Gesetz zur Bekämpfung der Geschlechtskrankheiten, wird allerdings erst 1928 erreicht. Dieses endlich durchgesetzte Gesetz ist insofern abolitionistisch, als es immer noch die Prostitution bekämpft, indem es sie verbietet und nur noch Randbereiche polizeilich überwachen läßt, Minderjährige vor allem und Personen, die in der Öffentlichkeit gegen Sitte und Anstand verstoßen. Jetzt besteht wieder das Problem, daß „Absteigen" nicht überwacht werden können, weil es offiziell keine gibt. Dazu greift das Gesetz, insofern Zwangsbehandlung und integrierte Gesundheitsüberwachung bestimmt sind, weit über die Prostitution hinaus, will alle Personen, die eines häufig wechselnden Geschlechtsverkehrs verdächtig sind, in die Überwachung einbeziehen.[57] Andererseits wird die Durchführung des Gesetzes der Selbstverwaltung der Kommunen überlassen und trifft hier, insbesondere in Berlin, auf vorhergehende hygienisch-wohlfahrtspflegerische Beratungs- und Leistungseinrichtungen und entsprechende Erfahrungen und Sichten.

In Berlin wird der sehr weite Rahmen des Gesetzes genützt, um ein Netz von Beratungs- und Behandlungsstellen, u. a. mit nachgehender Gesundheitsfürsorge und Vorbeugungsmaßnahmen, einzurichten bzw. die vorhandenen Initiativen zu integrieren. Freiwilligkeit der Behandlung und weitgehende Anonymität für die Erkrankten sind leitende Prinzipien; alle Dienste sind kostenlos. Die allgemeine Meldepflicht, wie vom Gesetz vorgesehen, wird also nicht angewandt. Ebenso wird auf die „Verbreitung sittlicher Anschauungen, die zur Einschränkung des Partnerwechsels führen können", in Verbindung mit diesen Beratungsstellen ausdrücklich verzichtet.[58] Kritische Punkte, Aufklärung von Infektionswegen und folgende Weitergabe der Namen vermuteter Infektionsträger, werden durch die nachgehende Gesundheitspflege bearbeitet, die keine Beziehung zur Polizei hat. Damit sind in Berlin „Scham, Furcht von Nachteilen oder Kostengründe" aus dem Bereich Geschlechtskrankheiten ausgeschlossen, wie es nicht ohne Stolz heißt. Man setzt auf Selbstverantwortung und Eigeninteresse der Bevölkerung.

Das wichtigste ist aber wohl, daß der Präventionsbereich erst jetzt entmoralisiert wird. Die Stadt Berlin lege besonderen Wert auf Vorbeugung und Aufklärung über persönliche Schutzmittel: „Jedermann soll zu jeder Tages- und Nachtstunde bequem und ohne wirtschaftliche Schädigung Vorbeugungsmittel und vorbeugende Behandlung (Desinfektion) erhalten können."[59] Insbesondere nachts durch die halbkommunalen Rettungsstellen, die für Krankentransport und Erste Hilfe zuständig sind. Dieses „bequem" und „ohne Kosten" signalisiert so etwas wie eine Kulturrevolution. Im ganzen hier betrachteten Zeitraum sind persönliche Präventionsmittel moralisch geächtet und sogar gesetzlich unterdrückt, vor allem das freie in Umlaufbringen von Kondomen.[60] Wenn Aufklärung gefordert oder betrieben wird, heißt das immer Aufklärung über Gesundheitsrisiken des möglichst illegalisierten außerehelichen Geschlechtsverkehrs, nie über mögliche Ansteckungsvorbeugung. Die einzige wirkliche Vorbeugung sei, sich der Ansteckungsgefahr nicht auszusetzen - das ist die monotone Formel hier. Die Vermittlung von Kenntnis über Vorbeugungsmittel oder deren Vertrieb gilt als Beihilfe zur Unzucht. Das trifft offenbar vor allem das Kondom; man will manchmal nicht einmal den Namen dieser „schändlichen Erfindung" nennen, die nicht nur vor Ansteckung schützen soll, sondern auch eine Konzeption verhindert.[61] Noch in den 1920er Jahren gelingt es in Berlin nur, in den öffentlichen Pissiors Hinweisschilder mit dem Verweis auf die Desinfektionstätigkeit der Rettungsstellen anzubringen. Der ursprünglich geplante zusätzliche Verweis auf „Schutzhüllen", deren man sich im außerehelichen Geschlechtsverkehr bedienen möge, mußte unterbleiben.

Die Politik mit der Angst reklamiert Geschlechtskrankheiten als öffentliches Problem und zielt damit auf die „Normalisierung“ des Geschlechtsverkehrs, der - ein sozialisationspolitisches Zentralproblem - unter dauernd sich wandelnden sozialen Verhältnissen dauerhaft gefährdet scheint. Dabei wird immer wieder der Eindruck vermittelt, daß der Kranke und die Leiden des Kranken viel wichtiger sind als die mögliche Heilung. Die Syphilisabteilungen der Krankenhäuser sind Erziehungsanstalten, aber weniger der Insassen als der „erschreckten“ bürgerlichen Öffentlichkeit. Daß allerdings die Politik mit der Angst etwas bewirkt hat, ist auch immer bestritten worden - wohl zu Recht, weil wohl alle Abschreckungspädagogik immer zu grob ansetzt, um wirksam zu sein. Erst die „richtige“ Auffassung des Problems von der hygienischen und medizinischen Seite - und das war in den 20er Jahren durch die jetzt erreichte professionspolitische Stabilisierung der Ärzteschaft und damit der Mehrheitsfähigkeit der Experten um vieles erleichtert - scheint, lange vorbereitet, den Durchbruch zu bringen.

Es ist aber wahrscheinlich kein wirklicher Mentalitätswandel, der zu diesem veränderten Verhalten den Geschlechtskrankheiten gegenüber in der Öffentlichkeit führt. Die politische Kultur der Weimarer Zeit hat weit radikalere Akzente der sozialen Bedrohung und politischen Frontstellung. Und die Krankenkassen - die ja auch fest eingebunden sind in die Bekämpfung der Geschlechtskrankheiten - stellen schon Mitte der 20er Jahre fest, daß die Krebskrankheiten in ihren Statistiken zur zweitwichtigsten Todesursache werden. Und hier weiß man sich gar nicht zu helfen. Mir scheint, die Geschlechtskrankheiten veralten schlicht als allgemein politisierungsfähiges Thema in der Weimarer Republik. Die Politik mit der Angst hat andere Themen. Und prompt wird überall festgestellt, daß die Erkrankungsfälle gravierend zurückgehen. Allerdings spielt dann die syphilitische Verseuchung in der faschistischen Propaganda eine infame Rolle. Aber auch das hat vielleicht die Veralterung eines allgemein politisierbaren Themas noch beschleunigt.

Anmerkungen

[1] *Geigel, A.:* Geschichte, Pathologie und Therapie der Syphilis. Würzburg 1867, S. 1

[2] *Kotnig, J.:* Medicinischpolitischer Vorschlag der Lustseuche in großen Städten, vorzüglich in Wien Einhalt zu thun. Wien 1786, S. 16

[3] *Rambach, J. J.:* Versuch einer physisch-medizinischen Beschreibung von Hamburg. Hamburg 1801, S. 227

[4] *Temkin, O.:* Zur Geschichte von „Moral und Syphilis“. Sudhoffs Archiv für die Geschichte der Medizin 1927, 331-348

[5] *Temkin, O.*, a. a. O.; *Freudenberg, L. A.:* Über Staats- und Privatbordelle, Kuppelei und Konkubinat. Berlin 1796

[6] *Fischer, A.:* Grundriß der Sozialen Hygiene. Karlsruhe 1925

[7] *Carrere, J. B. F.:* Untersuchungen über die verlarvten, ausgearteten oder verwickelten venerisch-chronischen Krankheiten. Frankfurt und Leipzig 1789, S. 13

[8] *Neißer, A.:* Was soll jeder Mann von den Geschlechtskrankheiten wissen? Berlin 1915, 4/5, 7

[9] *Göckenjan, G.:* Kurieren und Staat machen. Gesundheit und Medizin in der bürgerlichen Welt. Frankfurt/M. 1985

[10] In einer solchen antimoralistischen Sicht: *Chavet, H.:* Vorschlag zur gänzlichen Ausrottung der venerischen Krankheiten. Düsseldorf 1781, 14; seit etwa 1530 wird von „Geschlechts“-Krankheiten gesprochen. Die Infektion ohne Geschlechtsverkehr wird vor 1800 noch einmal heftig diskutiert, gilt medizinisch aber als akzeptiert: *Gruner, Ch. G.:* Die venerische Ansteckung durch

gemeinschaftliche Trinkgeschirre und durch den gemeinschaftlichen Kelch aus Theorie und Erfahrung bewiesen. Weißenfels und Leipzig 1787

[11] Das ist die Standard-Position der Medizinal-Polizei

[12] z. B. *Chavet, H.:* a. a. O., S. 61; *Kotnig, J.:* a. a. O., S. 25; *Sigmund, C. L.:* Über die Aufgabe der Heilanstalt und Klinik für syphilitische Kranke in großen Städten. Wien 1849, S. 7

[13] Vgl. *Ackerknecht, E.:* Geschichte der Medizin. Stuttgart 1979^{4}, S. 89; *Proksch, J. K:* Die Geschichte der venerischen Krankheiten. Bd. 2, Bonn 1895, S. 352 ff.; *Silber, M.:* Womit sind die ansteckenden Geschlechtskrankheiten als Volksseuche im Deutschen Reiche wirksam zu bekämpfen? Leipzig 1902, S. 26

[14] *Vorberg, G.:* Zur Geschichte der persönlichen Syphilisverhütung. München 1911, S. 6 ff.

[14 a] *Göckenjan, G.:* a. a. O., S. 161 ff.

[15] Vgl. die Literatur zur „ärztlichen Politik“

[16] *Proksch, J. K.:* a. a. O.

[17] *Temkin, O.:* a. a. O., S. 335

[18] *Rambach, J. J.:* a. a. O., S. 421/22

[19] Artikel: Prostitution; Syphilis. Encyclopädisches Wörterbuch der Staatsarzneikunde. Kraus, Pichler. 3. Bd., Stuttgart 1877, S. 635

[20] Als reguläre Ärzte schon: *Carrere* 1789: a. a. O., S. 99; v. *Baerensprung:* Mittheilungen aus der Abteilung und Klinik für syphilitisch Kranke. Bd. 2, Berlin 1856

[21] *Silber, M.:* a. a. O., S. 27/28

[22] *Vogt, H.:* Das Bild des Kranken. München 1980^{2}, S. 291

[23] *Kotnig, J.:* a. a. O., S. 13/14

[24] ebenda, S. 15

[25] ebenda, S. 15-30. Von den insgesamt 78 Seiten widmet Kotnig 38 der Rechtfertigung von öffentlichen Bordellen; vgl. zur Bordellfrage unten

[26] ebenda, S. 20/21

[27] ebenda, S. 21

[28] *Proksch, J. K.:* a. a. O., S. 507

[29] *Chavet, H.:* a. a. O., S. 7

[30] ebenda, S. 62

[31] ebenda, S. 43. Im übrigen ist auch Chavet für Gesundheitskontrollen der Prostituierten; auch sein Liberalismus endet da, wo besagte Prostituierte sich nicht selbstheilen oder heilen lassen, hier sei „sehr hart zu strafen“, ebenda, S. 62

[32] Geigel, A.: a. a. O., S. 316

[33] *Schürmayer, J. H.:* Handbuch der Medicinischen Policei. Erlangen 1848, S. 40

[34] *Freudenberg, L. A.:* a. a. O., S. 79

[35] ebenda, S. 56

[36] ebenda, S. 35/36

[37] ebenda, S. 78

[38] Auch Ärzte partizipieren an diesem Diskurs, aber in der Regel - wie Schürmayer - nur in der Rolle des moralisierenden Bürgers. Die professionspolitische Position ist sehr einheitlich für effektive medizinalpolizeiliche Kontrolle der Prostitution und mehr und bessere ärztliche Versorgung: Für neue Syphiliskliniken und Lehrstühle für „Syphilidologie“ u. ä. vgl.: *Behrend, Fr. J.:* Die Prostitution in Berlin und die gegen sie und die Syphilis zu nehmenden Massregeln. Erlangen 1850, S. 290; *Germann, F.:* Vorschläge zur Abwehr der Syphilis und zur Milderung ihrer Folgen. Leipzig 1872, S. 18 ff.

[39] *Freudenberg, L. A.:* a. a. O., S. 147/48

[40] *Schürmayer, J. H.:* a. a. O., S. 41

[41] *Brennecke:* Wie ist der Kampf gegen die Geschlechts-Krankheiten zu führen? Berlin 1905, S. 22

[42] *Behrend, Fr. J.:* a. a. O., S. 28 ff.; *Freudenberg, L. A.:* a. a. O., S. 141

[43] *Tennstedt, F.:* Alfred Blaschko - das wissenschaftliche und sozialpolitische Wirken eines menschenfreundlichen Sozialhygienikers im Deutschen Reich. Zeitschrift für Sozialreform *25* (1979) S. 603

[44] Auf die Darstellung der Regulationsgeschichte muß hier verzichtet werden.

[45] *Behrend, Fr. J.:* a. a. O., z. B. S. 50 ff.

[46] *Neißer, A.:* Der Krieg und die Geschlechtskrankheiten. Stuttgart und Berlin 1915; *Kurpjuweit:* Die Gefahr der Geschlechtskrankheiten bei Beendigung des Krieges. Berlin 1918

[47] Reclam in: Encyclopädisches Wörterbuch der Staatsarzneikunde, a. a. O.: S. 587 ff.
[48] *Kotnig, J.:* a. a. O., S. 30
[49] *Behrend, Fr. J.:* a. a. O., S. 39
[50] *Germann, F.:* a. a. O., S. 6, 7, 8
[51] *Roeschmann:* Der Kampf gegen die Geschlechtskrankheiten in Deutschland. in: Gesundheitswesen und Soziale Fürsorge im Deutschen Reich. Berlin 1928, S. 251
[52] *Neißer, A.:* Die Geschlechtskrankheiten und ihre Bekämpfung. Berlin 1916, S. 4
[53] *Silber, M.:* a. a. O.
[54] *Markuse, J.:* Geschlechtliche Erziehung in der Arbeiterfamilie. Berlin 1908, S. 5, 7, 18
[55] *Roeschmann:* a. a. O., S. 249
[56] Blaschko, zit. in: *Tennstedt, F.:* a. a. O., S. 606. Die alte Hungerkur für Syphiliskranke, auf die Blaschko anspielt, bezog sich auf Wohlhabende und wurde bei körperlich „Heruntergekommenen" nicht angewandt, hier war umgekehrt „kräftige" Nahrung indiziert. Vgl. Baerensprung: a. a. O.
[57] *Schwéers, O.:* Prostituiertenüberwachung in Berlin nach dem neuen Gesetz zur Bekämpfung der Geschlechtskrankheiten. in: Ergebnisse der Sozialen Hygiene und Gesundheitsfürsorge. Hg. Grotjahn u. a. Bd. 2 Leipzig 1930, S. 366 ff.
[58] ebenda, S. 386
[59] ebenda, S. 385 f.
[60] *Blaschko, A.:* Die persönliche Prophylaxe gegen die Geschlechtskrankheiten. Zeitschrift für Soziale Hygiene, Fürsorge- und Krankenhauswesen *1* (1919), S. 73
[61] *Proksch, J. K.:* Die Vorbauung der venerischen Krankheiten. Wien 1872, S. 48 f.

AIDS und die Aufgaben der Sexualwissenschaft

Erwin J. Haeberle

AIDS ist heute der entscheidende Testfall für die Sexualwissenschaft. Wenn sie diesem Problem gegenüber versagt, dann hat sie ihre Existenzberechtigung verloren.

Die bisher noch weitgehend hilflose Medizin kann und wird auch jahrzehntelang weiter Niederlagen gegen diese Krankheit überleben. Die Psychologie und die Pädagogik, die Soziologie, die Jurisprudenz, die Ökonomie und die Politikwissenschaft - obwohl alle gefordert - können sich dieser Forderung noch auf lange Zeit ungestraft entziehen. Ihr Überleben hängt weder wissenschaftstheoretisch noch praktisch-institutionell davon ab, wie sie mit AIDS fertig werden. Die Sexualwissenschaft aber, die, an nur wenigen Universitäten widerwillig geduldet, ohnehin eine allgemein beargwöhnte Kümmerexistenz fristet, muß nun ihren Wert beweisen, oder sie wird verdientermaßen von der akademischen Szene verschwinden.

Andererseits bietet diese Herausforderung aber auch eine neue Chance für Sexologen, ihren Mitmenschen zu helfen, mehr Verständnis für ihre Wissenschaft zu erwecken und vor allem, diese Wissenschaft selbst als geistige Unternehmung eigener Art ein gehöriges Stück weiter voranzubringen. So bedeutet AIDS unter anderem auch für uns alle hier zumindest eine berufliche Krise, die negativ oder positiv ausgehen kann.

Das ‚Aufgegriffene' Immun-Defekt-Syndrom

AIDS (‚Aufgegriffenes' Immun-Defekt-Syndrom) ist der Name für das mögliche, und bisher immer tödliche, Endstadium einer Virusinfektion. Ob es bei diesem Namen bleibt, ist, wie so vieles bei der noch weitgehend rätselhaften Krankheit, nicht sicher. Sie wird nach heute herrschender Meinung durch ein Virus ausgelöst, das von verschiedenen Forschern verschieden benannt wurde und für das man nun als Kompromiß den neuen Namen HIV *(Human Immunodeficiency Virus)* vorgeschlagen hat, da es beim Menschen die körpereigenen Abwehrkräfte zerstört, also zu einem Immun-Defekt führt[1]. Dies Virus wird anscheinend nur durch Blut- und Sexualkontakt, nicht durch alltäglichen Umgang, übertragen und *kann* (muß aber nicht) sehr schnell oder erst im Laufe von Jahren zu verschiedenen leichten und schweren Krankheitsbildern führen, von denen AIDS nur die schlimmste Möglichkeit darstellt. Gewisse mildere Fälle werden als ARC *(AIDS-Related Conditions)* bezeichnet. Für noch mildere Fälle gibt es bisher keinen Sammelnamen; die Übergänge zwischen all diesen Krankheitsbildern sind aber ohnehin fließend. Es ist also nicht nur möglich, sondern sogar wahrscheinlich, daß hier mit der Zeit eine ganz neue, entweder differenziertere oder vereinfachende Nomenklatur eingeführt werden muß[2].

Sozialwissenschaftliche Sexualforschung 2

Es wird außerdem vermutet, daß bei der Infektion gewisse zusätzliche Faktoren wie Streß, schlechte Ernährung, Drogengebrauch, andere Krankheiten oder selbst andere Viren eine Rolle spielen. Ja, einige Forscher halten daran fest, daß das *Human Immunodeficiency Virus* selbst nur ein Zusatzfaktor sein könnte.

Schließlich wird noch angenommen, daß alle einmal infizierten Frauen und Männer ihr Leben lang infektiös bleiben, also andere anstecken können, auch wenn sie selber nicht erkranken. Diese Ansteckung könnte aber nur, wie noch einmal betont werden muß, durch direkten Austausch von Körperflüssigkeiten (vor allem Blut und Samen) erfolgen. Sexualkontakt wäre und bliebe die Hauptinfektionsquelle, und die einfachste Vorbeugung bestünde demnach in gewissen Änderungen des Sexualverhaltens. Gerade in diesem Umstand liegt nun die Herausforderung an die Sexualwissenschaft.

Das Akademische Intelligenz-Defekt-Syndrom

AIDS hat sich innerhalb weniger Jahre epidemisch in weiten Teilen Zentralafrikas, Südamerikas, der USA und Europa verbreitet. Der daraus resultierende gesundheitliche Notstand hat in den betroffenen Gebieten zu verschiedenen unkoordinierten, klugen und unklugen, wirksamen und wirkungslosen Bekämpfungsmaßnahmen geführt, manchmal aber auch zu Verdrängung, Lähmung und Untätigkeit, zu einer fatalistisch-trägen oder leichtfertig-verantwortungslosen Haltung bei vielen Behörden, Medien und selbst bei besonders gefährdeten Bevölkerungsgruppen. Auch die Wissenschaft allgemein hat bisher kein besonders erbauliches Bild geboten. Nur einige hervorragende Mediziner haben in verschiedenen Ländern gleichzeitig das Problem energisch in Angriff genommen und in bemerkenswert kurzer Zeit erhebliche Kenntnisse darüber gesammelt. Diese Mediziner und ein paar andere Wissenschaftler meine ich also nicht, wenn ich nun auf eine zweite, mit AIDS verbundene Epidemie hinweise, die fast ebenso gefährlich ist: das „Akademische Intelligenz-Defekt-Syndrom". Was ich damit meine, möchte ich an einem Beispiel aus den USA illustrieren.

Im Februar dieses Jahres enthüllte eine unserer beiden Tageszeitungen, der *San Francisco Examiner,* ein Forschungsprojekt von 12,5 Millionen Dollar, das schon mehrere Prüfungsinstanzen erfolgreich durchlaufen hatte und kurz vor seiner endgültigen Bewilligung und Finanzierung stand. Danach sollten unter anderem gewisse Vorbeugungsmaßnahmen gegen AIDS auf ihre Durchführbarkeit und ihre Kosten geprüft werden. Etwa:

1. Zwangsisolierung nicht nur aller AIDS-Kranken, sondern auch aller infektionsgefährdeten Individuen und Gruppen sowie deren Zwangstestung und Zwangsidentifizierung. Im Originalwortlaut des Antrags gehört dazu „das Konzept einer Art Davidstern".

2. Verbot jeden Umgangs von Gesunden mit derartigen Personen und „intensive Techniken der Verhaltensänderung" für alle, die diesem Verbot zuwider handeln könnten.

Die Antragsteller hielten die vorsorgliche Planung solcher Schritte für dringend geboten, da, wie sie versicherten, AIDS auch im Alltag leicht übertragbar sei und weil sonst innerhalb des nächsten Jahrzehnts 10 Prozent der Bevölkerung in den Vereinigten Staaten infiziert sein würden.

Nun werden Sie sich vielleicht fragen: Was soll dies groteske Beispiel? Welcher Wissenschaftler wird denn einen solch frivolen und gleichzeitig faschistoiden Antrag stellen? Vor allem, welcher Geldgeber wird denn auch nur erwägen, ihn mit Millionen zu unterstützen? Ist das Ganze nicht einfach zu absurd für eine ernsthafte Diskussion?

Die Antwort darauf heißt leider: Nein, denn die näheren Umstände dieses Antrags verdienen durchaus eine Untersuchung. Sie sind nämlich noch erschreckender als der Antrag selbst.

Wie sich herausstellte, kamen die Vorschläge von einer Gruppe einflußreicher Leute, darunter eine Firma, die schon seit Jahren geheime Forschungen in biologischer Kriegsführung durchgeführt hatte, und zwei Mitglieder der Hoover Institution an der Stanford Universität. Der eine, ein Sowjet-Experte, hatte einmal die amerikanischen Abrüstungsverhandlungen geleitet, und die andere war noch kurz vorher als Kandidatin für das Gesundheitsministerium in Washington im Gespräch gewesen. Diese Dame war außerdem weit mehr als eine einfache Forscherin an der Hoover Institution. Sie war die Ehefrau des Direktors.

Die Finanzierung wiederum sollte vom Verteidigungsministerium kommen, das erhebliche Gelder besaß, aber nicht recht auszugeben wußte. Um es ganz genau zu sagen: Das Militär hatte plötzlich, als Entschädigung für einen nichtbewilligten Panzer, vom Kongreß ohne große Debatte 40 Millionen Dollar für „AIDS-Forschung" erhalten. Die beiden Mitglieder der Hoover Institution beanspruchten davon für sich selbst aber nur 346 000 Dollar als Berater in „juristischen, ethischen und politischen Fragen". Das war auch nur sinnvoll, denn die Hoover Institution - als konservativer *think tank* bekannt - besitzt zur Zeit großes politisches Gewicht und unterhält sehr enge Verbindungen zum Weißen Haus [3].

Wie man sieht, war das ganze Projekt sehr gut eingefädelt. Es scheiterte am Ende wohl nur, weil ein liberaler Kollege aus Berkeley es in der Zeitung enthüllte und damit öffentlich zur Diskussion stellte. Zwar wurde er daraufhin noch telephonisch vom Direktor der Hoover Institution bedroht, der eben nicht nur Ehemann der einen Antragstellerin, sondern zusätzlich auch noch Regent der Universität in Berkeley ist, aber die anderen distanzierten sich unter dem Hohn und Spott aller Fachleute von dem Vorhaben [4]. Die 40 Millionen Dollar des Pentagon für die AIDS-Forschung sind also noch unangetastet. Das ist besonders beruhigend, da die Regierung nun alle übrige, bereits laufende AIDS-Forschung um 22 Prozent auf insgesamt 193 Millionen Dollar kürzen will [5].

Prinzipien prophylaktischer Fehlplanung

Ich habe diese Episode hier besonders ausführlich beschrieben, weil sie meiner Meinung nach mehrere Prinzipien deutlich macht, nach denen vielerorts eine angebliche AIDS-Vorbeugung betrieben wird.

Das erste ist das Prinzip der *lückenlosen Kontrolle*. Man will die Virusträger irgendwie ‚unschädlich' machen und versucht, das durch eine weitgehend illusionäre Kontrolle zu erreichen. Diese kann zunächst relativ unauffällig, locker und sporadisch sein, muß aber ihrer eigenen Logik nach endlich zur permanenten Erfassung, Kennzeichnung und Ausgrenzung immer größerer Bevölkerungsgruppen führen. Das Modell für diesen Ansatz liefern ältere Verfahren zur Bekämpfung gewisser ‚klassischer' Infektionskrankheiten. Es ist nun sehr schwer, manchen Behörden klarzumachen, daß AIDS mit diesen Krankheiten nicht zu vergleichen ist, und daß die sogenannten „bewährten seuchenpolizeilichen Maßnahmen" hier nicht greifen können. Die HIV-Träger haben zumeist und für lange Zeit keinerlei Symptome, sind aber lebenslang infektiös durch Blut- und Sexualkontakt. Sie wären erstens überhaupt nur durch umfassende Testprogramme zu finden und müßten dann zweitens für den Rest ihres Lebens (nicht etwa nur 40 Tage wie bei der traditionellen Quarantäne!) eingesperrt oder zumindest äußerlich markiert werden. Eine ‚Art Davidstern' auf der Kleidung oder an der Wohnungstür würde aber nicht genügen. Das erkannte z. B. auch der konservative Polit-Kommentator William F. Buckley sehr klar. Er schlug deshalb folgerichtig die Tätowierung der Betroffenen vor, und zwar bei ‚Fixern' auf dem Oberarm, bei Homosexuellen auf dem Gesäß [6].

Ersparen wir uns hier den Nachweis, daß auch solche totalitären Maßnahmen aus mehreren praktischen Gründen gar nicht funktionieren können, und stellen wir nur fest, daß ihnen allen ein offensichtlicher Intelligenz-Defekt zugrunde liegt. Dieser Defekt bei sonst rationalen Leuten läßt sich nur durch vielleicht unbewußte Angst- und Abwehrreaktionen erklären. Er ist aber auch durch ein weitgehendes akademisches Versagen mitbestimmt. Die verschiedenen einschlägigen Wissenschaften als Hüterinnen der menschlichen Vernunft haben es leider bisher verabsäumt, das Problem AIDS ausreichend zu studieren. Wo aber ein wissenschaftlich geschärftes Bewußtsein für die Komplexität des Themas fehlt, da haben uninformierte, mächtige Laien mit ihren Patentrezepten leichtes Spiel.

Ein weiters Prinzip vieler AIDS-Programme ist das der *eingefahrenen bürokratischen Bahnen*. Dies drückt sich nicht nur im Inhalt der Programme aus, sondern auch in der Auswahl des Personals. Mit anderen Worten, nicht nur was getan wird, sondern auch wer es tut, hängt wesentlich von überkommenen Denkgewohnheiten und von etablierten Zugängen zu möglichen Geldgebern ab, seien diese nun öffentlich oder privat. Deshalb besteht immer die Gefahr, daß selbst qualifizierte Außenseiter ohne Chancen bleiben. Viel eher erhalten als ‚seriös' bekannte Firmen und Individuen den Zuschlag, oft völlig unabhängig von jeder spezifischen Eignung. Ausnahmen werden dann höchstens für schwache, leicht lenkbare Hilfstruppen gemacht, die keine echte Richtungsänderung bewirken können. In dem genannten Beipiel wurde zwar der glatte Sieg eines *‚old-boy-networks'* in letzter Stunde verhindert, es bleibt aber zweifelhaft, daß Forscher mit weniger guten Beziehungen nun an die AIDS-Millionen des Pentagon herankommen. Und schließlich: Warum wurden diese Millionen überhaupt an eine Behörde gegeben, die gar nichts damit anfangen kann?

Ein drittes, verwandtes Prinzip ist das des *guten politischen ‚Image'*, des schönen Anscheins, der Angepaßtheit und garantierten Harmlosigkeit, kurz, der reibungslosen Akzeptanz aller Maßnahmen, wiederum oft unabhängig davon, ob sie in der Praxis wirklich nützen. Hier trafen in unserem Beispiel die Interessen der Antragsteller und die des präsumptiven Geldgebers zusammen. Drastisch und mindestens teilweise unpopulär, wie die vorgeschlagenen Maßnahmen waren, standen sie doch in einer gewissen militärischen Tradition. Gleichzeitig machten sie den Eindruck wirklicher Tatkraft und Entschlossenheit, und schließlich vermieden sie jede Berührung mit dem ‚heißen' Thema sexuelle Aufklärung. Das war nun zwar bei einer sexuell übertragbaren Krankheit etwas seltsam und hätte eigentlich sofort zur Disqualifizierung führen müssen, war in Wirklichkeit aber ein Vorteil. Es war auch nicht der Grund für die schließliche Zurücknahme des Antrags. Es ist sogar denkbar, daß dieser Antrag inhaltlich gar nicht ernst gemeint war und nur dazu dienen sollte, relativ leicht erreichbares Geld zu kassieren. Ja, die Antragsteller können persönlich durchaus gegen ihre eigenen Vorschläge gewesen sein. Vielleicht redeten sie hier nur bewußt dem Militär nach dem Munde und rechneten sogar damit, daß ihre teuer bezahlte Studie am Ende in Archiven vergilben würde. Dann war es ja gleichgültig, ob darin sexuelle Details behandelt wurden oder nicht. Wie Bürokraten wirklich über sexuelle Aufklärung denken, wird jedenfalls an einem weiteren Beispiel klar, das leider noch volle Realitätskraft besitzt.

Das *Center for Disease Control* in Atlanta, GA, eine Bundesbehörde, die viele AIDS-Projekte koordiniert und auch selber durchführt, gab Ende vorigen Jahres besondere Richtlinien für die Vorbeugung heraus. Darin wurde einerseits die Bedeutung einer sexuellen Verhaltensänderung unterstrichen, andererseits aber eine wirklich effektive Strategie abgelehnt, die dieses Ziel erreichen könnte. Einerseits wurden Selbsthilfegruppen aus dem ganzen Lande gebeten, Finanzierungsanträge für Aufklärungskampagnen zu stellen, andererseits wurde ihnen aber bedeutet, daß diese nicht allzu „explizit" sein dürften. Einerseits sollte ‚ansteckungssicherer Sex' propagiert werden, andererseits sollte diese Propaganda aber auf keinen Fall „pornographisch" sein. Ja, als tatsächlich Anträge auf insgesamt 1,6 Millionen Dollar eingingen, wurden sie erst einmal 'auf Eis gelegt', weil die Bürokraten eine negative Reaktion von seiten der Regierung und der breiten Öffentlichkeit befürchteten. Stattdessen wurde bestimmt, daß alles Aufklärungsmaterial von einem mindestens fünfköpfigen örtlichen Komitee auf guten Geschmack und auf die gehörige Züchtigkeit hin zu prüfen sei. Dies Komitee muß nun „einen Querschnitt der Bevölkerung repräsentieren und darf nicht hauptsächlich aus den jeweiligen Zielgruppen des Materials rekrutiert werden"[7]. Also nicht die Gefährdeten selber, nicht die Kenner der verschiedenen sexuellen ‚Szenen' sollen entscheiden, sondern brave Durchschnittsbürger. Mit anderen Worten, wie eine ‚schwule' Zeitung es formulierte: „Ein paar alte Damen in Pasadena werden uns sagen, was wir nicht lutschen sollen"[8]. Die ärztlichen Autoren der Richtlinien, die es privat und beruflich natürlich besser wußten, wanden sich in peinlichen Erklärungen, hatten aber nicht den Mut, sich dem politischen Druck entgegenzustellen. Angewidert kommentierte unsere konservativste Tageszeitung, die *San Francisco Chronicle*: „Dies ist nicht der Augenblick für Bundesgesundheitsbeamte, eine altjüngferliche Einstellung zu zeigen und die Finanzierung von AIDS-Aufklärungskampagnen aufzuhalten, weil sie vielleicht zu drastisch, d.h. pornographisch sind. Dies ist ein hartherziges Spiel mit dem Leben von Millionen Amerikanern[9]."

In San Francisco war man allerdings auch dem bürokratischen Dilemma von vornherein aus dem Weg gegangen. Man hatte nämlich eine autonome, gemischt öffentlich und privat finanzierte AIDS-Stiftung gegründet, die nun eine Mittelstellung zwischen Behörden und gefährdeten Gruppen einnimmt. Sie kann also unbekümmert in eigener Regie Aufklärung betreiben und sexuelle Minderheiten in deren eigenem Jargon ansprechen, ohne die Politiker selbst zu exponieren. Im Gegenteil, sie kann bei ihrer Arbeit so drastisch vorgehen, wie sie will. Dies Modell einer Aufklärungsorganisation ist aber selbst in den übrigen Vereinigten Staaten kaum nachgeahmt worden, geschweige denn in anderen Ländern. Dort sollen vielmehr weiterhin irgendwelche Beamte direkt Steuergelder für Programme ausgeben, die ihnen selbst unverständlich und dem Steuerzahler allgemein viel zu unanständig sind. Im Endeffekt kommen dabei immer nur halbe Maßnahmen heraus. Die Angst der Bürokratie vor der Sexualität ist eben noch größer als ihre Angst vor dem Tod, und so wird sie eine sexuelle Aufklärung über AIDS auch immer nur unter der Bedingung finanzieren, daß sie unwirksam bleibt. Viel lieber gibt man das Geld für die Forschung aus, d.h. für Leute in weißen Kitteln, die in sauberen Labors Reagenzgläser schütteln und Instrumente ablesen, denn dagegen kann kein sexualfeindlicher Bürger Einwände haben.

Die Gesundheitsbürokratie wird aber auch gleichzeitig ihre eigene volle Kompetenz behaupten und sich gegen jede Information abschirmen, die diese Kompetenz in Frage stellt. Besonders sexualwissenschaftliche Informationen können diese Wirkung haben und sind zunächst einmal prinzipiell unwillkommen. Sie werden deshalb meist als irrelevant und überflüssig abgelehnt. Das gilt aber eigentlich für alle Bürokraten, selbst Universitätsverwaltungen, in allen Ländern. Sexologen haben also überall Schwierigkeiten, sich Gehör zu verschaffen, und sie werden wohl überhaupt erst zum Zuge kommen, wenn AIDS - von niemanden mehr bestreitbar - als internationales und interdisziplinäres Problem erkannt worden ist.

AIDS als internationales Problem

Das *Human Immunodeficiency Virus* stammt, heutigen Vermutungen zufolge, wahrscheinlich aus Zentralafrika, wo es inzwischen wohl schon Millionen von Frauen und Männern infiziert und Tausende von Todesopfer gefordert hat. Auch in anderen Ländern der ‚Dritten Welt', wie Haiti und Brasilien, hat die Epidemie schon Ausmaße erreicht, die weit über alles hinausgehen, was in den USA und Europa zu beobachten ist. Man ist hier allerdings noch auf einzelne Stichproben, Schätzungen und Spekulationen angewiesen, da in einigen der genannten Länder die epidemiologische Forschung kaum gefördert, wenn nicht sogar absichtlich behindert wird. Der Grund dafür ist wiederum hauptsächlich ein bürokratischer, denn eine international bekanntgewordene tödliche Epidemie würde unbarmherzig die gesundheitspolitischen Unzulänglichkeiten der betroffenen Regierung bloßlegen. Zweitens hätte sie auch durch die Abschreckung von Touristen noch eine zusätzliche ökonomische Auswirkung, die für eine unterentwickelte Nation verheerend sein könnte.

Immerhin bemüht sich die Weltgesundheitsorganisation (WHO), die dabei sehr diplomatisch vorgehen muß, allen Ländern der ‚Dritten Welt' bei ihren Bekämpfungsmaßnahmen zu helfen und sie auch zu einer wirksamen Zusammenarbeit zu bringen. Es versteht sich aber von selbst, daß hier wieder nur reine Forschungs- und Therapiefragen, nicht Vorbeugungsfragen, im Vordergrund stehen. Mit anderen Worten: Die Medizin hat den Vorrang, und die Sexualwissenschaft steht im zweiten Glied oder wird erst gar nicht vorgelassen. In einer Lage, in der es weder eine erfolgreiche Behandlung noch eine Immunisierung gibt, in der also die Vorbeugung die einzige Chance gegen AIDS und seine verwandten Krankheitsbilder bietet, mag das absurd erscheinen, es ist aber dennoch die Realität. Programme zur Propagierung infektionsfreier Sexualpraktiken etwa, die schon in den Industrienationen heikel genug sind, wären in den meisten Entwicklungsländern, wenn überhaupt, dann nur stark verändert durchzuführen. Die notwendigen Veränderungen aber müssen erst einmal von Sexualwissenschaftlern am Ort studiert werden. Solche Wissenschaftler gibt es aber kaum, und so schließt sich der Teufelskreis [10].

Dennoch könnten viele Entwicklungsländer wahrscheinlich einiges von den Industrienationen lernen, besonders von den Amerikanern. San Francisco zum Beispiel, mit einer ethnisch sehr vielfältigen Bevölkerung, hat inzwischen AIDS-Vorbeugungsmaterial nicht nur in englischer Sprache entwickelt, sondern auch in Spanisch, Chinesisch, Japanisch und Tagalog. Außerdem besitzen die Universitäten in unserer näheren Umgebung die verschiedensten ‚Abteilungen für Ethnische Studien' mit vielsprachigem Lehrpersonal, das selber aus allen Weltteilen stammt. Es böte sich also durchaus an, hier ein Internationales AIDS-Vorbeugungszentrum einzurichten, das die hiesigen Erfahrungen nutzt, Informationen verbreitet und Material in allen Sprachen, auch auf Bestellung, entwickelt.

Ein solches Zentrum wäre aber auch schon gerechtfertigt, wenn es sich nur transatlantisch dem Austausch mit Europa widmen würde. Ich selber werde zum Beispiel inzwischen fast täglich aus der Bundesrepublik und auch aus der DDR um Rat, Informationen und Druckschriften gebeten, und unser Privatinstitut hat in den letzten Monaten Besucher aus Deutschland, der Schweiz, Italien, Dänemark, Norwegen, Schweden und Finnland gesehen, die nur Auskünfte und Material zur Vorbeugung gegen AIDS haben wollten. Wir helfen natürlich, so gut wir können, aber ohne Förderung von außen sind uns dabei finanziell sehr enge Grenzen gesetzt.

Was die Bundesrepublik selbst angeht, so hinkt sie sowohl epidemiologisch wie auch prophylaktisch etwa drei Jahre hinter den Vereinigten Staaten her. Oder anders ausgedrückt: Die Deutschen haben einen etwa dreijährigen Vorsprung vor den Amerikanern, den sie für die Vorbeugung nützen könnten. Es ist keine Kritik an dem persönlichen Einsatz vieler, oft ehrenamtlich tätiger Männer und Frauen, wenn ich feststelle, daß dieser Vorsprung bisher kaum genutzt worden ist. Schon auf der rein finanziellen Ebene - und nur relativ berechnet - halten die deutschen Anstrengungen keinen Vergleich mit den amerikanischen aus [11]. Man kleckert immer noch, wo man schon vor Jahren hätte klotzen müssen. Auch die transatlantische Zusammenarbeit fehlt fast völlig, nicht in der Forschung, aber bei der Vorbeugung. Kurze Stippvisiten von Individuen in beiden Richtungen über den Atlantik sind kein Ersatz für eine wirkliche Informationsbrücke. Auch hier bewegt sich alles bisher nur in ausgefahrenen Schienen. Es gibt eine Vielzahl von gut dotierten deutsch-amerikanischen Austauschprogrammen - ein Programm zur AIDS-Vorbeugung gehört nicht dazu. Auch nimmt man in der Bundesrepublik nicht zur Kenntnis, daß die sozialen Aspekte von AIDS neben den medizinischen immer wichtiger werden und diskutiert werden müssen. In den USA werden inzwischen entsprechende große Kongresse mit Teilnehmern aus allen Gebieten der Wissenschaft, der Privatwirtschaft und des öffentlichen Dienstes veranstaltet. In Deutschland quält man sich noch mit verschiedenen Kleintagungen für Spezialisten oder Selbsthilfegruppen herum. Kurz, die Dringlichkeit und Vielschichtigkeit des Problems werden weiterhin geleugnet.

AIDS als interdisziplinäres Problem

Wie komplex die mit AIDS zusammenhängenden sozialen Fragen in Wirklichkeit sind, läßt sich bei uns in den USA an vielen, mittlerweile leider alltäglichen Beispielen zeigen. Ich wähle, etwas willkürlich, eine aktuelle Zeitungsmeldung:

„Nach einem jüngsten Gerichtsurteil in Illinois dürfen zwei junge Mädchen, die mit ihrer Mutter in Chicago wohnen, ihren geschiedenen, heute homosexuell lebenden Vater in San Francisco nur besuchen, wenn dieser sich einem HIV-Antikörpertest unterzieht[12]."

Man vermutet, obwohl das nicht ausdrücklich gesagt wird, daß das Testergebnis auch noch negativ ausfallen müßte, um den Besuch möglich zu machen. Jedenfalls hat der Vater den Test abgelehnt und um Aufhebung des Urteils gebeten. Der Fall ist zur Zeit noch nicht endgültig entschieden. Eindeutig ist, daß der Richter in Unkenntnis der medizinischen Tatsachen gehandelt hat. Medizinisch ist seine Entscheidung unsinnig. Ganz gleich aber, wie er schließlich ausgeht, wirft dieser eine Prozeß heute schon viele verwickelte Fragen auf. Etwa: Wenn der Vater den Test jetzt mit negativem Ergebnis tatsächlich machen läßt, muß er ihn dann jedesmal wiederholen, wenn er seine Töchter sehen will? Oder: Wer schützt die Vertraulichkeit eines Testergebnisses, das gerichtsnotorisch geworden ist? Oder: Wenn der Vater AIDS bekommen sollte, dürfen seine Kinder dann als Besucher in sein Krankenhauszimmer? An sein Sterbebett? Oder: Wenn ein Gericht geschiedene Väter zum Test zwingen kann, kann es dann auch andere Menschen in anderen Situationen zum Test zwingen, z. B. Straftäter, Polizisten, Gefängniswärter, Verkehrssünder und Verkehrsopfer, Gerichtsangestellte? – Hier kommen offensichtlich Fragen der Medizin, des Rechts, der juristischen Fortbildung, des Datenschutzes, der Erziehung und der Ethik zusammen, die nur im interdisziplinären Gespräch zu klären sind.

Aber, vom Streit um den Test und den Kinderbesuch einmal abgesehen, verlangen hier auch sexualwissenschaftliche Fragen eine Antwort. Wenn der Mann nämlich zwei natürliche Töchter hat und heute vorwiegend homosexuell verkehrt, was ist sein wirkliches Infektionsrisiko? Ist es ein Vorteil, daß er in San Francisco lebt, wo ansteckungssichere Sexualpraktiken in der ‚Schwulenszene' akzeptiert sind, oder ist es ein Nachteil, weil dort ein größerer Prozentsatz seiner potentiellen Partner bereits infiziert ist? Was sind seine eigenen sexuellen Gewohnheiten?

Bisher wird bei solchen Fragen noch wild herumspekuliert, denn gesicherte Kenntnisse sind rar. Die genauen sexuellen Übertragungswege des Virus sind weiterhin strittig. Eine erschöpfende ‚*sex history*' im Sinne Kinseys ist bisher bei keinem einzigen Infizierten oder AIDS-Kranken aufgenommen worden.

Auch der in unserem Beispiel verlangte HIV-Antikörpertest ist in seiner Gesamtaussage noch sehr unklar. So sagt uns zum Beispiel auch ein positives Testergebnis nichts darüber, ob oder wann das indirekt nachgewiesene Virus zu einer Krankheit führt, oder wenn ja, zu welcher. Es ist aber zu erwarten, daß über kurz oder lang ein einfacher, billiger und genauer Test für das Virus selbst entwickelt wird. Dann wird sich für alle Infektionsverdächtigen und besonders für Menschen mit positivem Testergebnis die Schlinge in der sozialen Kontrolle wieder etwas enger zusammenziehen. Ob dann noch schlimmere Gerichtsurteile bevorstehen, läßt sich heute nicht sagen. Eins steht aber fest: Katastrophale Fehlentscheidungen, auch außerhalb des Gerichtssaals, sind nur zu verhindern, wenn Wissenschaftler vieler verschiedener Fachgebiete sobald wie möglich zu einer regelmäßigen Zusammenarbeit finden.

AIDS als sexualwissenschaftliches Problem

Welche Rolle kann nun die Sexualwissenschaft bei der Bekämpfung von AIDS spielen? - Wir finden die Antwort, wenn wir uns auf die Geschichte unseres Faches besinnen, die bis ins 19. Jahrhundert zurückreicht. Damals gab es zwar das *Human Immunodeficiency Virus* mit seinen möglichen Folgeerscheinungen noch nicht, es gab aber schon einen organisierten Kampf gegen sexuell übertragbare Krankheiten, die damals zu allermeist auch noch unheilbar waren. Ja, der Kampf gegen die ‚klassischen' Geschlechtskrankheiten war ein wichtiges Motiv bei der endlichen Begründung einer eigenen Wissenschaft vom Sexuellen. Nicht zufällig waren viele sexualwissenschaftliche Pioniere Dermatologen, so auch *Iwan Bloch* und *Max Marcuse*. Sie waren allerdings weiterblickende, sozial engagierte Dermatologen, die hinter dem jeweiligen Krankheitsbild die größeren gesellschaftlichen Probleme wahrnahmen - Armut, Wohnungselend, sexuelle Unwissenheit, doppelte Moral, Ausbeutung, Prostitution, die ungerechte Verfolgung sexueller Minderheiten und eine unzeitgemäße Sexualgesetzgebung. Mit anderen Worten, sie erkannten, daß auch die beste medizinische Behandlung des Einzelnen im Grunde nur ein Herumkurieren an sozialen, ja politischen Symptomen war. Sie forderten deshalb eine umfassende Untersuchung aller Sexualprobleme und dann schließlich auf dieser Grundlage eine allgemeine Sexualreform.

Sie mußten dies allerdings als akademische Außenseiter tun, denn der etablierte Wissenschaftsbetrieb war weit davon entfernt, die Sexualität zum Zentralgegenstand der Forschung zu machen. Er verhielt sich vielmehr ablehnend, nicht nur diesen Dermatologen gegenüber, sondern auch allen anderen sexologisch Interessierten wie den Sexualhistorikern, Sexualpädagogen und zunächst auch den Psychoanalytikern. Männer wie Magnus Hirschfeld und Frauen wie Helene Stöcker, die Homosexualität und Abtreibung legalisieren wollten und offen emanzipatorische Ziele vertraten, fanden den Zugang zur Universität erst recht verschlossen. Dort sah man die Dinge anders, gelassener; die Dringlichkeit, mit der die Sexologen auf Reformen pochten, erschien dort unfein, ja eigentlich unbegreiflich, und man ließ es die Mahner fühlen. Kurz, die ersten Sexualwissenschaftler waren nicht immer überall willkommen. Im Gegenteil: Sie mußten sich oft mit ihren Einsichten gegen erhebliche Widerstände regelrecht aufdrängen, unbequem machen, dazwischenschieben.

In den Augen der intellektuellen feinen Gesellschaft hatten die Sexologen aber noch einen weiteren Fehler, der sie suspekt machte: Sie standen mit vielen erotischen Nonkonformisten auf vertraulichem Fuß - mit Anhängern einer ‚freien Liebe', ledigen Müttern, Homosexuellen, Sadisten, Masochisten, Zuhältern, Dirnen und Pornographen, kurz, mit Ausgestoßenen, Rebellen, Perversen und Psychopathen, für die sie auch noch um Verständnis warben. Von allen seinen Kollegen aber trieb Hirschfeld es am schlimmsten: Nicht nur war sein Institut ein Sammelplatz für warme Brüder, kesse Väter, Hermaphroditen und Transvestiten, sondern er selbst bewegte sich in Nudistenlagern und Schwulenkneipen, auf Tuntenbällen und auf dem Berliner Strich wie ein Fisch im Wasser. Solch ein Mann konnte ja gar nicht seriös sein! Man stelle sich nur einmal den ebenfalls kontroversen, aber sonst stockbürgerlichen Sigmund Freud in entsprechenden Situationen vor, um sofort einzusehen, um wieviel unorthodoxer und mutiger Hirschfeld war. Wie wir heute aber wissen, hat gerade dieser Mut seiner damaligen akademischen Reputation am meisten geschadet.

Nun, wir wissen auch, daß es am Ende dann doch keinen Unterschied machte - nicht nur Hirschfeld, sondern auch seine respektableren Kollegen wurden von den Nazis vertrieben, und ihr Werk wurde systematisch zerstört. Als die Sexualwissenschaft nach dem Zweiten Weltkrieg nach Deutschland zurückkehrte, war sie sehr viel artiger und bescheidener geworden. Ihren Geburtsort Berlin wagte sie erst gar nicht mehr zu betreten. Dort ist die Forschung inzwischen wieder so ‚vornehm' geworden, daß sie keinerlei Kontakt mehr mit sexuellen Minderheiten pflegt. Diese sind sich nun wieder selbst überlassen. Was sie wo, wie, warum und mit wem tun, ist nun ‚droben im Licht' nicht mehr genau bekannt. Die in der Weimarer Republik, ja schon in wilhelminischer Zeit gut funktionierende Kommunikation zwischen wissenschaftlicher Oberwelt und sexuellem Untergrund ist, so scheint es, für unsere Gegenwart und nähere Zukunft verloren.

Man muß allerdings auch zugeben, daß diese Kommunikation bis vor kurzem nicht mehr so wichtig schien. Die Gesellschaft hatte sich, gerade auf sexuellem Gebiet, sehr liberalisiert, die offene Unterdrückung hatte fast aufgehört, das Sexualstrafrecht war reformiert, die Pornographie weitgehend freigegeben, die Empfängnisverhütung für alle praktikabel geworden. Und vor allem: Die früher mit Recht so gefürchteten Geschlechtskrankheiten waren alle ohne große Umstände heilbar. So konnte denn auch die Sexualwissenschaft als eine zwar unterhaltende, gelegentlich geistreich provozierende, im Grunde aber esoterische, überholte und unwichtige, letztlich überflüssige Unternehmung erscheinen.

Und nun kommt AIDS und wirft uns alle in die Lage unserer sexologischen Pioniere zurück! Wieder gilt es, den Kampf gegen eine sexuell übertragbare Krankheit zu organisieren, wieder müssen wir hinter den Symptomen dieser Krankheit die größeren sozialen und politischen Probleme aufzeigen, wieder müssen wir sexuelle Minderheiten schützen, wieder ihre Nähe suchen, ihre Gewohnheiten kennenlernen. Wieder müssen wir den Vorwurf der ‚Unseriosität' auf uns nehmen, wieder den glatten Betrieb der etablierten Wissenschaft stören, wieder auf Dringlichkeit pochen, uns wieder unbeliebt machen, uns wieder dazwischendrängeln. Wir müssen wieder einmal beweisen, daß unsere Arbeit praktischen Sinn hat, daß wir keine Verantwortung scheuen, daß wir uns auskennen, wo andere nur Vermutungen hegen, daß wir nicht nur denken und reden, sondern auch handeln können.

Unsere Aufgaben sind vielfältig, in der Forschung sowohl wie in der Lehre.

Forschung

Die genauen Infektionswege des *Human Immunodeficiency Virus* sind, wie gesagt, noch umstritten. Die sexuelle Übertragung scheint von Mann zu Mann und von Mann zu Frau sehr viel leichter zu sein als von Frau zu Mann, obwohl sie auch hier eindeutig nachgewiesen ist. Die genauen Einzelheiten und deshalb die verschiedenen Risikograde verschiedener sexueller Techniken sind also noch unklar. Hier könnten systematische und ausführliche sexologische Interviews vielleicht Aufklärung bringen.

Weiter: Da das Virus sich in den USA und Europa zunächst sehr stark durch männlichen homosexuellen Verkehr verbreitet hat, wäre es sehr wichtig zu wissen, wieviele Männer bisexuell verkehren, also eine homosexuell erworbene Infektion heterosexuell weitergeben könnten. Hierüber liegen bisher nirgends genaue Angaben vor, und die Schätzungen gehen weit auseinander. Die einzige wissenschaftlich brauchbare Studie auf diesem Gebiet ist der nun fast 40 Jahre alte ‚Kinsey Report' über *Das Sexualverhalten des Mannes* (1948). Dieser Report gibt uns viele wertvolle Hinweise, sagt aber über gewisse andere, nun sehr wichtige Detailfragen so gut wie gar nichts[13].

Kinsey gelang es nachzuweisen, daß eine strikte Trennung zwischen homosexuellen und heterosexuellen Männern nicht möglich ist, da nur etwa 4% aller Männer sich ihr Leben lang ausschließlich homosexuell verhalten und nur 50% ausschließlich heterosexuell reagieren. Es bleiben also 46% der gesamten männlichen Bevölkerung, die in irgendeiner Form, wenigstens zeitweilig, körperlich oder seelisch ein bisexuelles Verhalten zeigen. Das bedeutet aber andererseits noch nicht, daß sie alle tatsächlich homosexuell verkehren und noch weniger, daß sie sich dabei infizieren könnten. Nicht nur die Häufigkeit verschiedener sexueller Techniken, sondern auch die Anzahl der bisexuellen Kontakte bleiben in Kinseys Studie unklar. Sie illustriert vor allem ein Verhaltenskontinuum und stellt dabei nur das *Verhältnis* von heterosexuellen zu homosexuellen ‚Erfahrungen' dar. Mit diesen Erfahrungen sind aber nicht nur konkrete Handlungen, sondern auch unerfüllte Wünsche und Phantasien gemeint. Kinsey gibt also gerade in dem für uns nun entscheidenden Punkt keine absoluten Zahlen. Weiterhin macht er deutlich, daß viele Individuen im Laufe ihres Lebens auf dem bisexuellen Kontinuum auf und ab wandern. Kurz, es ist äußerst schwierig, aus Kinseys Statistiken - selbst wenn man sie für universal gültig hält - die genaue Anzahl oder auch nur Prozentzahl infektionsträchtiger Sexualkontakte herauszufiltern. Die bisexuelle Übertragungsbrücke für das *Human Immunodeficiency Virus* wird also nur in sehr verschwommenen Umrissen sichtbar. Wir können nur ahnen, daß sie viel breiter ist als vielerseits angenommen.

Es würde sich aber wohl lohnen, mit Hilfe des ersten ‚Kinsey-Reports' und gewisser Begleitstudien oder sogar der neu auszuwertenden originalen Interview-Daten nach den präzisen Kontaktzahlen zu fahnden. Kinsey selbst hatte noch eine besondere Untersuchung des heterosexuell-homosexuellen Kontinuums geplant. Sie wurde nur durch die Streichung seiner Forschungsgelder und seinen frühen Tod verhindert[14]. So ist seine Hinterlassenschaft fragmentarisch geblieben. Nach ihm sind aber ähnlich ehrgeizige sexologische Forschungen nicht mehr finanziert worden, denn sie galten allgemein als kontrovers, eigentlich unwichtig und sogar frivol. Daher fehlt uns heute im Kampf gegen AIDS viel nötiges Wissen.

Zum Beispiel: Ein Computer-Modell der jetzigen epidemiologischen Entwicklung von AIDS kann nur sinnvolle Aussagen oder gar Voraussagen machen, wenn es wenigstens ungefähr korrekte homosexuelle und bisexuelle Kontaktzahlen enthält. Da diese Zahlen wiederum nach dem bisexuellen Kontinuum abgestuft und aus den verschiedenen Kinsey-Studien vorsichtig extrapoliert werden müssen, ist ein solches Computer-Modell ohne sexualwissenschaftliche Mitarbeit gar nicht herstellbar. Ein einigermaßen verläßliches Modell dieser Art könnte aber gesundheitspolitisch nicht nur national, sondern auch international von wesentlicher Bedeutung sein[15].

Gerade an diesem Beispiel wird aber auch wieder deutlich, daß viele Probleme mit AIDS nur interdisziplinär zu lösen sind. Das gilt auch für psychologische Probleme, wie etwa die Motivierung von infektionsgefährdeten Gruppen und Individuen zur Verhaltensänderung. Wir wissen, daß mindestens für alle ‚Testpositiven', also bereits Infizierten, eine Änderung des Sexualverhaltens absolut unverzichtbar ist; sie muß also auch ein Teilziel jeder Test-Nachberatung sein. Wie soll aber der Durchschnittsarzt oder -psychologe eine solche Beratung erfolgreich durchführen, wenn er nicht alle möglichen Sexualverhalten in allen möglichen gefährdeten Gruppen genau kennt? Die gängigen, laienhaften Annahmen darüber, auch unter promovierten Akademikern, sind oft völlig falsch und können zu fatalen Mißverständnissen führen. Hier kann nur der Sexualwissenschaftler die richtigen Informationen liefern.

Er weiß aber auch, daß Sexualverhalten auf die Dauer nur zu ändern ist, wenn die Änderung kollektiv in der jeweiligen Gruppe akzeptiert und gestützt wird. Das aber erfordert eine ständige Kontaktpflege sowie einen leichten Zugang zu allen diesen Gruppen, und dies wiederum ist die ureigene Domäne des Sexologen. Er, wie kein anderer Wissenschaftler, muß und kann das Vertrauen sonst unsichtbarer oder unerreichbarer Minderheiten gewinnen und dann auf dieser Basis eine Reihe von Forschungen durchführen, die für seine Kollegen aus anderen Fachgebieten unmöglich sind. So werden etwa an unserem Institut in San Francisco zur Zeit Studien in heterosexuellen Sex-Clubs über mögliche HIV-Infektionen durchgeführt und über das Sexualverhalten homosexueller und bisexueller Männer *nach* ihrer AIDS-Diagnose. Ich möchte behaupten, das besonders die letztere, äußerst wichtige Untersuchung ohne die Spezialkenntnisse und Gruppenkontakte eines Sexualwissenschaftlers gar nicht denkbar ist. Die Liste möglicher und notwendiger sexologischer Forschungsbeiträge ließe sich beliebig verlängern; an dieser Stelle genügen aber wohl diese ersten Hinweise. Noch wichtiger als solche Projekte sind augenblicklich vielleicht die Ausbildungs- und Fortbildungsaufgaben der Sexualwissenschaft.

Lehre

Die erste Pflicht der Sexualwissenschaftler ist es natürlich, ihren eigenen Nachwuchs auszubilden und ihn dabei auch mit allen existierenden sexuellen Minderheiten, Subkulturen und ‚Szenen' persönlich vertraut zu machen. Das heißt, zur Sexologie als theoretischer Anstrengung gehört auch eine praktische und ständig fortgesetzte Erfahrung ‚vor Ort'. Ein Sexologe, der etwa Bordelle, Sexkeller, Herrensaunen, Nacktbadestrände, Sadomasochistenklubs und ähnliches nur aus Büchern kennt, hat seinen Beruf verfehlt. Er wird auch beim Kampf gegen AIDS versagen, denn er kann dann unmöglich in diesen Umgebungen direkt für die Vorbeugung wirksam werden. In diesem Sinne muß die Sexualwissenschaft vor allem eine Sexualanthropologie, d. h. Feldforschung sein. Die großen Empiriker Hirschfeld und Kinsey haben uns all das vorgemacht und können uns hier als Vorbilder dienen.

In zweiter Linie käme dann die sexologische Fortbildung von Akademikern aus anderen Fachgebieten hinzu, etwa von Medizinern, Psychologen, Soziologen, Sozialarbeitern, Juristen, Theologen usw. Viele dieser Kollegen müssen sich, meist unzureichend vorbereitet, mit sexuellen Fragen befassen und oft wichtige Entscheidungen fällen. Spezielle Fortbildungsseminare oder -kurse könnten ihnen also sehr nützlich sein. Es gibt dafür auch bereits sehr gute Ansätze, sowohl in den USA wie auch in der Bundesrepublik. Hier wird bisher am besten die Verbindung Sexologie und Medizin gepflegt. Die jährlichen Fortbildungstage für praktische Sexualmedizin in Heidelberg, die in der vergangenen Woche ihr zehnjähriges Bestehen feiern konnten, sind ein sehr gutes Beispiel [16]. Aber auch dort wäre eine erhebliche Ausdehnung wünschenswert, ja, sie ist wohl auch unausweichlich. Mit dem Anwachsen der Bedrohung durch AIDS werden sich immer mehr Ärzte wenigstens ein gewisses sexologisches Elementarwissen aneignen müssen.

Weitere Berufsgruppen, die sich mit AIDS befassen müssen und also eine sexologische Fortbildung brauchen, sind Krankenpfleger, Beamte im Strafvollzug, in der Schulverwaltung, in der Sozialfürsorge usw. Dazu kommen noch verschiedene Angestellte in halbprivaten oder privaten Organisationen wie Rotes Kreuz, Pro Familia, den Kirchen und den Gewerkschaften. In San Francisco wiederum hat man inzwischen auch ein Sonderprogramm für Betriebe entwickelt, das von diesen selbst finanziert wird. Dabei halten Spezialisten in der AIDS-Vorbeugung Seminare für alle Mitarbeiter ab. Dies beugt aber nicht nur der Infektion vor, sondern vor allem auch möglicher Panik und Diskriminierung am Arbeitsplatz, falls tatsächlich jemand an AIDS erkranken sollte. Da die Firmen, vom Direktor bis zum Pförtner, nun ausreichend informiert sind, können sie zu allerseits akzeptablen und humanen Lösungen kommen. (In der Praxis arbeiten die AIDS-Kranken meist einfach weiter, solange es ihre Gesundheit erlaubt.) Kurz zusammengefaßt: Bei der Fortbildung und AIDS-Vorbeugung eröffnet sich den Sexualwissenschaftlern nun ein sehr weites Feld. Sie müssen aber die Initiative ergreifen und dieses Feld entschlossen betreten, sonst ist ihre Glaubwürdigkeit dahin.

Ja, sie können und sollten noch viel weiter gehen. Einige meiner Kollegen in San Francisco zum Beispiel haben ein ‚sexologisches Gesundheitsprojekt' begründet, das alle denkbaren Sexualpraktiken auf ihr mögliches Infektionsrisiko untersucht und

Wege erforscht, dieses Risiko zu vermindern. Die Arbeitsergebnisse werden dann, gefördert von der *San Francisco AIDS Foundation*, in öffentlichen und privaten Seminaren für alle möglichen Zielgruppen präsentiert - für Heterosexuelle, Homosexuelle, Bisexuelle, Sadomasochisten usw. Das Projekt hat inzwischen auch verschiedene Druckschriften und Broschüren sowie ‚Safe Sex'-Videokassetten hergestellt, die von sehr vielen sehr dankbar aufgenommen worden sind[17]. Nichts von diesem Material hätte ohne sexologische Kenntnisse und Kontakte entwickelt werden können. Besonders die traditionelle Medizin ist mit solchen Aufgaben hoffnungslos überfordert. Also ist hier eine sexologisch-medizinische Zusammenarbeit praktisch vorprogrammiert.

Das gilt auch für viele andere Fachgebiete, die von solcher Zusammenarbeit profitieren könnten. Leider fehlt aber der sexologische Gesichtspunkt an den Universitäten allgemein, und deshalb sind sie auch meist nicht in der Lage, allein wirkungsvolle AIDS-Programme zu schaffen. Die großen Universitäten in der Umgebung von San Francisco - Berkeley, Stanford und San Francisco State University - sind eine Ausnahme, da sie von den vielfältigen Anstrengungen der Stadt profitieren. San Francisco State University, die einen eigenen sexologischen Studiengang anbietet, war im November 1985 die erste, die eine ganze AIDS-Vorbeugungswoche für die Studentenschaft organisierte, und auch die anderen akademischen Bildungsanstalten zogen dann bald nach[18]. Etwas Derartiges wäre aber auch dringend an deutschen Universitäten geboten. Daß es bisher nicht dazu gekommen ist, spricht weder für sie noch für die deutsche universitäre Sexualwissenschaft. Es genügt keineswegs, wenn Professoren in würdevollen Erklärungen vor Diskriminierung und Panik warnen[19]. Sie müssen auch gleichzeitig aktiv und positiv diesen Gefahren vorbeugen. Wo sind aber die deutschen universitären Ringvorlesungen, Diskusssionsveranstaltungen, Vorträge und Seminare über die sozialen, ja politischen Aspekte von AIDS? Wo ist die internationale und interdisziplinäre Zusammenarbeit? Will man erst warten, bis die Panik ausgebrochen und die Diskriminierung Wirklichkeit geworden ist? Will man dann auch wieder nur Erklärungen abgeben, ohne etwas Praktisches zu tun?

Die hochmütige Weltfremdheit der deutschen Wissenschaft - in der Vergangenheit so oft im Ausland bemängelt und im eigenen Lande beklagt - besteht trotz verschiedener 'Reformen' an allzu vielen Universitäten weiter fort. Wir sozialwissenschaftlichen Sexualforscher dürfen uns dadurch aber nicht entmutigen lassen. Wir haben einiges zur Bekämpfung von AIDS beizutragen. Machen wir uns also nützlich!

Praktische Empfehlungen

Die Sexualwissenschaft ist, ihrer Geschichte und ihrer Aufgabe nach, eine interdisziplinäre Unternehmung[20]. Sie ist auch von Anfang an international orientiert gewesen, obwohl sie ihre förmliche Organisation und ihren größten Einfluß vor 1933 in Deutschland erreichte. Seither darbt sie in ihrem Geburtsland recht provinziell dahin, könnte jetzt aber vielleicht eine neue Blüte erleben, wenn sie sich rechtzeitig auf ihre Pflichten besinnt.

Dazu gehört vor allem die Zusammenarbeit mit Wissenschaftlern aus anderen Disziplinen, wie sie uns in den USA selbstverständlich ist. Wie gesagt, pflegen wir zum Beispiel sowohl von der San Francisco State University als auch von unserem Privatinstitut aus internationale Kontakte zu Kollegen in den verschiedensten Fakultäten. Mein eigener Auftritt hier ist nur die neueste Illustration dafür. Unsere Tagung, die ihrerseits wiederum Wissenschaftler mehrerer Länder und Fachrichtungen zusammenbringt, demonstriert aber auch im Ansatz, wie die Entwicklung erfolgreich weiter verlaufen könnte.

Wenn wir nun miteinander in die Zukunft sehen, so empfiehlt es sich allerdings, zwischen dem Wünschenswerten und dem Machbaren zu unterscheiden, sonst halten wir die unvermeidliche Enttäuschung nicht aus. Erinnern wir uns an *Magnus Hirschfelds* wehmütigen Seufzer: „Ein Ideal kann niemals Wirklichkeit werden, da die Wirklichkeit nie ideal ist[21]."

Zu den Mängeln der Wirklichkeit gehören leider auch akademische Arroganz, bürokratische Trägheit und allgemeine Phantasielosigkeit, und so mag es eine Weile dauern, bis selbst einfache, dringende Empfehlungen akzeptiert werden. Ich selbst habe an anderer Stelle schon mehrere praktische Vorschläge zur Vorbeugung gemacht[22] und möchte hier nur noch einmal die beiden wichtigsten wiederholen:

1. *Eine internationale, interdisziplinäre AIDS-Studienkommission,* die vor allem die sozialwissenschaftlichen Aspekte des Problems studiert, also nicht medizinisch beherrscht wird. Dies ist umso wichtiger, als die internationale Zusammenarbeit der Mediziner in AIDS-Forschung und Therapie mittlerweile gut organisiert ist. Auf dem Gebiet der sozialen und politischen Nebenfolgen von AIDS ist aber eine solche Zusammenarbeit kaum zu erkennen. Fragen des Testzwangs, des Datenschutzes, der Diskriminierung am Arbeitsplatz, der Versicherung, des Tourismus, der Einwanderung, des Sexualstrafrechts, des Strafvollzugs, der beruflichen Fortbildung und Ethik - alle diese und viele andere vertrackte Probleme greifen hier ineinander und müssen möglichst frühzeitig antizipiert und sachverständig durchgespielt werden. Hier nun kann die Sexualwissenschaft, als ein Forschungsgebiet unter anderen, sehr wertvolle Beiträge leisten, ja, in vielen Fällen ist ihre Mitwirkung unverzichtbar. Sexualwissenschaftliche Forschungen sollten also in alle entsprechenden Projekte von vornherein eingebaut und ausreichend finanziert werden.
2. Eine weitgehend autonome, gemischt öffentlich und privat finanzierte *Deutsche AIDS-Stiftung,* die eine professionell organisierte Aufklärung und Vorbeugung für *alle* gefährdeten Gruppen und Individuen konzipiert, koordiniert und verbreitet. Aus unseren amerikanischen Erfahrungen wissen wir heute, daß eine solche Aufklärungsorganisation potentiell die gesamte Bevölkerung ansprechen muß. Sie muß daher vorausplanen und hochqualifizierte Spezialisten aus den verschiedensten Lebensbereichen fest anstellen können. Weitgehend amateurhafte ‚Selbsthilfegruppen' mit ehrenamtlichen Helfern sind kein Ersatz. Sie sind notwendige Elemente einer solchen übergreifenden Organisation, ja, sie brauchen diese Organisation als Beistand und Schutzbild, um selbst voll wirksam werden zu können. Ohne die Führungs- und Vermittlerrolle einer unabhängigen Stiftung sind Selbsthilfegruppen vielmehr jedem politischen Wind und jeder bürokratischen Laune ausgeliefert. Natür-

lich ist ihre direkte amtliche Kontrolle für die Kontrolleure bequem, aber - wie das erwähnte Beispiel der CDC-Aufklärungsrichtlinien zeigt - für eine wirkliche Aufklärung ineffektiv. Sie hat erst dann eine Chance, wenn sie auf wissenschaftlicher Grundlage fachmännisch organisiert wird. Offensichtlich ist dabei die Sexologie von allen Wissenschaften die wichtigste.

Die beiden hier vorgeschlagenen Institutionen sind als Entsprechungen und Zusammenfassungen der wichtigsten Programme in San Francisco konzipiert und auch schon für die deutschen Verhältnisse entsprechend modifiziert. Da zum Beispiel die deutschen Homosexuellen und Bisexuellen nicht annähernd so gut organisiert sind wie die amerikanischen, da andererseits die deutschen Politiker aller Parteien allgemein in sexuellen Fragen liberaler sind als ihre amerikanischen Kollegen, da das deutsche Sexualstrafrecht in vieler Hinsicht progressiver erscheint, und da die Bundesrepublik außerdem räumlich viel kleiner ist als die Vereinigten Staaten, scheint eine gewisse Zentralisierung auf höherer Ebene wünschenswert. Gleichzeit sollte dabei die öffentlich-private Zusammenarbeit gefördert werden. Es ist zwar zu berücksichtigen, daß das deutsche Spenden- und Stiftungswesen im Vergleich zu den USA unterentwikkelt ist und erst noch ermuntert werden muß; gerade diese Ermunterung kann aber von einer AIDS-Studienkommission und einer Deutschen AIDS-Stiftung besonders gut gegeben werden.

Diese neuen Einrichtungen können aber auch vor allem die bereits angelaufenen Anstrengungen der Bundesregierung sehr beschleunigen und wirkungsvoller machen - etwa die Erarbeitung amtlicher Richtlinien und Lehrpläne, Kongreßveranstaltungen, Aufklärungskurse verschiedener Art, den Druck von Merkblättern für die Allgemeinheit und bestimmte Personengruppen, die Produktion von Filmen, Video- und Audiokassetten, die Unterstützung von Selbsthilfegruppen, Benefizveranstaltungen, psychosoziale Beratung und Betreuung, Gesundheitsaufsicht und, nicht zuletzt, die sexualwissenschaftliche Forschung.

Bis diese Ideale Wirklichkeit geworden sind, und selbst wenn sie es, wider alle Vernunft, niemals werden, sollten wir aber nicht müßig bleiben. Wir können wenigstens fragmentarisch und gelegentlich hier und da tätig werden und sollten unsere Hilfe überall anbieten. Wir müssen eben begreifen, daß niemand auf uns zukommen und uns direkt um diese Hilfe bitten wird. Im öffentlichen und leider auch akademischen Bewußtsein ist die Sexologie seit ihrer Zerstörung durch Hitler nicht mehr als umfassende Wissenschaft präsent. Da sie in Deutschland nach dem Zweiten Weltkrieg, ganz gegen ihre eigene Entwicklungslogik, nur an ein paar medizinische Fakultäten angeschlossen worden ist, wird sie bis heute meist mit einem ihrer Spezialgebiete, der Sexualmedizin, verwechselt. Die Behandlung von Sexualstörungen bei Patienten und die Begutachtung von Sexualstraftätern wird ihr ohne weiteres zugestanden, aber eine sozialwissenschaftliche Sexualforschung erscheint leicht als suspekt. Zwar haben auch seither deutsche Kollegen gelegentlich eine solche Forschung betreiben können, auf die Dauer fehlte ihnen dann aber doch die institutionelle Stütze. Es ist deshalb traurig, aber wahr, daß augenblicklich qualifizierte Sexualforscher fehlen, die alle jetzt wartenden Aufgaben übernehmen könnten. Hier haben wir es noch mit einem andauernden Sieg Hitlers zu tun, den wir ihm erst noch entreißen müssen.

Der Gedanke ist unabweislich, daß Deutschland heute beim Kampf gegen AIDS sehr viel besser da stünde, wenn Hirschfelds Institut für Sexualwissenschaft in Berlin wiederaufgebaut worden wäre. Es hätte ganz allein und wie selbstverständlich die Doppelrolle einer AIDS-Studienkommission und AIDS-Stiftung übernommen und wäre so auch wieder in eine international bahnbrechende Rolle hineingewachsen. Es gehört zu den großen Skandalen der bundesdeutschen Wissenschaftsgeschichte, daß, bei einem sonst beispiellosen Ausbau des Hochschulwesens, dieses Institut heute immer noch fehlt.

Dennoch, wir sozialwissenschaftlichen Sexualforscher müssen weitermachen und uns behelfen, so gut es geht. Den Leitgedanken für unsere Arbeit können wir dabei wiederum von Hirschfeld selbst übernehmen, der sagte: „Das soziale Problem besteht darin, Verhältnisse zu schaffen, die es möglichst vielen Menschen erlauben, gut zu sein[23].“ Auf AIDS angewandt, kann das heute nur heißen: „Das sexuelle Problem besteht darin, Verhältnisse zu schaffen, die es möglichst vielen Menschen erlauben, glücklich zu sein und gesund zu bleiben.“

Anmerkungen

[1] Das Virus wurde zunächst von Luc Montagnier LAV *(Lymphadenopathy-Associated Virus)* genannt, dann von Robert Gallo HTLV-III *(Human T-cell Lymphotropic Virus, Typ III)*, dann von Jay Levy ARV *(AIDS-Related Virus)*. Der neue Name HIV *(Human Immunodeficiency Virus)* wurde Anfang Mai 1986 von einem Sonderkomitee des *International Committee on the Taxonomy of Viruses* (Vorsitz: Harold Varmus, UC San Francisco) in einem Brief an die Zeitschriften Nature and Science vorgeschlagen. Dieser Kompromiß, der u.a. auch einen Prioritätsstreit zwischen Montagnier und Gallo umgeht, hat den zusätzlichen Vorteil, den Begriff AIDS oder die Nennung anderer spezifischer Krankheitsbilder zu vermeiden. Nicht jede Infektion mit dem Virus führt ja zur Krankheit, und wenn, dann muß die Krankheit nicht unbedingt der engen klinischen Definition AIDS entsprechen. (Siehe auch „Scientists offer name in try to end AIDS dispute“. San Francisco Chronicle, 21. April 1986, und „Big dispute over changing AIDS name“, San Francisco Examiner, 1. Mai 1986.)

[2] Eine Definition von AIDS zum Zwecke der Meldung wurde zuerst veröffentlicht im September 1982 in Morbidity and Mortality Weekly Report. Am 28. Juni 1985 wurde diese Definition dann in der gleichen Zeitschrift revidiert. Sie bezieht sich nach wie vor jedoch nur auf die sehr schweren Manifestationen der Krankheit, die vor allem opportunistische Infektionen wie *pneumocystis carinii pneumonia* und/oder das Kaposi-Sarkom einschließen müssen. – Eine bindende Definition von ARC gibt es zur Zeit nicht, weshalb die hier in Frage kommenden Krankheitsbilder auch nicht bundesweit gemeldet werden. Die Ärztevereinigung „Bay Area Physicians for Human Rights“ in San Francisco hat neuerdings eine praktische Arbeits-Definition vorgeschlagen. Danach müssen mehrere klinische, immunologische und andere Laborbefunde zusammentreffen, etwa Lymphadenopathie und Herpes Zoster *und* eine Zählung von T-Helferzellen unter $400/mm^2$ *und* ein HIV-Antikörper-positives Testresultat. Noch mehrere andere Kombinationen unter verschiedenen Befunden sind möglich, so etwa bei Gewichtsverlust um mehr als 10% des Körpergewichts, monatelangem Fieber oder Mundpilz. Dennoch bleibt auch diese Definition relativ eng. (Siehe „A working definition of ARC“. Focus – A Review of AIDS Research. vol. 1, Nr. 3, Febr. 1986.) Nähere Information über diese Definition kann auch bezogen werden von *BAPHR*, Box 14546, San Francisco, CA 94114. Siehe außerdem *Gottlieb, M. et al.* „Classification of HTLV-III/LAV-Related Diseases“. Journal of Infectious Diseases (1985) 152 : 1095.

[3] Die Initiatoren des Projekts waren ursprünglich das *Institute for Cancer Research* und *AIMS (Advanced Investigation of Medical Science)*, beide am *Pacific Presbyterian Medical Center* in San Francisco. *AIMS* hatte seit 1962 an geheimen Forschungen zur chemischen und biologischen Kriegsführung teilgenommen. Die beiden Mitglieder der *Hoover Institution* waren *Richard Staar*

und *Rita Ricardo-Campbell*, Ehefrau des Direktors *Glen Campbell.* Dieser ist gleichzeitig Regent der *University of California*, eines Universitätssystems, zu dem auch UC Berkeley gehört. Siehe *David L. Kirp*, „‚Drastic' measures in disputed AIDS study". San Francisco Examiner, 9. Februar 1986.

[4] Siehe „Stanford disavows germ-war group's planned AIDS study". San Francisco Examiner, 10. Februar 1986, und *David L. Kirp*, „ Hoover and AIDS". San Francisco Examiner, 12. Februar 1986.

[5] Die von der Regierung vorgeschlagene Kürzung wird aber wahrscheinlich vom Kongreß ignoriert werden, der sogar dazu neigt, die Ausgaben für die Bekämpfung von AIDS drastisch zu erhöhen. So beschloß etwa das Repräsentantenhaus im Mai 1986 einen AIDS-Haushalt von 346000 Dollar, und der Senat wird vermutlich ebenfalls etwa in dieser Größenordnung bleiben.

[6] *William F. Buckley Jr.*, „Crucial steps in combating the AIDS epidemic - Identify all the carriers". New York Times, 16. März 1986. Zumindest eine strikte „Quarantäne" wurde im gleichen Monat in einer sonst seriösen konservativen Zeitschrift vorgeschlagen: *James F. Grutch, Jr.*, und *A. D. J. Robertson*, „The Coming of AIDS - It didn't start with homosexuals, and it won't end with them". The American Spectator, vol. 19, Nr. 3, März 1986.

[7] *Centers for Disease Control*, Centers for disease control guidance on written, pictorial, and audiovisual materials and questionnaires or survey instruments related to AIDS risk reduction and for conducting group educational sessions in CDC funded programs. Atlanta, GA, CDC, 23. Dezember 1985. Siehe auch die heftige Kritik an diesen Richtlinien von sexologischer Seite: *Ronald Moglia*, „The Safe Sex Shell Game". SIECUS Report, vol. XIV, Nr. 5, Mai 1986.

[8] Leitartikel in Bay Area Reporter, vol. XVI, Nr. 4, 23. Januar 1986.

[9] Leitartikel in San Francisco Chronicle, 3. Januar 1986.

[10] Verschiedene *Weltkongresse für Sexologie* haben die geringe Anzahl und unzureichende Ausbildung von Sexologen der Dritten Welt deutlich gemacht, besonders wenn diese Kongresse in solchen Ländern selbst stattfanden, wie 1979 in Mexico City und 1985 in Neu-Delhi. In ihrer offiziellen Broschüre für Europa stellt die WHO aber eindeutig fest: „The most effective control measures will be somewhat different from country to country, depending on cultural and administrative traditions. The most important means at present available of limiting the spread of infection ... is the provision of information about the ... probable routes of transmission. ... This information should be widely disseminated in the community and in groups at increased risk ..., and should be provided in layman's language ... Homosexual and bisexual men should be informed about measures to reduce the risk of infection ... This information should be prepared and disseminated ... in collaboration with the male homosexual community. ... Although the protective efficacy has yet to be demonstrated, risk of infection may be reduced by the use of condoms. Although oral-anal and oral-genital contact ... have not been shown to be as risky as anal intercourse, infection may spread by these means and their avoidance should be advised." Siehe *World Health Organization Regional Office for Europe, Copenhagen*, Guidelines on AIDS in Europe, 1985, S. 13-14.

[11] Die Stadt San Francisco, zum Beispiel, die mit 700000 Einwohnern kleiner ist als Hamburg, München oder West-Berlin, gibt im laufenden Haushaltsjahr 1985/86 eine Million Dollar aus dem Stadtsäckel allein für die Vorbeugung aus. Dazu erhält die San Francisco AIDS Foundation außerdem etwa 900000 Dollar aus privaten Spenden. Es war aber nur unter diesen Umständen möglich, die hier bestehenden mustergültigen Programme aufzubauen.

[12] Siehe „AIDS test stands between gay dad and his kids", San Francisco Examiner, 11. Mai 1986.

[13] *Kinsey, Alfred C., Pomeroy, Wardell B. und Martin, Clyde E.:* Sexual Behavior in the Human Male, Philadelphia und London 1948. Diese sehr gründliche, und bisher einzige wissenschaftlich wirklich brauchbare Studie männlichen Sexualverhaltens allgemein, wies nach, daß eine strikte Trennung von Homosexuellen und Heterosexuellen nicht möglich, bisexuelles Verhalten aber sehr weit verbreitet ist. Es lassen sich aber aus Kinsey's ‚Report' keine genauen Zahlen für potentiell HIV-infektionsträchtige bisexuelle Kontakte entnehmen. Einige zusätzliche Hinweise auf homosexuelle Kontakte finden sich jedoch in *Gebhard, Paul H.* und *Johnson, Alan B.:* The Kinsey Data-Marginal Tabulations of the 1938-1963 Interviews Conducted by the Institute for Sex Research. Philadelphia und London 1979.

[14] Siehe *Pomeroy, Wardell B.:* Dr. Kinsey and the Institute for Sex Research. New York 1972. S. 445-448.

[15] Ein erster, vielversprechender, wenn auch noch unzureichender Versuch in dieser Richtung ist von

dem Psychologen *Dietrich Dörner*, Bamberg unternommen und dann von einem deutschen Nachrichtenmagazin etwas voreilig vorgestellt worden. Siehe: Der Spiegel, Nr. 18 (28. April 1986). S. 209 und 212/213.

[16] Das Programm der Heidelberger Fortbildungstage enthielt schon 1985 eine besondere Veranstaltung zum Thema AIDS, bei der außer virologischen und epidemiologischen Fragen auch die der Prophylaxe behandelt wurde. Außerdem wurden bei dieser Gelegenheit offizielle Erklärungen aller drei deutschen sexologischen Gesellschaften (auch der DGSS) abgegeben und diskutiert. Die Vorträge und Diskussionen sind abgedruckt in *Eicher, Wolf, Herms, Volker* und *Vogt, Hermann-J. Hg.*: Praktische Sexualmedizin 1985. Wiesbaden 1986, S. 235-284.

[17] *The Institute for Advanced Study of Human Sexuality:* Safe Sex in The Age of AIDS - For Men and Women, Secaucus, N.J. 1986; *Taylor, Clark et. al.:* The Hot'n Healthy Times - Condom Sense. San Francisco 1986; plus zwei ‚Safe Sex'-Videokassetten: *The National Sex Forum:* „Norma and Tony" (für Bisexuelle und Drogenabhängige) und „All Hands on Dick" (für männliche Homosexuelle).

[18] Die AIDS-Vorbeugungs-Woche der San Francisco State University fand vom 11.-16. November 1985 statt. Sie stand unter der Schirmherrschaft der Bürgermeisterin und des gesamten Stadtrates und war somit auch der Bürgerschaft allgemein zugänglich. Das Programm bestand aus Vorträgen, Seminaren, Diskussionsrunden und künstlerischen Darbietungen (Film, Theater, Dichterlesung), und während der gesamten Woche waren die wichtigsten AIDS-Programme der Stadt mit eigenen Auskunftsständen auf dem Universitätsgelände vertreten. Seither sind ähnliche Vorbeugungstage auch von der Stanford Universität und der Universität in Berkeley durchgeführt worden.

[19] In den USA etwa hat Helen Singer Kaplan, eine sonst sehr angesehene Sexualtherapeutin, in ihrer Zeitschrift Journal of Sex & Marital Therapy (vol. 11, Nr. 4, Winter 1985) einen sehr kurzsichtigen und in Einzelheiten medizinisch unsinnigen Leitartikel zum Thema AIDS verfaßt. (Er wurde außerdem von ihren Mitherausgebern Clifford Sager und Raul Schiavi unterschrieben.) Kaplan behauptet hier u.a., daß „65% der asymptomatischen Virusträger niemals dic (?) Krankheit bekommen werden." Für diese Behauptung gibt es keine Beweise (und kann es bisher auch nicht geben!) Kein ernsthafter Forscher hat heute solche gesicherten Zahlen zur Verfügung oder würde entsprechende Voraussagen machen. Kaplan behauptet ferner, daß „immunopositive (?) Individuen niemals mehr Sexualkontakt haben („have sex") können, ohne das Leben ihrer ... Partner zu gefährden." Sie behauptet auch: „Ansteckungssicheren Sex („safe sex") gibt es nicht". Diese Behauptung ist nicht nur offensichtlich falsch, sondern verrät auch ein sehr beschränktes Verhältnis von den Möglichkeiten des Sexualkontakts - bei einer Sexualtherapeutin besonders seltsam. Zur Vorbeugung fällt ihr dann das Folgende ein: „Alle ledigen Männer und Frauen sollen mit Partnern aus den Hochrisikogruppen nur noch sexuell verkehren, wenn diese einwilligen, sich testen und abklären zu lassen". Dieser Ratschlag ist leider weitgehend unsinnig, da jede „Abklärung" durch einen HIV-Antikörpertest nur nach mehrwöchiger (oder gar mehrmonatiger) Wiederholung Sicherheit böte, und dann auch nur für den einen Tag, an dem der zweite Test „erfolgreich bestanden" ist. Solch ein Test kann eben sehr leicht ‚falsch negativ' ausfallen, da nach einer Infektion die gesuchten Antikörper einige Zeit brauchen, um sich zu bilden. Andererseits sind sie bei einigen schweren Fällen von AIDS auch gar nicht mehr auffindbar, obwohl das Virus selbst natürlich durchaus noch übertragen werden könnte. Wichtiger als jeder Test bleiben daher die auch von der WHO empfohlenen Techniken des ‚ansteckungssicheren' Sexualkontakts. (S. Anm. 10 *supra.*) Kaplan fordert dann weiter, daß „alle Personen, die Sexualkontakt mit multiplen Partnern haben, getestet werden. Dies schließt besonders sexuell aktive schwule („gay") Männer ein, die nicht in monogamen Beziehungen leben, und Prostituierte". Folgerichtig fährt sie dann fort: „Die Sexualkontakte aller Infizierten sollten ermittelt und getestet werden". Kaplan schließt mit diesem erhebenden Appell: „Als Therapeuten fühlen wir Empathie und Mitleid mit den Patienten, die AIDS haben oder das AIDS-Virus in sich tragen, oder die Partner solcher Individuen sind ... Aber außerdem haben wir als Sexualtherapeuten jetzt eine viel schwerere Verantwortung. Wir sind in der besonderen Position, zahllose zukünftige und völlig unnötige Todesfälle zu verhindern, und unsere erste Priorität sollte sein, zu helfen, daß sich AIDS nicht weiter durch sexuellen Kontakt ausbreitet, indem wir an die Vernunft und das gute Gewissen von hochgefährdeten Individuen appellieren." - Als Kommentar zu diesem Leitartikel genügt es vielleicht, darauf hinzuweisen, daß Kaplan die sozialpolitischen Implikationen von Massentestungen ignoriert. Eine „Erfassung" aller Virusträger muß zwangsläufig zu konterproduktiven Repressionsmaßnahmen führen, besonders,

wenn es stimmt, daß, wie sie behauptet, ansteckungssicherer Sex nicht existiert. (Gottseidank gibt es ihn aber doch!) Außerdem versteht Kaplan nicht, daß die Ermittlung von Sexualkontakten bei AIDS ohnehin zu keinem sinnvollen Ergebnis führen kann. Da zu erwarten ist, daß alle amtlich bekanntgewordenen Virusträger zu Opfern erheblicher Diskriminierung werden, werden die zunächst ermittelten ‚Testpositiven' ihre wirklichen Partner nicht nennen. Sie werden im Gegenteil - kurz und drastisch gesagt - zu 90% behaupten, sie hätten sich auf einer Geschäftsreise bei einer ihnen unbekannten ‚fixenden Nutte' angesteckt. Unter den Umständen schadet ein solcher Leitartikel nicht nur Kaplans eigenem Ansehen, sondern auch dem ihrer sexologischen Kollegen, denn sie alle geraten nun unter den Verdacht, mögliche Handlanger für Diskriminierung und staatliche Repression zu sein. Und leider nicht nur das: Die medizinischen Fehlinformationen und die verengte Sicht sexueller Möglichkeiten, die aus dem Artikel spricht, müssen in der Öffentlichkeit erhebliche Zweifel an der Kompetenz der Sexologen wecken. Für die unmittelbar Gefährdeten aber, die es besser wissen, klingen Kaplan's hochtönende Worte von ‚Empathie', ‚Mitleid', ‚Verantwortung', ‚Vernunft' und ‚gutem Gewissen' wie reiner Hohn. Für eine ausführliche Kritik an Kaplans Leitartikel siehe *Erwin J. Haeberle:* „AIDS and the Sex Therapist - A Rebuttal", Sexuality Today, vol. 9, Nr. 18 (17. Februar 1986).

Mangelndes Fachwissen verrieten leider auch einige deutsche Sexualwissenschaftler, die in einem Sonderheft Konkret-Sexualität (März 1986) verschiedene apodiktische Erklärungen zum Thema ‚Operation AIDS: Das Geschäft mit der Angst - Sexualforscher geben Auskunft' anboten. Wo Kaplan aber unnötig dramatisiert und - bewußt oder unbewußt - repressiven Maßnahmen das Wort redet, versuchen ihre deutschen Kollegen, die Gefahr überhaupt zu verharmlosen. So behauptet dort etwa *Gunter Schmidt* (S. 9): „Die Hochrechnungen sind sozialpsychologisch falsch, weil sie in den nichtriskierten Gruppen (die ja über 95% der Bundesbevölkerung ausmachen) die gleichen Sexualgewohnheiten voraussetzen, wie bei den männlichen Homosexuellen." Dies tun die Hochrechnungen jedoch nicht. Sie setzen nur voraus, daß das Virus durch infizierten Samen sexuell übertragbar ist, und daß viele Homosexuelle und ‚Fixer' bereits infiziert sind. Laut Schmidt machen nun aber alle Mitglieder aller heute hoch gefährdeten Gruppen (homosexuelle *und* bisexuelle Männer *und* Drogenabhängige *beider* Geschlechter) *und* deren Sexualpartner *und* -partnerinnen alle zusammen weniger als 5% der Bevölkerung aus. Dazu ist zu sagen: 1. Schmidt suggeriert hier, daß AIDS ein ‚Minderheitenproblem' ist und bleiben wird, daß die überwältigende Mehrheit der Bevölkerung sich also keinerlei Sorgen um eine eigene Ansteckung zu machen braucht und die weniger als 5% ‚Betroffenen' schlimmstenfalls ausgrenzen könnte. 2. Schmidts Prozentzahl steht in eklatantem Widerspruch zu jeder sexualwissenschaftlichen Erkenntnis schon allein über bisexuelles Verhalten unter Männern. Laut Kinsey (s. o.) reagieren 46% der männlichen Bevölkerung im Laufe ihres Lebens körperlich oder seelisch irgendwann bisexuell, und 37% haben wenigstens eine reale homosexuelle Erfahrung bis zum Orgasmus zwischen Adoleszenz und hohem Alter. 30% aller Männer haben zumindest einzelne homosexuelle Erlebnisse oder Reaktionen über einen Zeitraum von mindestens drei Jahren zwischen dem Alter von 16 und 55 Jahren. 25% haben mehr als einzelne solcher Erlebnisse in diesem Zeitraum, 18% haben mindestens genau so viele homosexuelle wie heterosexuelle Erlebnisse oder Reaktionen, und 10% aller Männer sind mehr oder weniger ausschließlich homosexuell in ihrem Verhalten durch mindestens drei Jahre im Alter von 16-55 Jahren. (*Kinsey:* Sexual Behavior in the Human Male, S. 650-651 und 656) Selbst wenn man nun bedenkt, daß Kinsey keine absoluten Zahlen für potentiell infektionsträchtige bisexuelle Konktakte liefert, und selbst wenn man seine Prozentzahlen als ‚übertrieben' herunterschraubt, so bleiben dennoch die Behauptungen von Schmidt völlig außerhalb jeder wissenschaftlich begründbaren Diskussion. Schmidt fragt darauf anklagend (S. 10): „Wo bleibt die Dimension der AIDS-Angst angesichts des Hungers und des Elends in der sogenannten Dritten Welt?" - Ein seltsamer Vorwurf, da man ja andererseits weiß, daß in einigen Gebieten der Dritten Welt AIDS heute schon ein größeres Problem darstellt als in den westlichen Industrieländern. - *Ulrich Clement* kritisiert, daß die üblichen AIDS-Kurven in der Presse einen kumulativen Inzidenzverlauf zeigen, wo doch ein zeitlicher Inzidenzverlauf sehr viel weniger bedrohlich wirkt (S. 38-39). Das ist aber durchaus Ansichtssache, wie die zeitlichen Inzidenzraten etwa für San Francisco und die USA insgesamt zeigen:

San Francisco		USA insgesamt
1981 neue AIDS-Fälle:	24	260
1982 neue AIDS-Fälle:	94	994
1983 neue AIDS-Fälle:	294	2719
1984 neue AIDS-Fälle:	501	5331
1985 neue AIDS-Fälle:	760	ca. 7000 (genaue Meldung
1986 (erstes Viertel)	240	steht z.Zt. noch aus)

Wie man sieht, flacht die Kurve der AIDS-Neudiagnosen nach einem ersten, rapiden Anstieg in der Tat etwas ab (obwohl sie weiter steigt). Dies Bild ist aber insofern trügerisch, als die Neudiagnosen von ARC hier fehlen (schätzungsweise zehnmal soviel) und natürlich auch die Neuinfektionen (schätzungsweise hundertmal soviel). Bei der langen Inkubationszeit der verschiedenen durch das Virus hervorgerufenen Krankheiten, die sich im Laufe der Jahre sowohl zeitweilig bessern wie auch verschlimmern können, ist diese Kurvenabflachung also nur ein schwacher Trost. In Deutschland jedenfalls wird sie nicht sofort eintreten, denn dort steht zunächst einmal der anfängliche rapide Anstieg bevor. - *Martin Dannecker* wendet sich gegen eine massive Propagierung von ‚Safe Sex', die eine Ehrenrettung der Masturbation einschließt. Diese „neue Sexualmoral" lehnt er ab, da „diese autistische und auf sich selbst zurückgeschmissene Sexualität ... ein unreifes Verhalten ist und bleibt." (S. 17) Und wie ein Psychiater des 19. Jahrhunders pathologisiert er weiter: „Ich bin inzwischen davon überzeugt, daß bei ungefähr fünfzehn Prozent der Homosexuellen das promiske Verhalten zwanghaft ist. Für diesen Teil kann man mit aller Vorsicht auch von einem süchtigen Sexualverhalten sprechen." (S. 19) Lassen wir die Frage beiseite, wie Dannecker zu seiner Prozentzahl kommt (sie ist als subjektiver Eindruck aus der Luft gegriffen), und bemerken wir nur den pseudowissenschaftlichen Versuch, wenigstens einen Teil der Homosexuellen wieder als krankhaft hinzustellen. Eine solche neuerliche Diffamierung - da nützt auch ‚alle Vorsicht' nichts - würde von den amerikanischen ‚Schwulen' jedoch mit Recht bekämpft werden. Ob die deutschen sich so etwas gefallen lassen, muß die Zukunft zeigen. Streng wissenschaftlich gesehen, bewegt sich Dannecker hier jedenfalls auf den Spuren von *Krafft-Ebing* im Bereich kulturspezifischer Werturteile. Moralisch tadelnde Begriffe wie „Süchtigkeit" und „Promiskuität" gehören nicht mehr in eine moderne, sich vor allem als empirisch verstehende Sexualwissenschaft. - Auch *Volkmar Sigusch* klammert sich an die romantische Ideologie unserer Vorväter und möchte „auf dem unabstellbar Triebhaften beharren" (S. 72). Ja, er stellt befriedigt fest: „Die hiesige Sexualwissenschaft ... hat ... in Sachen „Safer Sex" vollkommen versagt, erfreulicherweise" (ibid.). Dem ist leider nichts hinzuzufügen außer, daß hier wenig Anlaß zur Freude besteht. Wer auf eine Vorbeugung gegen AIDS durch Verhaltensänderung rechnet, darf sich nicht mehr an deutsche universitäre Sexualforscher wenden. Sigusch hält aber ohnehin die Angst vor AIDS angesichts der Hunderttausend für übertrieben, die „jedes Jahr ... an Herzversagen, Krebs, Alkohol, Nikotin und anderen Drogen sterben" (S. 70). Ja, er fragt vorwurfsvoll: „Wer denkt ... schon daran, ... daß mehr junge Frauen ... an der sogenannten Pille gestorben sind als Riskierte an AIDS?" (S. 71). Kurz: wenn Epidemiologen zwischen Infektions- und anderen Krankheiten unterscheiden, dann sind sie gedankenlos; statistisch ist das *Human Immunodeficiency Virus* immer noch harmloser als ‚die Pille', und wer auf schnell ansteigende Fallzahlen verweist, erzeugt nur unnötige Panik. Die von amerikanischen ‚Schwulen' für sich selbst entwickelten Schutzmaßnahmen sind unter diesen Umständen repressiv, oder, wie *Günter Amendt* - sachlich falsch - formuliert: „‚Safe Sex' ist eine Sexualkampagne, die von oben kommt und aus den USA. ‚Safe Sex' ist eine Hygiene-Kampagne, die eine neue repressive Sexualordnung propagiert. ‚Safe-Sex' ist Ausdruck des US-amerikanischen Moral-Imperialismus ... Buchstabiert man AIDS von hinten, dann gelangt man mitten ins SDIAmerika" (S. 26). Hier nun werden sexualwissenschaftliche Inkompetenz und ein quasi automatischer Antiamerikanismus lebensgefährlich, denn sie können, wenn von Konkretlesern ernst genommen, bei vielen zu Sorglosigkeit, Unvorsichtigkeit, dann zu einer Infektion, zur Krankheit und endlich zum Tode führen. An diesen Beispielen - dem amerikanischen und dem deutschen - wird deutlich, wie wir sexologisch Interessierten uns *nicht* verhalten dürfen. Nach Kaplan „gibt es keinen ‚Safe Sex'"; nach Amendt gibt es ihn zwar, er ist aber repressiv. In beiden Fällen ist die Ausrede perfekt - von beiden Seiten wird nichts für die Vorbeugung getan.

[20] Siehe auch *Erwin J. Haeberle:* „Sexualwissenschaft als Kulturwissenschaft - Zur Diskussion vor 1933“, Sexualität als sozialer Tatbestand, Hg. Rolf Gindorf und Erwin J. Haeberle (Schriftenreihe sozialwissenschaftliche Sexualforschung 1, Berlin 1986).

[21] *Magnus Hirschfeld:* „Gedanken zum Nachdenken“, Zeitschrift für Sexualwissenschaft, Bd. 1, Heft 7 (Juli 1908), S. 436.

[22] *Erwin J. Haeberle:* „AIDS - Was tun?“, Die Zeit, Nr. 43 (18. Oktober 1985), S. 81-85.

[23] *Hirschfeld* a. a. O. S. 435.

AIDS-Vorsorge und die Sozialwissenschaften*

Erwin J. Haeberle

AIDS ist nicht nur ein medizinisches, sondern auch ein soziales, d. h. psychologisches, pädagogisches, moralisches, juristisches, ökonomisches, ja politisches Problem.

Die AIDS-Vorsorge muß daher neben einer breit angelegten Infektionsvorbeugung auch noch verschiedene andere öffentliche und private Maßnahmen und Initiativen umfassen.

Die Aufklärung im engeren Sinne wird am besten durch eine weitgehend unabhängige, gemischt öffentlich-privat finanzierte, professionell geführte Stiftung betrieben.

Die weitergehende sozialpolitische Vorsorge erfordert darüber hinaus eine ebenso unabhängige interdisziplinäre, international orientierte (aber nicht medizinisch beherrschte) Studiengruppe, einen ‚think tank', ein Wissenschaftszentrum oder -kolleg, das die verschiedenen möglichen und wahrscheinlichen epidemiologischen und gesellschaftlichen Szenarien durchspielt. Nur auf dieser Basis sind z. B. informierte behördliche Entscheidungen möglich, die auch bereitwillig von der Öffentlichkeit mitgetragen werden.

Modelle einer solchen Stiftung und Studiengruppe für Deutschland werden anhand amerikanischer Erfahrungen dargestellt.

Vor 65 Jahren, im September 1921, fand hier in Berlin der erste internationale Sexologenkongreß statt. Der einberufende Ausschuß war in jahrzehntelanger Arbeit von *Magnus Hirschfeld* organisiert worden und umspannte den Erdball - Mitglieder saßen sowohl in Rom, Paris, London, Stockholm und Moskau als auch in Peking, Tokio und San Francisco. Ihr gemeinsames Ziel war eine universale Sexualreform auf wissenschaftlicher Grundlage. Dementsprechend waren die Themen gewählt, von der Medizin bis zur Ethnologie, vom Recht bis zur Psychologie und Pädagogik. Sechs Tage lang bemühten sich Wissenschaftler verschiedener Fachgebiete aus Deutschland, Österreich, den Niederlanden, England, Schweden, Italien, der Tschechoslowakei und der Sowjetunion um eine rationale Lösung der drängenden Sexualprobleme nach dem Ersten Weltkrieg.

Fünf Jahre später, im Oktober 1926 - also vor nunmehr 60 Jahren -, konnte *Albert Moll*, ebenfalls hier in Berlin, einen zweiten internationalen Kongreß für Sexualforschung sogar im Plenarsaal des Reichstags eröffnen. Dieser Kongreß dauerte sieben Tage und war wissenschaftlich noch weiter gefächert - von der Biologie bis zur Soziologie, Ethik, Ästhetik und Religion, von der Statistik bis zur Nationalökonomie, und auch hier kamen die Teilnehmer wieder aus vielen europäischen und außereuropäischen Ländern.

Diese Initiativen beweisen unter anderem, daß Berlin einmal das unbestrittene und viel bewunderte Zentrum der Sexualwissenschaft war. In dieser Stadt waren ja auch

*) Vortrag vom 6.11.1987 auf der AIDS-Tagung Berlin. Veranstalter: Der Senator für Gesundheit und Soziales

Sozialwissenschaftliche Sexualforschung 2

die erste Zeitschrift und die erste Gesellschaft für Sexualwissenschaft gegründet worden. Wichtiger noch: Hier hatte *Hirschfeld* ihr erstes Institut errichtet, das seit 1919 Besucher aus aller Welt anzog.

Man kann daher sagen, daß die Sexualwissenschaft Berlin ihre erste Blüte verdankt, ja, daß sie wie keine zweite von dieser Stadt geprägt wurde. Kurz, sie war ursprünglich und eigentlich eine Berliner Wissenschaft. Vor allem aber war sie, wie wir gesehen haben, eine interdisziplinäre und internationale Unternehmung, die versuchte, praktische Probleme unter Einsatz aller relevanten Disziplinen vernünftig zu lösen. Wie *Hirschfeld* zur Begrüßung seiner ersten Kongreßteilnehmer sagte:

> Die Wissenschaft ist nicht um ihrer selbst, sondern um der Menschen willen da. Die Zahl der Opfer sexueller Verfolgung auf unwissenschaftlicher Grundlage ... ist riesengroß. Alle diese an der Liebe Leidenden bilden, so verschiedenartig sie untereinander sind, und so wenig sie einander kennen, eine unsichtbare Einheit, weil ihr gemeinsamer Feind die sexuelle Lüge, der sexuelle Aberglaube, ihre gemeinsame Rettung ... die Sexualwissenschaft ist. ... Aus der Erkenntnis des Unerkannten, aus dem Bewußtwerden des Unbewußten, das heißt aus der Wissenschaft, sollen ... Sitte und Sittlichkeit ... sich aufbauen. Dies ist der Grundgedanke ... von dem dieser Kongreß ausgeht. ... Per scientiam ad justitiam - durch Wahrheit zur Gerechtigkeit[1]!

Wenn *Hirschfeld* hier kurzerhand das Wort *‚scientia‘* mit ‚Wahrheit‘ übersetzte, so wollte er damit zweifellos seine Zuhörer besonders aufhorchen lassen. Eigentlich liegt ja in seiner schlichten Gleichsetzung von Wissenschaft und Wahrheit eine provokante Naivität, die ihm vielleicht auch schon damals nur wenige abnahmen. Heute wirkt sie fast lächerlich. Wir kritischen, immer wieder enttäuschten Nachfahren haben gelernt, von der Wissenschaft sehr viel weniger zu erwarten. ‚Die Wahrheit‘ ist für uns wieder zu dem geworden, was sie ursprünglich war - ein wesentlich religiöser Begriff, der auf die Kanzel gehört, nicht aufs Katheder. Im Munde von Akademikern ist sie heute nicht mehr als eine verantwortungslose leere Versprechung, eine Art transzendentaler Fetisch, ein Idol, vor dem wir uns noch aus alter Gewohnheit im Vorübergehen flüchtig verbeugen, von dem wir aber keinerlei Wirkung, geschweige denn Wunder mehr erwarten. Was ist uns nun also die Wissenschaft? Hoffen wir wenigstens, daß, wenn schon nicht die Wahrheit, so doch die Vernunft aus ihr spricht? Auch das nicht. Wir sind schon zufrieden, wenn unsere Wissenschaftler einer praktikablen *Vernünftigkeit* das Wort reden. Sie kann zwar keine ‚Gerechtigkeit‘ schaffen - auch wieder so ein zuvielversprechender, nebulöser Begriff - aber sie könnte, bei einigem guten Willen, vielleicht relativ besser erträgliche, menschenwürdige Verhältnisse herbeiführen helfen.

Wieweit *Hirschfeld* an seine eigenen Maximen glaubte, muß dahingestellt bleiben. Er war wohl doch nicht immer so naiv, wie er sich gab. Er handelte allerdings meist so, als ob die Gleichung ‚Wissenschaft = Wahrheit = Gerechtigkeit‘ ohne Bruch aufgehen müßte. Diese besondere Variante einer praktischen Philosophie des ‚Als ob‘ lieferte aber den Impetus für alle unsere sexologischen Pioniere. Sie hatten auch viel Erfolg damit: Die Reform machte so deutliche Fortschritte, daß der endliche und universale Sieg der Rationalität greifbar nahe schien.

Heute wissen wir leider, wie sehr man sich täuschte. Unterdessen waren nämlich in Deutschland die irrationalen Kräfte des Rassismus und Chauvinismus, der Ignoranz und Intoleranz gefährlich angewachsen, und sie entluden sich bald im destruktiven

Wahnsinn des Nazistaates. Er zerstörte nicht nur die Sexualwissenschaft, sondern begann auch, ganze Gruppen von Menschen als ‚lebensunwert' und ‚ungesund für den Volkskörper' systematisch zu verfolgen. Zu diesen stigmatisierten Gruppen gehörten körperlich und geistig Behinderte, politische und religiöse Gegner, sexuelle Minderheiten und, vor allem, die Juden. Daher wurde ein allgemeiner ‚Ariernachweis', d.h. ein ‚Judentest' eingeführt. War das Testergebnis positiv, so wurde der Betroffene zunächst überwacht, sozial isoliert und gesetzlich entrechtet, dann mit besonderen Kennzeichen äußerlich markiert, in ein Konzentrationslager eingesperrt und dort schließlich ermordet.

Es kann uns nicht schaden, wenn wir uns an diese Zeit erinnern, denn es wäre auch heute ein Fehler, der wissenschaftlichen Aufklärung eine automatische Kraft zuzuschreiben. Natürlich hat niemand mehr vor, irgendwelche Nazigreuel zu wiederholen; keiner will die Bevölkerung auf ‚rassereines' Blut untersuchen oder sexuelle Minderheiten ausrotten. Solche Albträume werden bestimmt nicht mehr wahr. Die schlimmste Lektion haben wir gelernt. Aber ohne unsere immer wieder geschärfte Erinnerung käme uns vielleicht doch eines Tages das Gespür für andere Gefahren des Irrationalismus abhanden - Gefahren, die immer und überall drohen, die schnell wachsen können, und die man rechtzeitig erkennen muß, wenn man sie abwehren will.

Gerade jetzt sollten wir wieder besonders auf der Hut sein, denn wir sind alle von einer grauenhaften Epidemie bedroht, die uns mit Recht in Angst versetzt, und die bei manchen schon zu Hysterie, ja Panik geführt hat. Das deutet die Dimensionen an, in denen wir denken müssen. AIDS ist nicht nur ein medizinisches, sondern auch ein massenpsychologisches Problem, dessen Folgen uns eines Tages mit Sicherheit alle treffen. AIDS-Vorsorge muß daher zumindest zweierlei heißen: Vorbeugung im medizinischen Sinne und Planung im Sinne sozialpolitischer Strategien. In beiden Fällen sind fundamentale Einstellungs- und Verhaltensänderungen nötig, die vielleicht trotz aller Anstrengungen gar nicht zu erreichen sind. Aber auch dann sollten wir weiter die Augen offen halten und soweit vorausschauen wie möglich. Wir sollten auf jeden Fall zu erfahren versuchen, was uns erwartet.

Die sozialen Dimensionen der Krankheit

AIDS ist heute bereits eine weltweite Sorge, aber von den westlichen Industrieländern liefern die USA wohl die lehrreichsten Beispiele für seine sozialen Auswirkungen. Es gibt für uns also ein amerikanisches Zukunftslabor, in dem nun - mit einem mehrjährigen Vorsprung - mögliche europäische Entwicklungen um AIDS gewissermaßen zur Beobachtung ‚vorgekocht' werden. Ich möchte davon, etwas willkürlich, zunächst einige herausgreifen, die uns vielleicht erste Hinweise geben.

Die ‚Risikogruppen'

Das *Center for Disease Control* (CDC) in Atlanta führt eine laufend ergänzte AIDS-Statistik, die auch in Europa weithin das öffentliche Bewußtsein formt. Danach gibt es fünf ‚Risikogruppen', deren Mitglieder besonders infektionsgefährdet sind: Homosexuelle und bisexuelle Männer, intravenös spritzende Drogenabhängige (‚Fixer'), Empfänger von Blut und Blutprodukten, die Sexualpartner und -partnerinnen aller dieser Leute und schließlich die ihnen geborenen Kinder.

Soweit die Statistik. In der sozialen Wirklichkeit ist damit aber die Liste keineswegs erschöpft. Verschiedene Gesetze, behördliche Maßnahmen, Gerichtsentscheidungen, Expertenempfehlungen, Zeitungs- und Fersehberichte definieren nämlich immer häufiger neue Gruppen, die wegen AIDS ein Risiko laufen. Es handelt sich also bei der Klassifizierung nicht um ein festes, endgültiges System, sondern um einen andauernden Prozeß, der keinerlei Halt bietet, ja, der tendenziell den Begriff von besonderen ‚Risikogruppen' selber *ad absurdum* führt. Mittlerweile haben wir es schon mit über einem Dutzend ganz unterschiedlich konstituierter Gruppen zu tun.

Ich gehe sie hier einmal der Reihe nach durch und schildere kurz ihre jeweiligen Probleme.

1. Zuerst sollte man vielleicht die Hämophilen nennen, denn von ihnen wird man in diesem Zusammenhang hoffentlich bald nichts mehr hören. Ihre Infektion durch Blutprodukte ist durch deren heutige Hitzebehandlung ausgeschlossen. Anders steht es mit den Empfängern von Bluttransfusionen. Der HIV-Antikörpertest für Blutspender bietet einen sehr guten, aber nicht hundertprozentigen Schutz. Einige wenige falsch-negative Testergebnisse sind nach wie vor möglich, und so gehen nun viele Leute dazu über, vorsorglich ihr eigenes Blut für spätere Transfusionen zu deponieren. Diese Idee wurde unnötigerweise auch noch von Präsident Reagan empfohlen, und so florieren jetzt entsprechende Privatunternehmen, während einige ältere Blutbanken in Schadenersatzprozesse mit Angehörigen verstorbener Blutempfänger verwickelt sind [2].

2. Bei den ‚Fixern' als Gruppe finden sich zunehmend mehr AIDS-Fälle, da die Aufklärung unter ihnen nur spät einsetzte und immer noch unzureichend ist. Außerdem fehlt es am Geld für Entwöhnungsprogramme. Eine allgemeine Bereitstellung von sauberen Nadeln, von der Presse in vielen Leitartikeln empfohlen, ist nicht in Aussicht, besonders, da die USA sich gerade wieder inmitten einer durch den Wahlkampf angeheizten Drogenhysterie befinden [3].

3. Die homosexuellen und bisexuellen Männer haben bisher von sich aus am meisten für die Vorbeugung getan und auch ihr eigenes Sexualverhalten entsprechend weitgehend geändert. Das Konzept des ‚ansteckungssicheren Sex' wurde ja von und in der ‚Schwulenszene' entwickelt, dann den zögernden Behörden aufgedrängt und endlich in der Gesamtbevölkerung propagiert. Die meisten AIDS-Fälle gehen aber immer noch auf homosexuellen Kontakt zurück wegen der langen Inkubationszeit und wegen verspäteter und unzureichender Aufklärung außerhalb der großen Städte. Heute besteht der wichtigste Beitrag der ‚Schwulen' zur Vorbeugung in ihrem Widerstand gegen Zwangstestung und die Registrierung von ‚Testpositiven', weil diese unlösbare Sozialprobleme schaffen und die Epidemie völlig unkontrollierbar machen würden. Diese Weitsicht wird aber vielerorts nicht verstanden und ihnen wenig gedankt [4].

4. Die bisexuellen Männer erleben noch besondere Schwierigkeiten, wenn sie verheiratet sind und Kinder haben. Kürzlich wurde durch ein Gerichtsurteil einem

geschiedenen, nun homosexuell lebenden Vater der Besuch seiner Töchter nur unter der Bedingung eines negativen Testergebnisses erlaubt. Der Fall ist noch nicht endgültig entschieden, steht aber inzwischen auch nicht mehr allein. Es ist abzusehen, daß - sinnvoll oder nicht - der HIV-Antikörpertest für bisexuelle Väter eine zunehmende Rolle bei Scheidungsprozessen spielen wird[5].

5. Der amerikanische Medizinerbund (AMA) war vor einigen Monaten gerade noch davon abzuhalten, diesen Test für alle Brautleute zu fordern. Es scheint nur eine Frage der Zeit, bis diese Forderung doch noch erhoben wird. In Kalifornien erhalten alle Heiratswilligen aber schon heute eine Broschüre über AIDS, deren Empfang sie schriftlich bestätigen müssen[6].
6. Das Problem der rein heterosexuellen Infektion wird ohnehin schon immer lauter diskutiert. In San Francisco wurde vor einigen Wochen eine Studie veröffentlicht, wonach an die 100000 unserer heterosexuellen Bürger ein Infektionsrisiko laufen. Diese Studie wurde sofort als fehlerhaft angegriffen. Als Resultat dieses Streites einigte man sich dann auf die Zahl von ‚nur' 17500 gefährdeten Heterosexuellen. Jedenfalls war eindeutig nachgewiesen, daß 8% der Frauen im vergangenen Jahr Geschlechtsverkehr mit bisexuellen Männern gehabt hatten. 3% der Männer und Frauen hatten Geschlechtsverkehr mit ‚Fixerinnen' oder ‚Fixern'. 7% der Männer hatten mit Prostituierten verkehrt. Eine frühere Studie unter selbstdefinierten ‚Schwulen' hatte außerdem ergeben, daß 21% von ihnen Sexualkontakt mit Frauen gehabt hatten. Was alle diese Zahlen nun aber wirklich für die Zukunft bedeuten, ist weiterhin unklar. Die Frage der bisexuellen Übertragung ist offensichtlich zu wenig erforscht. Ich komme noch darauf zurück[7].
7. Weibliche Prostituierte sind, aller Erfahrung nach, mehr durch ihre Kunden gefährdet als umgekehrt. Selbsthifegruppen der Prostituierten widmen sich daher der Aufklärung über *‚safer sex'* und fordern die allgemeine Benutzung von Kondomen. Zuletzt wurde diese Forderung noch auf dem ‚Internationalen Hurenkongreß' in Brüssel erhoben. Anstatt diese vernünftige Forderung aber zu unterstützen, schaffen viele Länder noch unnötige Hindernisse und verbieten etwa die Kondomwerbung in Radio und Fernsehen. In den USA machen Prostituierte sich allein schon durch ihre Tätigkeit strafbar, und so dürfen sie keine Kondome bei sich tragen, da diese von der Polizei als Beweismaterial beschlagnahmt werden. Dennoch versuchen auch amerikanische Prostituierte, sich selbst und ihre Kunden zu schützen. Viele haben sich ganz auf ansteckungssichere Sexualpraktiken umgestellt. Insgesamt stellen sie keine besondere Infektionsbedrohung für den Rest der Bevölkerung dar; sie brauchen aber mehr Hilfe beim Selbstschutz als sie bisher erhalten haben. Das Letztere gilt auch für die männlichen Prostituierten, die von den Behörden bisher entweder ignoriert oder sporadisch unsinnigen Zwangsmaßnahmen ausgesetzt werden[8].
8. Neuerlich hat sich die Aufmerksamkeit auf Frauen ganz allgemein als Risikogruppe gerichtet. Damit wurde ein neuer Gesichtspunkt gewählt, der überraschende Entdeckungen bot. Es war bekannt, daß Frauen etwa 7% aller amerikanischen AIDS-Fälle stellten. Über die Hälfte davon waren ‚Fixerinnen', einige hatten Bluttransfusionen empfangen, und bei wieder anderen war der Infektionsweg unbekannt. Bei etwa 20% war die Ursache aber eindeutig heterosexueller

Geschlechtsverkehr. Ja, diese zunächst kleine Untergruppe war im Lauf des letzten Jahres um über 200% gewachsen. In New York war und ist sie die am schnellsten wachsende Gruppe überhaupt. Noch schlimmer: Dort fand das militärische Testprogramm über ein halbes Prozent der weiblichen Rekruten infiziert. Und wohlgemerkt, es handelt sich hier um sehr junge Frauen. Sicher ist, daß gerade unter der weiblichen Jugend noch eine ausreichende Aufklärung fehlt[9].

9. Viele Frauen laufen aber nicht nur selbst ein Infektionsrisiko, sondern sind auch in Gefahr, infizierte Kinder zu gebären. Offiziell sind einige hundert AIDS-kranke Kinder gemeldet; wenn man sich aber nicht an die enge Definition von AIDS klammert, dann könnten es mehrere tausend sein, die durch das Virus erkrankt sind. Die meisten dieser Säuglinge haben drogenabhängige Mütter, die natürlich selten in der Lage sind, sie zu versorgen. Die hier entstehenden Probleme sind enorm. Vor einigen Wochen hat sich nördlich von San Francisco ein katholisches Kloster als Pflegeheim für solche Kinder angeboten[10].

10. Wie das Testprogramm für Militärrekruten enthüllte, finden sich heute etwa 1,5 Promille ‚Testpositive' schon unter den Freiwilligen, also sehr jungen Männern. In Großstädten wie San Francisco und Washington, D.C. waren es sogar 1 Prozent, in Manhattan 2 Prozent. Damit wurde die Frage akut, wieweit Jugendliche als Gruppe infektionsgefährdet sind. Viele Universitäten und Colleges wurden jedenfalls aufgeschreckt und schufen besondere Vorbeugungsprogramme. Dabei waren die Universitäten in und um San Francisco führend, teilweise auch, weil sie schon früh AIDS-Todesfälle von Professoren und in der Studentenschaft zu beklagen hatten. Die *Highschools* zögerten anfangs, sind aber nun ebenfalls aufgewacht, wenigstens in einigen Großstädten. In Oakland, der Nachbarstadt San Franciscos, geben Schulen sogar Kondome aus. Volksschulen und Kindergärten haben ihre eigenen Probleme, die ich noch gesondert besprechen möchte[11].

11. Ein schwieriges Thema ist AIDS im Strafvollzug. Viele Strafgefangene waren vor ihrer Einlieferung ‚Fixer', und in den Gefängnissen selber ist sowohl unfreiwilliger als auch freiwilliger homosexueller Verkehr an der Tagesordnung. Da aber auch der letztere verboten ist, bleibt es schwierig, sozusagen ‚vor Ort' eine wirksame Vorbeugung zu betreiben. Glücklicherweise hat bisher noch kein Häftling Klage wegen einer Infektion durch Vergewaltigung erhoben. Anfangs gerieten viele Gefängnisverwaltungen und auch Insassen bei AIDS-Fällen in Panik. In Kalifornien verlor selbst ein AIDS-kranker Wärter seine Stellung und konnte sie auch auf dem Prozeßwege nicht zurückerhalten. Heute werden AIDS-kranke Gefangene meist isoliert oder in Pflegeheime entlassen. Jüngst wurde in Texas ein straffällig gewordener AIDS-Kranker schon gleich vom Gericht zur Haft im eigenen Haus verurteilt. Sein Aufenthalt dort wird mit Hilfe eines kleinen Sendegerätes elektronisch überwacht, das an seinem Fußgelenk befestigt ist. Viele fragen sich, ob dies Beispiel Schule machen wird[12].

12. Eine weitere Gruppe, um die man sich sehr bald kümmern muß, lebt in den schwarzen, puertorikanischen und mexikanischen Ghettos. Dort finden sich besonders viel Drogengebrauch und besonders hohe Raten von Syphilis und Chlamydia. Diese Geschlechtskrankheiten machen aber Frauen auch besonders anfäl-

lig für eine HIV-Infektion. Andererseits haben die jungen Männer in dieser Umgebung besondere Schwierigkeiten, bisexuelles Verhalten zuzugeben, das sie also meist verschweigen. Damit scheint eine gefährliche Entwicklung vorprogrammiert. Das militärische Testprogramm fand jedenfalls unter den schwarzen Rekruten viermal soviele ‚Testpositive' wie unter den weißen. Von den AIDS-kranken Frauen und Kindern sind über die Hälfte schwarz. Der Anteil der schwarzen AIDS-Fälle ist mit 25% der Gesamtzahl mehr als doppelt so hoch wie der schwarze Anteil an der Gesamtbevölkerung. Wenn also in den Ghettos etwa ein ‚Fixer' mehrere Freundinnen hat, die im Laufe der Zeit selber wieder mehrere Freunde haben, dann können jetzt die Folgen verheerend sein. In Haiti zum Beispiel ist AIDS schon fast völlig zur heterosexuellen Krankheit geworden. Wenn man in den USA eine ähnliche Entwicklung verhindern will, dann muß man sofort massiv auf die Jugend der rassischen Minderheiten einwirken - keine leichte Aufgabe[13].

13. Das sollte aber niemanden zu dem Fehlschuß führen, AIDS sei hauptsächlich ein Problem des Ghettos. Vielmehr ist nun auch zu beobachten, wie die Epidemie verstärkt in die weißen, wohlhabenden Vorstädte eindringt. San Francisco zum Beispiel ist von solchen Vorstädten umringt, und dort wachsen die Fallzahlen nun relativ sehr viel schneller. Während sich die AIDS-Fälle San Franciscos im letzten Jahr verdoppelten, nahmen sie in verschiedenen benachbarten Regierungsbezirken um rund 130, 170, 200, 400, ja in einem davon um fast 500 Prozent zu. Selbst wenn also die epidemiologische Kurve in den städtischen Ballungszentren nun etwas abflacht, so steigt sie in den umliegenden Gebieten um so steiler an[14].

Ich breche die Aufzählung hier ab, obwohl ich sie leicht fortsetzen könnte. Sie macht aber hoffentlich schon deutlich, daß man ‚Risikogruppen' verschieden definieren kann und dies teilweise auch tun muß, wenn man flächendeckende sozialpolitische Strategien zur Bekämpfung der Krankheit entwickeln will. Außerdem wird nun wohl klar, daß jede Hoffnung vergeblich ist, AIDS als Problem sexueller, rassischer, ethnischer oder ökonomischer Minderheiten eingrenzen zu können. Vielmehr ist nur dann etwas gegen die Epidemie auszurichten, wenn man sie sozusagen auf allen Fronten gleichzeitig angreift.

Die Rede von besonderen Risikogruppen ist deshalb nur ein Behelf - einerseits praktisch, andererseits aber auch gefährlich, wenn man sie allzu wörtlich nimmt. Am Ende gehören wir nämlich alle zu einer oder mehreren dieser Gruppen und sollten uns daher im Alltag nicht an illusionäre Unterscheidungen klammern. Außerdem hat das deutsche Wort ‚Risikogruppe' - anders als im Englischen - noch eine bedauerliche Doppelbedeutung. Es kann heißen: ‚Gruppe, die ein Risiko läuft', aber auch: ‚Gruppe, die für andere ein Risiko darstellt'. Das kann leicht zum Anlaß für Diskriminierungen werden.

Formen sozialer Abwehr

Wie groß die Gefahr der Diskriminierung ist, zeigen zahlreiche amerikanische Beispiele, die sich noch täglich vermehren. AIDS-Kranke verlieren ihren Arbeitsplatz, ihre Wohnung, ihre Versicherung, und selbst ihre Freunde und Familien ziehen sich von ihnen zurück. Immobilienmakler müssen ihren Käufern enthüllen, ob ein früherer Hausbesitzer AIDS hatte. Ein Angestellter wird entlassen, weil er sich dem HIV-Antikörpertest unterzieht, und obwohl das Resultat negativ ist. Einem anderen passiert das Gleiche, weil er den Test verweigert. Ein Krankenhaus zwingt einen AIDS-kranken Techniker auf die Straße; eine Fluggesellschaft zwingt einen bereits in seinem Sitz angeschnallten AIDS-Kranken, wieder von Bord zu gehen und weigert sich, ihn zu transportieren. Als er eine gerichtliche Klage einreicht, erhält er eine schriftliche Entschuldigung, kurz darauf verweigert aber die gleiche Fluggesellschaft einem anderen AIDS-Kranken wieder den Transport[15].

Tatsächlich ist in den USA weiterhin unklar, wieweit AIDS-Patienten, ‚Testpositive' oder Mitglieder von ‚Risikogruppen' rechtlich vor Diskriminierung geschützt sind. Auf Bundesebene sieht es nicht eben günstig für sie aus: Das Justizministerium hat zwar entschieden, daß Empfänger staatlicher Gelder - wie etwa Schulen und Krankenhäuser - nicht gegen AIDS-Kranke als solche diskriminieren dürfen, andererseits aber hat es auch festgestellt, daß die Diskriminierung erlaubt ist, wenn eine Angst vor Ansteckung besteht. Wohlgemerkt: Die *Angst* vor Ansteckung, nicht ihre reale Möglichkeit! Die Angst braucht also nicht begründet zu sein. Dies Meisterstück bürokratischer Konfusion zeigt vielleicht besser als alles Andere, wie zwiespältig die Haltung der amerikanischen Bundesbehörden immer noch ist[16].

Auf der Ebene der einzelnen Bundesstaaten sieht es ein wenig besser aus: Die meisten haben sich entschieden, AIDS wie viele andere Krankheiten juristisch als ‚Körperbehinderung' zu behandeln, gegen die eine Diskriminierung verboten ist. Leider ist diese Entscheidung aber noch nicht überall gefallen, und in Kalifornien hat der Gouverneur sogar schon zweimal ein Veto gegen ein entsprechendes Gesetz eingelegt. Sein Argument, das Gesetz sei überflüssig, wurde ihm allerdings inzwischen von einem Verwaltungsgericht aus der Hand geschlagen, daß die Diskriminierung nach bestehender Rechtslage für erlaubt erklärte. Damit verlagerte sich die Verantwortung praktisch auf die einzelnen Stadtparlamente, und diese haben nun teilweise ihre eigenen Schutzbestimmungen erlassen. In San Francisco zum Beispiel ist nicht nur jede Diskriminierung gegen AIDS-Kranke verboten, sondern auch schon jede Zwangstestung auf HIV-Antikörper. Das ist aber kein Trost für Bewohner anderer Städte, die keinen vergleichbaren Schutz bieten. Kurz, die weithin bestehende rechtliche Unsicherheit, die Diskrepanzen zwischen nationalen, bundesstaatlichen und städtischen Gesetzen und Verordnungen, sind ein Skandal, dessen Beseitigung noch aussteht. Inzwischen fordert dieser Skandal aber reale Menschenopfer.

Einige dieser Opfer sind zum offenen Protest übergegangen. So liegen etwa in San Francisco seit über einem Jahr demonstrierende Patienten angekettet im Eingang einer Bundesbehörde. Sie wechseln sich dabei in Tag- und Nachtschichten ab, und wenn einer von ihnen ins Krankenhaus muß oder stirbt, so tritt sofort ein anderer an seine Stelle. Sie finden viel Sympathie bei Passanten und in der Presse; man bringt ihnen auch Nahrungsmittel, Kissen und Decken zum Schutz gegen Kälte, Wind und Regen, aber ihre Forderungen sind immer noch unerfüllt.

Sie fordern nämlich Sozialleistungen nicht nur für AIDS-Kranke, sondern auch für solche, die, vom gleichen Virus infiziert, arbeitsunfähig sind, ohne unter die sehr enge

Diagnose AIDS zu passen. Deren verschiedene Krankheiten werden bisher noch als ARC *(AIDS-Related Conditions)* zusammengefaßt. Die Demonstranten machen diese Unterscheidung für sich selbst aber nicht mehr: Einige haben AIDS, die anderen ARC - in ihrem Protest sind sie solidarisch. Diese Solidarität sucht keine medizinische Rechtfertigung, sondern hat letztlich einen politischen Zweck. Sie will vor allem vergessene Opfer der Epidemie sichtbar machen. Wenn sie sich nämlich alle in geschlossener Front durchsetzen könnten, so würde damit das öffentliche Bewußtsein völlig verändert. Niemand hat genaue Zahlen, aber wie man schätzt, kommen auf jeden Kranken mit AIDS etwa zehn Kranke mit ARC. Mit ihrer offiziellen Meldung, Zählung, Anerkennung und finanzieller Unterstützung hätte sich für den Durchschnittsbürger also das Problem plötzlich zehnfach vergrößert.

Man kann nun natürlich auch umgekehrt schließen, daß die breite Öffentlichkeit die Dimensionen des Problems bisher weit unterschätzt, und daß es höchste Zeit wird für eine Konfrontation mit der Wirklichkeit. Der Protest unserer AIDS- und ARC-Patienten versucht, gerade diese Konfrontation zu erzwingen, wenn auch bisher vergebens[17].

Ihr Versuch illustriert aber immerhin, wie weit die Diskriminierung in Wirklichkeit geht. Hier werden ja nicht allein kranke Menschen abgewehrt, sondern auch unbequeme Einsichten. Die reale Epidemie ist schon heute mit den gewohnten Vokabeln nicht mehr ausreichend zu beschreiben. Wenn die eigentlich willkürliche und rein technische Unterscheidung von AIDS und ARC eines Tages fällt, wenn eine neue - entweder differenziertere oder vereinfachende - Nomenklatur eingeführt werden muß, wenn das ganze Spektrum der Erkrankungen für alle sichtbar und die wahre Zahl der Patienten genannt wird, dann werden die heutigen Abwehrversuche unbegreiflich erscheinen. Sie sind Selbsttäuschungsmanöver; ihr endliches Mißlingen ist unausweichlich.

Eine Herausforderung an die Sozialwissenschaften

Hinter der Ausgrenzung von ‚Risikogruppen', hinter der Diskriminierung von ‚Testpositiven' und Kranken, und hinter der Weigerung, das Gesamtbild der Epidemie wahrzunehmen, steht natürlich als letzter Grund die Angst. AIDS jagt uns allen Angst ein, weil es an zwei unserer größten Tabus rührt - Sexualität und Tod.

Es ist eine sexuell übertragbare Krankheit, und wir können uns nicht vor ihr schützen, ohne gewisse sexuelle Realitäten anzuerkennen, die wir gerne verleugnen. Sie ist immer noch tödlich, und das erschüttert unser Vertrauen in die Medizin, von der wir die schnelle, schmerzlose Lösung aller Gesundheitsprobleme erwarten. Gleichzeitig aber wissen wir auch, daß nur die Wissenschaft wirkliche Hoffnung bietet. Mediziner haben, trotz allem, in kurzer Zeit sehr viel über AIDS gelernt und erste Behandlungserfolge errungen; aber auch Sozialwissenschaftler sind hier gefordert - auch sie können und müssen zur AIDS-Forschung, -Therapie und -Vorbeugung beitragen.

Forschung

Die Erforschung der Transmissionswege für sexuell übertragbare Krankheiten hat selbstverständlich eine naturwissenschaftliche Seite. Dabei konzentriert man sich auf Bakterien oder Viren, ihre Wirkung und ihren Weg von einer Schleimhaut oder Blutbahn zur anderen. Ebenso wichtig ist aber die Verfolgung sexueller Kontaktketten, das Studium eines menschlichen Verhaltens, das aus verschiedenen Gründen oft absichtlich verborgen wird. Dies ist eine sozialwissenschaftliche, genauer gesagt, sexualwissenschaftliche Aufgabe.

Sie ist durchaus nicht leicht, und sie wird noch zusätzlich behindert, weil sehr viele Leute sich hier Kenntnisse anmaßen, die sie nicht haben. Also halten sie eine detaillierte, besondere Sexualforschung für überflüssig. Hier in Berlin kommt das darin zum Ausdruck, daß Hirschfelds Institut immer noch nicht wieder aufgebaut ist, ja, daß keine der beiden Universitäten auch nur einen sexualwissenschaftlichen Lehrstuhl hat. Die herrschenden Ansichten über menschliches Sexualverhalten sind aber zumeist falsch. Sie beruhen auf ideologisch begründeter und gestützter Unkenntnis, und diese hat schon in der Vergangenheit bei der Bekämpfung der ‚klassischen' Geschlechtskrankheiten fatale Folgen gehabt. Heute, bei AIDS, könnte man die gleichen Fehler wiederholen.

Ein Beispiel: Da AIDS in den USA und Europa zunächst besonders unter homosexuellen Männern auftrat, wäre es wichtig zu wissen, wieviele bisexuelle Kontakte es in der Bevölkerung gibt, wieviele Männer also eine homosexuell erworbene Infektion heterosexuell weitergeben könnten. Aber schon diese bloße Frage wurde anfangs einfach verdrängt. Ärzte sprachen von GRID *(Gay-Related Immuno-Deficiency)*, die Laienpresse von einer ‚Schwulenpest'. Endlich wurden der Risikogruppe der Homosexuellen die Bisexuellen beigefügt, aber es ist weiterhin strittig, wie hoch ihr Anteil eigentlich ist. Viele tun immer noch so, als sei die Geschlechtskrankheit AIDS ein Problem von Minderheiten, von dem die Mehrheit nichts zu befürchten hat.

Da war man schon im 18. Jahrhundert klüger. Zur Zeit Friedrichs des Großen etwa schrieb ein zeitweiliger Wahlberliner eine vielgelesene kleine Erzählung. Darin trifft ein junger Westfale nach schlimmen Abenteuern auf seinen früheren Lehrer, der inzwischen schwer erkrankt ist. Als er ihn teilnahmsvoll nach der Ursache fragt, bekommt er folgende Antwort:

> „Ach, es war die Liebe! ... Du erinnerst Dich an Paquette, die hübsche Zofe unserer erhabenen Baronin. In ihren Armen genoß ich himmlische Freuden, und diese sind nun die Ursache der Höllenqualen, die ich erdulde. Sie war von der Krankheit angesteckt und ist vielleicht schon daran gestorben. Paquette erhielt dies Geschenk von einem gelehrten Franziskaner, der sich die Mühe machte, es bis an seine Quelle zurückzuverfolgen, denn er hatte es von einer ältlichen Gräfin, die es von einem Kavalleriehauptmann aufschnappte, der es von einer Marquise erlangte, die es von einem Pagen bekam, der es von einem Jesuiten erhielt, der es als Novize noch direkt von einem Gefährten des Columbus erworben hatte."[18]

Der Autor dieser frei erfundenen ‚seltsamen Genealogie' ist, wie Sie sicher bemerkt haben, kein Geringerer als *Voltaire*, der auch hier in seinem *Candide* wieder eine antiklerikale Bosheit anbringt. Die satirische Spitze sollte uns aber nicht von der zugrundeliegenden Wahrheit ablenken, die damals jedem gebildeten Leser bekannt war: Die Syphilis kümmert sich nicht um sexuelle Ideologien. Deshalb läßt *Voltaire* sie hier auch absichtlich als homosexuelle Infektion beginnen, die erst von einem bisexuellen Pagen in ihre heterosexuelle Kontaktbahn gebracht wird. Daß sie dann dort nicht in einer Sackgasse endet, liegt am heterosexuellen Partnerwechsel, der - von Mozarts *Don Giovanni* bis zu Schnitzlers *Reigen* - wenigstens jedem Oper- und Theaterbesucher bekannt ist.

Aber zurück zu Wissenschaft! Eine HIV-Infektion ist nachweisbar in beide Richtungen möglich - von Mann zu Frau ebenso wie von Frau zu Mann, obwohl dieser letztere Fall in den westlichen Ländern bisher seltener zu sein scheint. Die genaue Erklärung dafür steht noch aus; sie könnte schließlich von der Naturwissenschaft kommen. Inzwischen sollten die Sozialwissenschaftler aber schon die bisexuellen Kontakte der Männer ermitteln. Das ist nicht so hoffnungslos, wie es vielleicht aussieht, denn es liegen darüber mehrere ältere Studien vor, die man nur richtig interpretieren muß. Es stimmt zwar, daß man die gewünschten Zahlen nirgends direkt einfach nachschlagen kann, auch nicht in den bekannten ‚Kinsey-Reports'; man könnte aber mit etwas Einsatz von Zeit und Geld aus ihnen besser begründete Schätzungen ableiten, als bisher im Umlauf sind. Das wäre besonders wichtig für die jüngsten deutschen und schweizerischen Versuche, ein Computer-Simulationsmodell der AIDS-Epidemie herzustellen, denn es ist und bleibt unverläßlich, solange die dabei angenommenen Kontaktzahlen reine Phantasieprodukte sind[19].

Aber auch die *Art* der sexuellen Kontakte, nicht nur ihre Zahl oder das Geschlecht der Partner, könnte aufschlußreich sein. Was man bisher darüber weiß, ist völlig unzureichend. In den allermeisten Fällen von AIDS, ARC und Seropositivität wird immer noch keine genaue Sexualanamnese aufgenommen. Wenn möglich, sollte aber immer festgestellt werden, ob die Infektion durch Oral-, Vaginal oder Analverkehr erfolgt ist. Auf diese Weise hat man zum Beispiel inzwischen entdeckt, daß der Oralverkehr wohl nur ein geringes Risiko bietet, und nur so lassen sich vernünftige Ratschläge für die Vorbeugung entwickeln. Intensive sexologische Interviews (*nicht* Fragebogenaktionen!) wären auch sinnvoll unter sexuellen Randgruppen, die gar nicht immer so randständig sind, wie allgemein vermutet, und die oft vielseitige Kontakte zur vermeintlichen Mehrheit haben.

Die Sexualwissenschaft ist aber nur *ein* Element in einer notwendigen interdisziplinären Anstrengung. Gerade die schon erwähnten Computer-Simulationsmodelle machen AIDS als komplexes Problem begreifbar und verlangen nach ökonomischen, juristischen, soziologischen und demographischen Daten. Bestehende Strukturen des Versicherungs- und Gesundheitswesens bestimmen nämlich weitgehend sowohl die mögliche Therapie als auch die Vorbeugung. Dazu kommen noch verschiedene verwaltungsrechtliche, zivilrechtliche und strafrechtliche Faktoren, die ihrerseits wiederum internationale Implikationen haben, und schließlich vor allem finanzielle Gesichtspunkte. Sie prägen dann alle mit- und gegeneinander die konkrete Gestalt des Problems. Sie zeichnen aber auch die möglichen Lösungen vor. Die einfachste, die gewohnte, ‚erprobte' oder billigste Lösung ist dabei nicht unbedingt die beste. Ja, sie ist vielleicht überhaupt keine Lösung und verschlimmert die Lage nur noch! Die Interdependenz aller Kräfte, die Neben- und Spätfolgen gewisser Maßnahmen, die oft überraschenden Rückkoppelungseffekte, erfordern daher eine vielschichtige Beobachtungsweise, ein mehrdimensionales Modell, daß Initiativen und Korrekturen auf verschiedenen Ebenen erlaubt. Kurz, AIDS ist ein zu großes und ernstes Problem, als daß man es den Ärzten überlassen dürfte. Richtig verstanden, muß die AIDS-Forschung also die Psychologie, Pädagogik, Ökonomie, Jurisprudenz und noch viele andere Sozialwissenschaften einschließen.

Therapie

Aber nicht nur die AIDS-Forschung, sondern auch die Therapie braucht sozialwissenschaftliche Hilfe. Die Diagnose und Behandlung von AIDS-Kranken findet ja nicht im luftleeren Raume statt, sondern ist in einen sozialen Kontext eingebettet, der sie bis in entscheidende Einzelheiten bestimmt. Eine optimale Therapie ist deshalb nur zu erreichen, wenn man diesen Kontext versteht und beeinflußen kann. Reden wir gar nicht erst von der Individualpsychologie der Ärzte, Pfleger, Patienten und ihrer Familien, deren Interaktion positiv oder negativ auf die Behandlung einwirkt - schon hier liegt offensichtlich ein großes Forschungsgebiet. Wenden wir uns stattdessen gleich den allgemein sozialen Aspekten zu:

In Houston, Texas, zum Beispiel, wurde neulich ein privates, besonderes Krankenhaus nur für AIDS-Patienten eröffnet. Es könnte das erste von vielen sein, denn hier winkt ein gutes Geschäft. Profitorientierte Krankenhäuser gibt es in den USA schon seit einigen Jahren, etwa für kosmetische oder Herzchirurgie, und als Aktiengesellschaften werfen sie hohe Dividende aus. Die meisten AIDS-Patienten sind jung und privatversichert, und ihre Zahl wird sich vermutlich allein in den nächsten fünf Jahren verzehnfachen - kurz, sie stellen einen neuen, schnell wachsenden Markt dar. Andererseits aber schieben viele traditionelle Gemeindekrankenhäuser sie gerne ab, weil sie sonst fürchten, ängstliche andere Patienten oder Personal zu verlieren. Damit spricht viel für den Erfolg der AIDS-Spezialkliniken.

Kritiker weisen allerdings darauf hin, daß dort wahrscheinlich die notwendige seelische und soziale Betreuung fehlen wird. Außerdem macht schon die geographische Lage solcher Kliniken, die dann vielleicht ein riesiges Einzugsgebiet haben, den Zugang für Familien und Freunde der Kranken schwierig. Überhaupt erinnert deren Konzentration und Isolation an mittelalterliche Leprosarien. Sie machen die Patienten - gewollt oder ungewollt - zu sozialen Aussätzigen[20].

Hier wird aber ein prinzipielles Dilemma sichtbar, denn schon die Einrichtung einer besonderen AIDS-Station im traditionellen Krankenhaus kann einen Stigmatisierungseffekt haben, auch wenn sie im übrigen eine besonders gute Therapie anbietet. Die Vermeidung oder wenigstens Abmilderung dieses Dilemmas erfordert eine frühzeitige Diskussion zwischen Medizinern, Finanzexperten, Verwaltungsfachleuten, Soziologen, Psychologen und vielen anderen, wie denn AIDS überhaupt dazu zwingt, erneut über eine Umstrukturierung des gesamten Gesundheitswesens nachzudenken.

Hierbei steht wohl zu Recht die Kostenfrage obenan. Die enormen Behandlungskosten für AIDS-Patienten repräsentieren nicht unbedingt die beste Behandlung. Oft wäre zum Beispiel ein kürzerer Krankenhausaufenthalt angezeigt, aber das läßt sich nur erreichen, wenn entsprechende häusliche Pflegeprogramme aufgebaut werden. Dies wiederum erfordert neue Ausbildungsprogramme und verschiedene sozialwissenschaftlich informierte politische Entscheidungen. Vor allem müssen die Versicherungsträger umdenken lernen, wenn sie den Kranken wirklich helfen und am Ende selber Geld sparen wollen.

Teil des Gesundheitswesens ist auch die Prüfung und Kontrolle von Medikamenten. Die äußerst gewissenhafte *U.S. Food and Drug Administration* (FDA), der diese Aufgabe zukommt, braucht viel Zeit für ihre Entscheidungen, und so sind gewisse Medikamente für amerikanische Patienten schwer erhältlich, die in anderen Ländern sogar ohne Rezept zu kaufen sind. Die Lage wurde im Sommer 1985 für die Öffentlichkeit sehr dramatisch illustriert, als der Schauspieler Rock Hudson für eine bestimmte Behandlung nach Paris fliegen mußte. Inzwischen haben sich hier spontan größere Privatinitiativen entwickelt. So gibt es etwa zur Zeit ein förmliches Schmugglernetz für Isoprinosin (stärkt die Immunität) und Ribavirin (hemmt die Virenreplikation), die massenweise aus Mexiko eingeschleust werden. Sie helfen manchen AIDS-Patienten etwas, haben aber oft auch schwere Nebeneffekte, so daß ihr unkontrollierter Gebrauch bedenklich ist. Die verzweifelten Patienten wollen aber die Ergebnisse der Kontrollstudien nicht abwarten. So entsteht unvermeidlich ein schwarzer Markt.

Aber auch wenn die Behörde schnell reagiert, wie bei der neuen Droge Azidothymidin (AZT), bleiben ernsthafte Probleme. Die Langzeitwirkungen sind kaum bekannt, und günstige Sofortwirkungen haben sich erst bei einigen bestimmten Patienten eingestellt. Kontrollstudien sind aber nun sehr schwer durchzuführen, weil dabei niemand Plazebos verabreichen oder einnehmen will. Alle wollen sofort das wirkliche Medikament. Sie wollen auch keine anderen neuen Medikamente ausprobieren, wenn AZT vielleicht schon heute die bessere Hoffnung bietet. Kurz, schon der einfachste Behandlungstest an Patienten ist ein komplexes Problem mit medizinischen moralischen, berufsethischen und juristischen Aspekten. Auch hier ist eine sozialwissenschaftliche Zusammenarbeit gefordert.

Vorbeugung

All dies ist aber noch harmlos und simpel im Vergleich zu den Schwierigkeiten, die bei der Entwicklung einer Schutzimpfung entstehen. Allein schon die Haftungskosten bei einem ‚Impfunfall' könnten in den USA so hoch sein, daß sich die Herstellung des Impfstoffs nicht lohnt. Das war jedenfalls die Meinung eines vielbeachteten juristischen Artikels, der im Mai dieses Jahres erschien und seither oft nachgedruckt wurde. Der Autor erwähnte unter anderem den Fall eines Poliokranken, der 1984 den Impfstoffhersteller erfolgreich auf Zahlung von 10 Millionen Dollar verklagte. Er erinnerte auch daran, daß die Firma Wyeth seither keinen Impfstoff mehr gegen Keuchhusten liefert. Die Versicherungs- und Prozeßkosten sind einfach zu hoch[21].

In Kalifornien wurde versucht, die Haftung für einen AIDS-Impfstoff auf legislativem Wege zu beschränken. Außerdem sollte die Regierung durch Mindestaufkäufe den Markt garantieren und sich an den Testkosten beteiligen. Das entsprechende Gesetz machte zuerst auch gute Fortschritte im Parlament, wurde dann aber endlich doch abgelehnt, „weil es den Staat in Schadensersatzprozesse von Millionenhöhe verwikkeln könnte".[22]

Aber selbst von diesen juristischen und finanziellen Fragen abgesehen, bleibt die Entwicklung eines Impfstoffs problematisch. Er muß ja früher oder später an Menschen getestet werden, und dazu ist es erforderlich, daß man zwei infektionsgefährdete Populationen vergleicht, von denen nur eine geimpft wird. Wer will aber verantworten, daß die andere der Gefahr ausgesetzt bleibt? Und soll man wirklich beiden Gruppen empfehlen, absichtlich ein Risiko zu laufen, nur damit man meßbare Resultate erhält? Tierversuche, selbst an Schimpansen, reichen nicht aus, um die nötige Sicherheit zu erlangen. Andererseits würden aber Erfolge bei Schimpansen einen öffentlichen Druck erzeugen, der zur illegalen Produktion und Anwendung von ungetesteten, gefährlichen Impfstoffen führen könnte.

Man sieht also, daß, ganz abgesehen von allen anderen Schwierigkeiten, auch schon die Testung eines Impfstoffs komplizierte sozialwissenschaftliche Fragen aufwirft. Die unvermeidlichen, berechtigten Skrupel werden nicht leicht auszuräumen sein. Nur die bereits erwähnte, profitorientierte AIDS-Klinik in Houston hat erklärt, daß sie schon heute zu Testversuchen an Menschen bereit sei [23].

Nach Meinung aller Experten ist eine Schutzimpfung aber keineswegs in unmittelbarer Aussicht. Daher muß die Vorbeugung noch auf Jahre hinaus andere Wege beschreiten. Sie lassen sich knapp in dem Schlagwort *„Safer Sex"* zusammenfassen, d.h. in der allgemeinen Propagierung von Sexualpraktiken, die gar kein oder nur ein geringes Infektionsrisiko bieten. Das Prinzip ist dabei relativ einfach und unterscheidet sich nicht wesentlich von dem der Vorbeugung gegen andere Geschlechtskrankheiten. Das Problem liegt allein in der Anwendung dieses Prinzips, denn sie ist durch die Heilbarkeit der anderen Krankheiten weithin aus der Mode gekommen. Selbst als die Anwendung noch stillschweigend verbreitet war, etwa zu Anfang unseres Jahrhunderts, wurde sie teilweise von der Gesellschaft aus Prüderie offiziell behindert. Es war, ist und bleibt für die öffentlichen Autoritäten immer mißlich, wenn sie einerseits helfen sollen, ein Verhalten risikofrei zu machen, das sie andererseits verurteilen und überhaupt unterbinden möchten. Solange also etwa homosexuelles Verhalten und Prostitution unter Strafe standen, war kaum zu erwarten, daß eine Behörde detaillierte Anweisungen zur ungefährlichen Ausführung dieser Straftaten gab.

Diese Situation ist aber heute noch in vielen Bundesstaaten der USA gegeben, und so bleiben ihre Versuche der AIDS-Prophylaxe halbherzig und widersprüchlich. Die Widersprüche zeigen sich selbst auf Bundesebene, denn das *Center for Disease Control* (CDC) in Atlanta verteilt Vorbeugungsgelder nur unter der Bedingung, daß die damit bezahlten Materialien und Programme für den Durchschnittsbürger akzeptabel bleiben und nicht etwa ‚sexuell überdeutlich' oder ‚pornographisch' werden. Eine wirksame Vorbeugung ist so, gerade unter den heute zuerst gefährdeten Gruppen, gar nicht möglich. Die offiziellen Richtlinien werden zum grausamen Scherz.

In Europa ist man in diesen Dingen zwar meist liberaler, grundsätzlich besteht der gleiche Widerspruch aber auch hier. Letzten Endes kann keine Regierung ihren Bürgern genaue Anweisungen für ihr Sexualverhalten geben. Das wäre ja auch gar nicht wünschenswert. Niemand will einen ‚großen Bruder' im Schlafzimmer haben. Die Lösung besteht darin, daß eine weitgehend unabhängige, gemischt öffentlich-privat finanzierte, professionell geführte AIDS-Stiftung geschaffen wird, am besten auf europäischer Ebene wie auch vom Europaparlament vorgeschlagen[24]. Diese Stiftung sollte sich vornehmlich der Vorbeugung widmen und dabei eine Mittlerrolle zwischen Behörden und Bürgern spielen. Sie kann auch bei der Ausbildung der nun benötigten Berater und Betreuer helfen und die bestehenden Selbsthilfegruppen integrieren und stützen. Vor allem aber kann sie diese Gruppen von amtlicher Gängelei freihalten und sie vor einem gelegentlichen politischen Wetterwechsel abschirmen. Es versteht sich von selbst, daß auch eine solche Stiftung eine solide, interdisziplinäre, sozialwissenschaftliche Basis braucht.

Ein Test als Testfall

Bei der AIDS-Vorsorge insgesamt liegt der entscheidende Testfall für die Sozialwissenschaften aber in dem inzwischen entwickelten HIV-Antikörpertest. Der damit mögliche indirekte Nachweis einer Infektion ist ein erster, großer Sieg der Medizin. Leider könnte er bei unkritischer Anwendung aber auch katastrophale soziale Folgen haben. Solche Folgen vorauszusehen, alle denkbaren Entwicklungen konsequent durchzuprobieren und die Katastrophe zu verhindern, ist eine der wichtigsten wissenschaftlichen Aufgaben unserer Zeit.

Medizinischer Nutzen und sozialer Mißbrauch von Testprogrammen

Daß man einen angeblich rein wissenschaftlichen Test politisch mißbrauchen kann, ist in den USA durchaus bekannt. Viele erinnern sich etwa an den jahrzehntelangen, rassistischen Mißbrauch des Intelligenztests bei der Einwanderung, Schul- und Berufsauslese[25]. Dennoch besteht eine weitverbreitete Naivität in Bezug auf den HIV-Antikörpertest, dessen politische Implikationen man einfach nicht sieht. Da wird von allen möglichen Autoritäten immer wieder eine Massentestung empfohlen oder sogar gefordert, und nur wenige machen sich Gedanken darüber, was wirklich dabei herauskommen könnte. Die Zeit für ruhiges Überlegen wird aber allmählich aus zwei Gründen knapp:

1. Für die nahe Zukunft sind Verbesserungen und Verfeinerungen des Tests angekündigt, und
2. unterdessen werden immer neue Testprogramme für immer neue Zielgruppen stillschweigend eingeführt. So werden nach und nach vollendete Tatsachen geschaffen.

Schon allein in Kalifornien arbeiten zwei Firmen an neuen Tests. Der eine weist schnell und billig das Virus selber nach, und der andere soll sogar vorhersagen können, ob die Infektion zu AIDS führt[26]. Wenn diese Tests auf dem Markt erscheinen, so werden sie die bestehende Tendenz zur amtlichen Erfassung von ‚Virusträgern' erheblich verstärken. Auch Arbeitgeber und Versicherungen werden zusätzliche Argumente für ihre Absicht finden, alle Infizierten ‚auszusortieren'. Heutige Gesetze, die das verbieten, beziehen sich auf den Antikörpertest und müßten umgeschrieben werden. Ob das dann aber gelingt, ist eine andere Frage, denn die Diskussion wird sich auf eine völlig andere Ebene verschieben. Die Feststellung von HIV-Antikörpern im Blut allein läßt keine eindeutigen Voraussagen zu; die neuen Verfahren könnten aber zum ersten Mal zu einem wirklichen ‚AIDS-Test' führen. Damit würde für viele die heutige schlimme Ungewißheit durch eine noch schlimmere Gewißheit ersetzt. Und diese kann wiederum eine Diskriminierung und Ausgrenzung erleichtern.

Mittlerweile ist die Massentestung bei den amerikanischen Streitkräften längst Routine. Zunächst wurden alle Rekruten getestet, und nun testet man auch die über 2 Millionen bereits dienenden Soldaten. Auch den über 3 Millionen Familienangehörigen wird der Test angeboten. Dazu könnten bald noch über 1 Million Reservisten und etwa 1 Million Zivilangestellte kommen - alle zusammen über 7 Millionen Menschen. Viele davon leben in Übersee, auch in der Bundesrepublik. Als weitere Zielgruppen sind Einwanderer und Besucher der USA im Gespräch, sowie Teilnehmer des ‚*Job Corps*'-Programms (jährlich etwa 100000) und das Personal des Auswärtigen Amtes. Erwähnt wurden schon Heiratswillige und geschiedene Väter, die ihre Kinder versorgen oder besuchen wollen. Auch Prostituierte sind teilweise schon in Gruppen getestet worden. Einige Sexualtherapeuten haben sogar gefordert, daß jeder Mann und jede Frau von ihren Partnerinnen und Partnern ein negatives Testresultat verlangen soll [27]. Tatsächlich gab es denn auch eine Firma in Los Angeles, die entsprechende Ausweise verkaufte. Dieser gefährliche Unsinn hörte erst nach heftigen Presseangriffen auf[28]. Der größte Druck kommt allerdings von den Lebens- und Krankenversicherungen, die nur durch besondere Gesetze davon abzuhalten sind, den Test von allen ihren Kunden zu verlangen. Sie wissen sich aber zu helfen und senken ihr eigenes Risiko einfach dadurch, daß sie etwa ledige Männer in bestimmten Berufen, in bestimmten Städten oder Wohngegenden nicht versichern. Hier liegt potentiell ein teures Sozialproblem, besonders, da auch viele Arbeitgeber bestehende Testverbote mit ähnlichen Manövern umgehen. Diese Manöver sind aber in Zukunft vielleicht gar nicht mehr nötig, denn bei der augenblicklichen amerikanischen Drogenhysterie wird eine Zwangstestung auf Drogengebrauch nun weithin akzeptiert. Ist diese erst einmal selbstverständlich geworden, dann wird ja wohl auch ein HIV-Antikörpertest nicht mehr verweigert werden können.

Einige amerikanische Bundesstaaten (Colorado, Idaho, Minnesota, Süd-Carolina, Wisconsin) führen auch bereits Listen von ‚Testpositiven', um, wie es heißt, „deren Sexualkontakte aufzuspüren, zu testen und zu beraten." Diese Maßnahme ist aus vielerlei Gründen fragwürdig, vor allem aber auch deshalb, weil sie immer nur eine kleine Zufallsauswahl von Adressen liefern kann, während die meisten Infizierten unbekannt und ungenannt bleiben. Dies Mißverhältnis ließe sich nur durch eine lückenlose allgemeine Zwangstestung korrigieren. Aber selbst wenn man auch diese noch organisieren und bezahlen könnte, so hätte man doch am Ende nur ein unbrauchbares Resultat zu erwarten: Hunderttausende, vielleicht Millionen von Namen, mit denen man dann überhaupt nichts anfangen kann. Man kann all diese Leute ja weder lebenslang einsperren noch überwachen. Man kann sie höchstens durch Verweigerung eines Passes an Auslandsreisen hindern.

Angesichts dieser Tatsache haben nun einige sonst ernsthafte Denker eine ‚Art Davidstern' für die Betroffenen vorgeschlagen oder eine Tätowierung - bei ‚Fixern' auf dem

Oberarm, bei Homosexuellen auf dem Gesäß[29]. Ersparen wir uns einen Kommentar zur moralischen Qualität dieser absurden Vorschläge und stellen wir nur fest, daß sie ebenfalls praktisch undurchführbar sind!

Alle solche Überlegungen sind umso grotesker, als noch nicht einmal eine ausreichende Beratung und seelische Betreuung der ‚Testpositiven' sichergestellt ist. Offensichtlich scheut man die Kosten dafür und gesteht sich nicht ein, daß die verschiedenen Zwangsmaßnahmen auf jeden Fall sehr viel teurer sind. Ebenso unehrlich sind die Behauptungen mancher Gesundheitsbehörden, sie seien zu ‚drastischen Schritten' gezwungen, weil die freiwillige Vorbeugung nicht funktioniere. Die Vorbeugung ist ja bisher so unterfinanziert, daß sie kaum wirksam werden *kann.* Wenn sie dennoch hier und da Erfolge erringt, so beweist das besonders klar eine Nützlichkeit, die erheblich mehr amtliche Unterstützung verdient.

Zuletzt noch ein Wort zu den Testkosten selbst: Wie der Prioritätenprozeß zwischen *Luc Montagnier* und *Robert Gallo* bewies, geht es schon beim Patentrecht für den bisherigen Test um Millionenbeträge[30]. Es ist also keine Frage, daß ein universales Testprogramm - oder auch nur eine Ausdehnung der heutigen Programme - ein großes Geschäft bedeuten würde. Es ist auch nicht schwer zu begreifen, daß hierbei das Profitstreben ohne Rücksicht auf die sozialen Folgen obsiegen wird, wenn man ihm nicht überzeugende Argumente entgegenstellt. Diese Argumente können nur von verschiedenen Sozialwissenschaften kommen - von der Psychologie bis zur Ökonomie und Politologie.

Man kann aber auch vom Standpunkt der medizinischen Ethik aus argumentieren: Es ist inhuman, Tausende und vielleicht Millionen zum Test zu zwingen, solange es keine erfolgreiche Behandlung gibt und im alltäglichen Umgang keine Infektionsgefahr besteht. Andererseits ist es nicht möglich, den Zwang allein bei besonderen ‚Risikogruppen' wie Homosexuellen und ‚Fixern' anzuwenden, weil nur diese selbst sich freiwillig als solche erkennbar machen können. Das wiederum werden sie aber nur tun, wenn ihnen daraus keine Nachteile entstehen. Wer will ihnen das garantieren?

Ein gefährliches Volksbegehren

Manche Gesundheitspolitiker halten die Angst sexueller Minderheiten vor dem Staat für übertrieben. Wer sich aber die Mühe macht, die Geschichte sexueller Verfolgungen zu studieren, kann kaum darüber verwundert sein, und die bösen Beispiele liegen nicht alle in ferner Vergangenheit. So wurde etwa vor einem Jahr in San Francisco's Homosexuellenvierteln eine scheinbar offizielle Aufforderung zum Test verteilt. Alle Personen mit positivem Testresultat sollten sich danach auf eine ‚Quarantäne an einem entlegenen Ort' vorbereiten. Unser unschuldiges Gesundheitsamt hatte erhebliche Mühe, das Ganze als einen ‚üblen Scherz' unbekannter Fanatiker zu dementieren[31].

Der Vorschlag einer ‚Quarantäne' für AIDS-Kranke war aber durchaus nicht neu. Gewisse religiöse Extremisten, die ohnehin jede sexuelle Toleranz bekämpfen, hatten schon früh eine Zwangsisolierung und andere drastische Maßnahmen gefordert. Diese Forderungen wurden denn auch sehr schnell von einigen Politikern aufgegriffen[32]. Außerdem ergab im Dezember vorigen Jahres eine Umfrage der *Los Angeles Times*, daß über die Hälfte der Bevölkerung eine ‚Quarantäne' unterstützt hätte. 48 Prozent wären immerhin mit besonderen Ausweisen für ‚Testpositive' einverstanden gewesen, und 15 Prozent sprachen sich sogar für die Tätowierung von Patienten aus[33]. In Texas war man schon drauf und dran, ‚unbelehrbare' Kranke einzusperren und wurde nur durch energische Proteste der Homosexuellen im letzten Moment davon abgehalten[34]. Dennoch tauchte die ‚Quarantäne'-Idee immer wieder auf, auch in seriösen Zeitschriften[35]. Ironischerweise entschied unterdessen ein Bundesgerichtshof, daß über 100000 Bürger japanischer Abstammung, die während des Zweiten Weltkriegs zwangsinterniert waren, ihre Regierung nun auf 25 Milliarden Dollar Schadenersatz verklagen können[36].

Diese zeitgemäße, handfeste Warnung hielt aber viele Kalifornier nicht davon ab, ein Volksbegehren zu allgemeinen Zwangstestung und möglichen Zwangsisolierung von ‚Testpositiven' zu beantragen. Mit über 600000 Unterschriften wurde es auf den Wahlzettel gesetzt und erst vor drei Tagen (am 4. November 1986) von den kalifornischen Wählern insgesamt zurückgewiesen. Das Bedenklichste an der ganzen Affäre war, ist und bleibt aber die Tatsache, daß sie klare demagogische Ziele hatte, und diese sind keineswegs verschwunden. Die Fälle von AIDS werden auch in den nächsten Jahren auf jeden Fall sehr stark weiter zunehmen, und dies schafft Gelegenheiten für Demagogen jeder Couleur. In Kalifornien war der wirkliche Drahtzieher hinter dem Volksbegehren ein notorischer politischer Wirrkopf, *Lyndon LaRouche,* dessen Anhänger auch in der Bundesrepublik aktiv sind, bisher meist als Befürworter der Kernernergie. LaRouche ist durch die Ablehnung seines Volksbegehrens keineswegs entmutigt. Im Gegenteil, er zählt auf eine weitere Ausbreitung der Epidemie und wachsende Angst in der Bevölkerung und will dann alle diejenigen angreifen, die gegen ihn aufgetreten sind. AIDS bleibt also für ihn und viele andere ein Thema, aus dem sich politisches Kapital schlagen läßt.

Bezeichnend für die möglichen Strategien sind etwa die Äußerungen dreier Mediziner, die Zwangsmaßnahmen unterstützen. Der erste, ein Pathologe und enger Berater LaRouches, sucht die Schuld für die Epidemie in hohen Zinssätzen und Sparmaßnahmen der Regierung. Wachsende Armut verschlechtere die allgemeine Gesundheitslage und mache die USA für eine sowjetische Eroberung reif. Der zweite, ein praktischer Arzt in Dallas, Texas, macht die „Unzucht und Perversion" der Homosexuellen verantwortlich. Er fordert die Wiederherstellung von „Disziplin" und die Einsperrung aller bisher Infizierten. Der dritte, ein Chirurg an der Harvard Universität, sieht die wahren Schurken in seinen ärztlichen Kollegen, die seit Jahren durch Empfängnisverhütung, Abtreibung und Antibiotika eine allgemeine Promiskuität gefördert hätten. Auch er verlangt eine allgemeine Zwangstestung und die Isolierung von Virusträgern.

Wie man sieht, laufen in der AIDS-Hysterie sehr verschiedene Stränge zusammen - sexueller Neid, Prüderie, moralischer Rigorismus, bizarre politische Verschwörungs- und Verfolgungsängste und totalitäre Machtphantasien. Diese unappetitliche, explosive Mischung von Emotionen läßt sich nur durch eine breitangelegte, geduldige, nie erlahmende, vorsorgliche Aufklärung neutralisieren. Das hat nun endlich auch der amerikanische *Surgeon General* eingesehen, der in seinem Bericht an den Präsidenten einen expliziten Sexualkundeunterricht schon für Volksschulen fordert. Darin sollen sowohl heterosexuelle wie homosexuelle Verhalten erklärt und Verhütungsmaßnahmen beschrieben werden. Gleichzeitig lehnt dieser äußerst konservative höchste Gesundheitsbeamte der USA die Zwangstestung und Isolierung ab und wendet sich ausdrücklich gegen jede Art von Diskriminierung. Damit ist jetzt nach langem Zögern auch von Regierungsseite das nötige klare Wort gesprochen. Ob es noch früh genug kommt, und ob es gehört wird, muß die Zukunft zeigen[37].

Die ersten Schritte zur Vorsorge

Im August dieses Jahres glaubte noch fast die Hälfte der Kalifornier, AIDS könne im alltäglichen Umgang leicht übertragen werden. Umfragen in New York und London enthüllten noch größere Unwissenheit [38]. Diese Unwissenheit ist paradoxerweise sowohl Ursache wie Resultat mangelnder Aufklärung. Wer selber nicht richtig informiert ist, hält auch die Information der anderen leicht für überflüssig. Er begreift weder, warum sie überhaupt nötig ist, noch, warum sie nicht warten kann. Wo aber die allgemeine Information fehlt, da machen sich unnötige Ängste breit, die gefährliche amtliche Maßnahmen erzwingen können.

Da führen etwa Regierungen eine Meldepflicht für AIDS-Kranke oder ‚Testpositive' ein, ohne zu bedenken, daß sie sich damit auf eine sehr abschüssige Bahn begeben, die am Ende zu unlösbaren Sozialproblemen führt. Daran ändern auch kosmetische Mätzchen nichts, wie die Beschränkung auf Initialen und Geburtsdatum der Gemeldeten. Im Gegenteil, solche Mätzchen signalisieren einen rein politischen Kompromiß und verstärken den Eindruck, daß das ganze Programm wenig durchdacht ist.

Noch schlimmer ist es, wenn einzelne städtische Gesundheitsämter im Alleingang mithilfe von Razzien im ‚Schwulen'- und Prostituiertenmilieu Menschen zur Zwangstestung einfangen. Damit kündigt man einseitig die Kooperation mit den besonders gefährdeten Gruppen auf, denen nun nichts weiter übrig bleibt, als ihre Mitglieder vor den Behörden zu warnen. Hier kann ein einziger törichter Beamter an einem Tag mehr zerstören als hundert andere in Monaten aufgebaut haben.

Das Bedenklichste an solchen Episoden ist aber dies: Sie beweisen, daß die bestehenden Vorbeugungsprogramme schlecht oder gar nicht aufeinander abgestimmt sind. Wenn immer eine Behörde plötzlich ‚drastische Schritte' unternimmt und die überraschten örtlichen Selbsthilfegruppen ein paar Tage später mit Protesten hinterherhinken müssen, dann ist offensichtlich etwas Entscheidendes schiefgelaufen. Auf jeden Fall hat die Vorbeugung gegen AIDS einen schweren Rückschlag erlitten. Sie steht und fällt nämlich mit der freiwilligen Zusammenarbeit aller Interessierten, und sie braucht eine fest institutionalisierte, ständige Kommunikation. Vor allem aber braucht sie eine bewußte Vorausplanung; wer dazu nicht bereit ist, dem ist es einfach nicht ernst mit dem Kampf gegen AIDS.

Das alles ist eigentlich nicht schwer zu begreifen, und doch setzt sich die Einsicht nur langsam durch. In den Vereinigten Staaten wurden erst vor einem Jahr entsprechende Initiativen gefordert. Zunächst faßte die Bundesregierung bestehende Programme unter der Leitung des *Surgeon General* zusammen. Sein inzwischen vorgelegter, bereits erwähnter Bericht bestätigt die Klugheit dieser Entscheidung[38]. Im Frühjahr wurden aber noch weitere Stimmen laut, die eine besondere Nationale Kommission zum Studium des Problems verlangten. Dieser Vorschlag wurde bald auch von prominenten Politikern beider Parteien und hohen Gesundheitsbeamten unterstützt. Die Mitglieder einer solchen Kommission sollten vornehmlich drei Gruppen repräsentieren: Behörden, Privatwirtschaft und Freiwilligenorganisationen. Sie sollten gemeinsam herausfinden, wie sie ihre verschiedenen Beiträge koordinieren können [39]. Im kleineren Maßstab wird ähnliches auch für die einzelnen Bundesstaaten gefordert [40].

Kurz, die Verantwortlichen beginnen einzusehen, daß das bisherige System eingefahrener Bahnen und sporadischer, isolierter Neuansätze nicht ausreicht. Vielmehr muß ein neues System der umfassenden Planung auf nationaler, besser noch internationaler Ebene errichtet werden. Zumindest ist in jedem einzelnen Land eine besondere Kommission, ein Wissenschaftskolleg oder -zentrum nötig, ein *‚think tank'*, der alle möglichen und wahrscheinlichen Szenarien im vorhinein durchspielt. Es wird sich dabei aber nicht so sehr um eine medizinische als um eine allgemein sozialwissenschaftliche Aufgabe handeln. Die rein medizinische AIDS-Forschung ist bereits international sehr gut koordiniert; die sexualwissenschaftlichen, soziologischen, juristischen und ökonomischen Fragen sind aber zum allergrößten Teil unbeantwortet oder noch nicht einmal gestellt.

Die Deutsche Gesellschaft für sozialwissenschaftliche Sexualforschung, der ich selbst als Präsident vorstehe, hat schon vor über einem Jahr diese neue wissenschaftliche Kooperation gefordert [41]. Es ist aber inzwischen deutlich geworden - besonders hier in Berlin -, daß die traditionellen Universitäten für diese Aufgabe zu schwerfällig sind. Die Lösung muß also wohl von anderer Seite kommen.

In einem Punkt bin ich mir aber sicher: Hätte man hier *Hirschfelds* Institut wieder aufgebaut, so wäre es wie von selbst in die doppelte Rolle einer AIDS-Aufklärungsorganisation und -Studienkommission hineingewachsen und hätte so auch wieder seine international führende Stellung zurückgewonnen. Die deutsche Sexualwissenschaft vor Hitler zeichnete sich nicht nur durch internationale und interdisziplinäre Kongreße aus, sondern besaß auch eine Zeitschrift, in der Vertreter aller Fachrichtungen und Weltanschauungen zu Worte kamen. Sie wäre fast automatisch zum Fokus der wissenschaftlichen Diskussion geworden.

Hinzu kam, daß *Hirschfeld* wie kein anderer den Kontakt zu allen sexuellen Minderheiten pflegte, unter denen er sich völlig natürlich bewegen konnte wie ein Fisch im Wasser. Umgekehrt war auch sein Institut ein Sammelplatz für alle möglichen unbürgerlichen Gestalten - ein Umstand, der ihm den Ruf der wissenschaftlichen ‚Unseriosität' eintrug. Wie wir heute aber bewundernd und bedauernd feststellen müssen, hatte *Hirschfeld* mit seinem Vorgehen recht und seine Kritiker Unrecht. Er wußte wirklich wovon er redete, wenn er von sexuellen Leiden sprach und seine Hoffnung auf die Wissenschaft setzte. Persönliche Angriffe konnten ihn daher nicht beirren. Ja, er pflegte seinen Schülern zu sagen: „Kämpft auch für die, gegen die Ihr kämpft!" - ein Satz, den sich auch jeder Kämpfer in der AIDS-Vorbeugung merken sollte.

Wir sollten nicht, wie die Jünger LaRouches, annehmen, daß die Gegner einer sofortigen, umfassenden Vorbeugung konspirative Finsterlinge und Bösewichter sind. Wenn Gesundheitsbürokraten voreilig und unüberlegt nach letztlich sinnlosen Zwangsmaßnahmen rufen, so liegt darin auch ein Versagen der Wissenschaft, die ihnen nicht klar bewiesen hat, warum so etwas nicht funktionieren kann. Dieser Beweis muß sobald wie möglich überall auf der Welt angetreten werden. Und er kann angetreten werden, wenn man sich nur die Mühe macht, die sozialpolitischen Konsequenzen des Zwanges nach allen Richtungen zu durchdenken.

Wohlgemerkt, auch wissenschaftliche Beweise sind keine Garantie, daß der immer mögliche ‚Vormarsch der Torheit' tatsächlich aufgehalten wird. Die ‚Wahrheit' führt nicht zwangsläufig zur ‚Gerechtigkeit'. Wie die Historikerin *Barbara Tuchman* uns an Beispielen vom Trojanischen Krieg bis in unsere Tage gezeigt hat, sind Regierungen und Institutionen sehr wohl in der Lage, bis zum bitteren Ende gegen ihre eigenen Interessen zu handeln [42].

Wenn aber überhaupt keine Beweise vorliegen, keine Zweifel geäußert, keine Fragen gestellt und keine Argumente geliefert werden, kurz, wenn die Sozialwissenschaften hier versagen, dann ist die endliche Flucht in die Panik fast unausweichlich. Wenigstens den Versuch einer rationalen Einflußnahme sind wir als Wissenschaftler uns selbst und unserer Gesellschaft schuldig.

Anmerkungen

(Um den öffentlichen und dringlichen Charakter der diskutierten Probleme zu demonstrieren, werden hier vornehmlich Pressemeldungen zitiert.)

[1] Magnus Hirschfeld, „Sexualreform auf sexualwissenschaftlicher Grundlage" Begrüßungsansprache in *Weil, A.*(Hg.), *Sexualreform und Sexualwissenschaft - Vorträge gehalten auf der I. Internationalen Tagung für Sexualreform auf Sexualwissenschaftlicher Grundlage in Berlin*, Stuttgart 1922, S. 5-6.

[2] „Nation's blood supply is safe, but ...", *San Francisco Examiner*, 10. Juli 1986; „Screened blood donor transmits AIDS virus", *San Francisco Chronicle*, 20. Juni 1986; „AIDS fear raises interest in the commercial blood banks", *S. F. Examiner*, 15. Mai 1986; „Blood bank to store the donor's own", *S. F. Chronicle*, 15. Mai 1986; „Fear of AIDS spurs rise of companies that freeze and store donors' own blood", *The New York Times*, 17. August 1986; „Reagan backs personal blood banks", *S. F. Chronicle*, 24. Juni 1986; „AIDS experts criticize Reagan's idea on blood", *S. F. Chronicle*, 25. Juni 1986; „Irwin blood bank sued - baby's AIDS death", *S. F. Chronicle*, 5. September 1986; „Another AIDS victim sues blood bank over transfusion", *S. F. Chronicle*, 19. Sept. 1986.

[3] „N. Y. may legalize sales of needles in AIDS fight", *S. F. Examiner*, 4. Sept. 1985; „Choosing between two killers" (Leitartikel, fordert die Freigabe von Nadeln), *The New York Times*, 15. Sept. 1985; „Spreading of AIDS by addicts cited", *The New York Times*, 1. Dez. 1985, „New Fear on Drugs and AIDS", *The New York Times*, 6. April 1986; „AIDS soars among Bay Area drug users", *S. F. Chronicle*, 22. Juli 1986; „S.F. may fight AIDS by supplying Addicts' needles", *S. F. Chronicle*, 25. Juli 1986; „How needles spur spread of AIDS here - incidence doubles in 6 months among intravenous drug users", *S. F. Examiner*, 11. Aug. 1986; „Needle drug users an AIDS powder keg", *S. F. Chronicle*, 25. Aug. 1986.

[4] „Homosexuals stepping up AIDS education", *The New York Times*, 22. Sept. 1985; „Half of study's gay men carry antibody to AIDS", *S. F. Examiner*, 16. Januar 1986; „L. A. men change habits to avoid AIDS, poll says", *S. F. Examiner*, 21. März 1986; „Safe sex in an unsafe world" by John Lorenzini, a person with AIDS, *TAOS Newsletter*, vol. 4, No. 1, 1986.

[5] „AIDS test stands between gay dad and his kids", *S. F. Examiner*, 11. Mai 1986; „Father has to wait on AIDS test appeal", *S. F. Examiner*, 29. Mai 1986; „Ex-wife drops demand dad take AIDS test", *S. F. Examiner*, 25. Sept. 1986; „Gay dad needn't take AIDS test, judge rules", *S. F. Examiner*, 12. Juni 1986; „Homosexual fathers found to face AIDS issue on visits", *The New York Times*, 5. Oktober 1986.

[6] „AMA considers call for wedding AIDS test", *S. F. Examiner,* 9. Dez. 1985; „AMA's stands on AIDS tests, tobacco ads," *S. F. Chronicle,* 11. Dez. 1986; „AIDS brochure", *Modesto Bee,* 3. Okt. 1986.

[7] „Heterosexual risks cited in AIDS study", *S. F. Chronicle,* 11. Febr. 1986; „With AIDS about, heterosexuals are rethinking casual sex", *The New York Times,* 22. März 1986; „New case shows AIDS spread by ordinary heterosexual contact", *S. F. Examiner,* 10. April 1986; „Sex study confirms straights should be as careful as gays", *S. F. Examiner,* 16. März 1986; „Heterosexuals: a new risk group", *The Village Voice,* 27. Mai 1986; „6 straight women in S.F. have AIDS", *S. F. Chronicle,* 3. Juni 1986; „A drive to alert heterosexuals to AIDS peril", *S. F. Chronicle,* 31. Juli 1986; „Heterosexual AIDS cases are increasing", *S. F. Chronicle,* 1. Aug. 1986; „Many AIDS cases reclassified as heterosexual", *S. F. Examiner,* 1. Aug. 1986; „Fear of AIDS grows among heterosexuals", *The New York Times,* 30. Aug. 1986; „100 000 S. F. heterosexuals may risk AIDS, study says", *S. F. Chronicle,* 24. Sept. 1986; „Experts blast new AIDS study as distorted", *S. F. Examiner,* 25. Sept. 1986.

[8] „Hundred of hookers sought for AIDS study", *S. F. Chronicle,* 1. Jan. 1986; „S. F. doctors weave network to help street teens", *S. F. Examiner,* 14. April 1986; „S. F. group helping AIDS-prostitute study", *S. F. Chronicle,* 8. Mai 1986; „Prostitutes off the hook in AIDS study", *S. F. Examiner,* 9. Mai 1986; „Fear of AIDS driving hookers off the streets", *S. F. Chronicle,* 15. Sept. 1986; „Prostitutes gather in Belgium to discuss their civil rights", *The New York Times,* 2. Okt. 1986; „Prostitutes make appeal for AIDS prevention", *The New York Times,* 5. Okt. 1986.

[9] „New Report on Women and AIDS", *S. F. Chronicle,* 7. März 1986; „Women and AIDS", *Newsweek,* 14. Juli 1986; „AIDS goes straight - Last year, the number of women in the U.S. with AIDS doubled", *US,* 25. August 1986; „Bay area women feeling AIDS panic", *S. F. Examiner,* 21. Sept. 1986.

[10] „Children with AIDS cast off by parents", *S. F. Examiner,* 17. April 1986; „Finding babies' AIDS earlier", *S. F. Examiner,* 8. Mai 1986; „Babies born with AIDS", *Newsweek,* 22. Sept. 1986; „Sonoma monastery to shelter infants with AIDS", *S. F. Examiner,* 2. Okt. 1986; „California monastery to care for infants born with AIDS", *The New York Times,* 5. Okt. 1986.

[11] „Pentagon rule on AIDS, drugs - In a reversal, it says test results can be grounds for dismissal", *S. F. Examiner,* 29. Okt. 1985; „Navy tests sailors in Japan for AIDS", *S. F. Chronicle,* 27. Jan. 1986; „GI dependents overseas can get AIDS tests", *S. F. Examiner,* 31. Jan. 1986; „Sailor who refused AIDS testing convicted", *S. F. Examiner,* 24. Juni 1986; „U. S. Research finds AIDS increase in young seeking to enter military", *The New York Times,* 26. Juni 1986; „Military statistics on AIDS in the U. S.", *Science,* 18. Juli 1986; „New Pentagon report on screening for AIDS", *The New York Times,* 7. Sept. 1986; „Military AIDS curb issued for R.O.T.C.", *The New York Times,* 14. Sept. 1986 „Death of Stanford student, 26, spurs friends to educate public", *S. F. Examiner,* 6. Mai 1986.

[12] „AIDS behind bars - screening inadequate, some doctors charge", *S. F. Examiner,* 29. Sept. 1985; „3 inmates with AIDS freed to Mother Theresa", *S. F. Chronicle,* 1. Januar 1986; „Mother Theresa wants to help more inmates with AIDS", *S. F. Chronicle,* 3. Jan. 1986; „Prisons are on the alert against AIDS", *The New York Times,* 12. Jan. 1986; „Prison AIDS bill goes to governor", *S. F. Examiner,* 21. Aug. 1986; „AIDS on increase among prisoners", *S. F. Examiner,* 22. Sept. 1986; „AIDS victim to serve time in his home", *Bay Area Reporter,* 2. Okt. 1986.

[13] „Black recruits' AIDS exposure", *S. F. Chronicle,* 21. Juli 1986; „AIDS researchers focus on spread to minorities", *S. F. Examiner,* 2. August 1986.

[14] „Suburbia struggles to find its high-risk groups", *S. F. Chronicle,* 7. Juli 1986; „AIDS hitting hard in Bay suburban areas", *S. F. Chronicle,* 7. Juli 1986; „Contra Costa confronts suburbanization of AIDS", *S. F. Examiner,* 8. Juli 1986.

[15] „Employer accused of bias on AIDS", *S. F. Chronicle,* 9. August 1986; „AIDS disclosure: dilemma for real estate agents", *S. F. Examiner,* 22. Jan. 1986; „No victory for prison guard with AIDS", *S. F. Examiner,* 29. Aug. 1986; „Hospital fires man for positive test", *Bay Area Reporter,* 2. Okt. 1986; „Airline apologizes to S. F. AIDS Patient", *S. F. Chronicle,* 9. Aug. 1986; „Attorney to pursue suit despite Siger's death - Airline again removes man with AIDS from flight. FAA investigating; congressional hearings possible", *Bay Area Reporter,* 11. Sept. 1986.

[16] „Justice Dept. Ruling - AIDS bias allowed in certain cases", *S. F. Chronicle,* 23. Juni 1986; „U. S. limits rights of AIDS victims", *S. F. Examiner,* 23. Juni 1986; „U. S. Ruling on AIDS upsets gay advocates", *S. F. Chronicle,* 24. Juni 1986; „Local AIDS agencies protest U. S. job ruling",

S. F. Examiner, 24. Juni 1986; „First ruling that AIDS not covered in bias law“, *S. F. Chronicle*, 7. Aug. 1986; „States' AIDS discrimination laws reject Justice Department's stand“, *The New York Times*, 17. Sept. 1986; „A U.S. Ruling on AIDS lets baseless fear discriminate“ (Kommentar von Charles Krauthammer), *International Herald Tribune*, 1. Juli 1986.

[17] „One year old - ARC/AIDS vigil survives, serves as reminder to all“, *Bay Area Reporter*, 23. Okt. 1986; „Scientists seeking broader definition of AIDS“, *S. F. Examiner*, 27. Okt. 1986.

[18] Voltaire, *Candide*, 4. Kapitel

[19] Der Einwand gilt für folgende unpublizierte Studien: Dietrich Dörner, *Ein Simulationsprogramm für die Ausbreitung von AIDS*, und Andreas Donner, *Simulationsprogramm AIDS*, beide in der Abtlg. Psychologie II der Universität Bamberg, und Norman T. J. Bailey, *Use of Simulation Models to Help Control AIDS* und *Epidemic Prediction and Public Healt Control, with Special Reference to Influenza and AIDS*, Universität Genf, Kantonsspital Informationsabtlg. (Die letztere Arbeit wurde beim 1. Weltkongreß der Bernoulli-Gesellschaft in Taschkent, USSR vorgetragen - 8.-14. Sept. 1986).

[20] „A hospital just for AIDS in Houston“, *The New York Times*, 15. Juni 1986; „Hospital in Houston plans to treat AIDS for profit“, *S. F. Examiner*, 17. Juni 1986; „AIDS-only hospital opens in Houston“, *S. F. Chronicle*, 3. Sept. 1986.

[21] Peter Huber, „If they discovered a vaccine tomorrow ...: AIDS and the lawyers“, *The New Republic*, 5. Mai 1986.

[22] „AIDS bill gutted in Senate“, *S. F. Examiner*, 22. Aug. 1986.

[23] „AIDS hospital wants to test vaccine on humans“, *S. F. Examiner*, 10. Okt. 1986.

[24] Das Europäische Parlament, *Entschließung zu AIDS*, (abgedruckt in „AIDS. Zwischen Angst und Verdrängung“. Werkstattgespräch, 24. Febr. 1986, SPD-Vorstand, Abtlg. Presse und Information).

[25] Siehe etwa Stephen Jay Gould, *The Mismeasure of Man*, New York 1981.

[26] „Firm develops test to detect AIDS virus prior to symptoms“, *Modesto Bee*, 13. April 1986; „Test to predict AIDS may be ready next year“, *Bay Area Reporter*, 25. Sept. 1986; „New blood test offers doctors immediate diagnosis of AIDS“, *S. F. Examiner*, 30. Sept. 1986.

[27] Siehe Helen Singer Kaplan, Clifford Sager und Raul Schiavi, „AIDS and the Sex Therapist“ in *Journal of Sex & Marital Therapy*, Winter 1985 und dieselben, „Preventing the Spread of AIDS“ in *Journal of Sex & Marital Therapy*, Herbst 1986; siehe auch Erwin J. Haeberle, „AIDS and the Sex Therapist: A Rebuttal“ in *Sexuality Today*, 17. Februar 1986.

[28] „Firm changes AIDS-free guarantee to membership card“, *S. F. Examiner*, 24. Jan. 1986; „L. A. firm's AIDS test is called unreliable“, *S. F. Chronicle*, 7. Juli 1986; „AIDS testing firm worries researchers“, *S. F. Examiner*, 8. Juli 1986.

[29] Siehe David L. Kirp, „‚Drastic‘ measures in disputed AIDS study“, *San Francisco Examiner*, 9. Februar 1986 und William F. Buckley Jr., „Crucial steps in combating the AIDS epidemic - Identify all the carriers“, *The New York Times*, 16. März 1986.

[30] „‚Very big‘ market for drug firms“, *S. F. Examiner*, 19. Jan. 1986; „French suit dismissed“, *S. F. Examiner*, 11. Juli 1986; „AIDS and the profit motive“, *Modesto Bee*, 22. Okt. 1986.

[31] Health Department denounces bogus AIDS quarantine notices“, *S. F. Examiner*, 6. Sept. 1985.

[32] „Falwell calls for AIDS Quarantine“, *The New York Native*, 15.-28. Juli; „GOP Senate hopeful derided over use of AIDS, gay issues“, *S. F. Chronicle*, 10. Dez. 1985.

[33] „Harsh AIDS action favored in new poll“, *S. F. Chronicle*, 19. Dez. 1985.

[34] „Texas to request AIDS quarantine“, *S. F. Chronicle*, 23. Okt. 1985; „Texas assailed on AIDS quarantine“, *S. F. Examiner*, 14. Jan. 1986; „Texas drops AIDS quarantine plan“, *S. F. Examiner*, 17. Jan. 1986.

[35] Etwa in J. F. Grutch und A. D. J. Robertson, „The Coming of AIDS“, *The American Spectator*, März 1986.

[36] „Internment camp victims can sue U.S.“, *S. F. Chronicle*, 22. Jan. 1986.

[37] „Politics of a disease - Who are doctors behind anti-AIDS laws across U.S.?“, *S. F. Examiner*, 23. Okt. 1986.

[38] „AIDS classes in grade school urged by Surgeon General“, *S. F. Chronicle*, 22. Okt. 1986.

[39] „A plan to consolidate federal AIDS programs“, *S. F. Chronicle*, 24. Dez. 1985; „Health officials urge national panel on AIDS“, *S. F. Chronicle*, 7. Juni 1986; „More AIDS programs needed, health workers say“, *S. F. Examiner*, 12. Sept. 1986; „Sen. Wilson wants a panel to coordinate AIDS effort“, *S. F. Chronicle*, 15. Okt. 1986.

[40] „State urged to establish agency on AIDS", *S. F. Chronicle*, 15. Nov. 1985.
[41] *Aufruf der DGSS zur Vorbeugung gegen AIDS*, 10. Aug. 1985; nachgedruckt in *Frankfurter Rundschau*, 15. Aug. 1985.
[42] Barbara Tuchman, *The March of Folly; From Troy to Vietnam*, New York 1984.

Sexualberatung, Sexualverhalten*, Sexualideologie: Zur Situation bi- und homosexueller Männer vor und in der AIDS-Krise

Rolf Gindorf

Seit dem Jahr 1978 bieten wir im Institut für Lebens- und Sexualberatung (‚DGSS-Institut') in Düsseldorf, der Beratungsstelle der Deutschen Gesellschaft für Sozialwissenschaftliche Sexualforschung (DGSS), eine spezialisierte professionelle, täglich und ganztägig verfügbare Beratung für homosexuelle und bisexuelle Männer, Frauen und Jugendliche an. Es ist die bislang einzige Informations- und Beratungsstelle dieser Art in der Bundesrepublik, die speziell von und für die Belange von bi- und homosexuell orientierten Menschen eingerichtet wurde [1].

Infolge ihrer besonderen Struktur und Arbeitsweise wurde unsere Einrichtung schon sehr früh mit den Problemen konfrontiert, die durch das Immundefektsyndrom AIDS heraufbeschworen werden. Es war unsere Klientel, die als erste massiv von AIDS bedroht wurde (und dies vermutlich nur aufgrund eines epidemiologischen Zufalls auf dem Ausbreitungsweg, ganz im Gegensatz zur Infektionslage in Zentralafrika als der wahrscheinlichen Ursprungsregion des AIDS-auslösenden ‚Human-Immundefekt-Virus' (HIV), wo fast ausschließlich heterosexuelle Männer und Frauen betroffen sind). Von daher mußten wir uns schon verhältnismäßig früh sowohl beraterisch als auch wissenschaftlich forschend mit AIDS auseinandersetzen.

Da wir die Ergebnisse der von uns durchgeführten empirischen Untersuchung nicht losgelöst vom Lebenszusammenhang unserer Klienten vorstellen wollten, haben wir uns entschlossen, für die Präsentation dieser Arbeit eine besondere Darstellungsform zu wählen: eine Verbindung aus

- Schilderung der Lebensprobleme bi- und homosexueller Männer anhand unserer generellen und speziellen Beratungsarbeit,
- Kurzvorstellung unserer empirischen Untersuchung zum Sexualverhalten mit Hinblick auf eine HIV-Gefährdung, sowie

* Den folgenden Mitarbeitern sei für ihre Hilfe bei der empirischen Untersuchung besonders gedankt: Herrn Dr. méd. (B) *Jean-Pierre Fallise* für seine wertvollen Anstöße und Literaturhinweise; Herrn Medizinaldirektor Dr. med. *Arno Pfülb* für seine fachliche und organisatorische Unterstützung; Frau cand. phil. *Brigitte E. S. Jansen* für ihre Hilfe bei der Datenauswertung; und vor allem Herrn cand. med. et phil. *Bernhard Egger* für seine entscheidende Rolle bei der Gestaltung des Fragebogens, für die Übernahme eines Teils der Test-Interviews, für die Klärung methodischer Probleme, für zahlreiche Anregungen und für die kritische Durchsicht des Textes. – Ein weiterer Dank geht an Herrn Prof. Dr. med. *Meinrad Koch* und das *Robert-Koch-Institut des Bundesgesundheitsamts* in Berlin für die freundliche und großzügige Unterstützung bei der serologischen Auswertung.

Sozialwissenschaftliche Sexualforschung 2

- Diskussion der sich anbietenden Verhaltensperspektiven und Beratungsgrundsätze im Lichte bestimmter theoretischer bzw. ideologischer Positionen.

1. Das DGSS-Institut als spezialisierte Beratungsstelle

Die Beratungsstelle bietet im wesentlichen folgende Leistungen an: Telefon-Auskunft („Gay Switchboard") und -Beratung (täglich, auch an den Wochenenden, von 9-22 Uhr; bei Überlastung Anrufbeantworter); ausführliches Informationsmaterial; persönliche Einzel- und Paarberatung; Gesprächs- und Selbsterfahrungsgruppen; sowie seit 1984 verstärkt AIDS-Beratung und auf Wunsch einen anonymen Antikörpertest (ELISA, IF und Western Blot).

Die Besonderheit des DGSS-Institus liegt in der Kombination mehrerer Merkmale, die in dieser Verbindung unseres Wissens weder andere professionelle Beratungsstellen noch die Laien-Beratungsmöglichkeiten der homosexuellen Selbsthilfe-Gruppen aufweisen:

- sexualwissenschaftliche und beratungspsychologische Kompetenz;
- ständige Verfügbarkeit (nicht nur zu den üblichen Dienstzeiten oder an wenigen Wochenstunden);
- konsequente Zielgruppenorientierung;
- programmatische Identität der Sexualorientierung bei Klient und Berater;
- professionelle Verantwortung.

Für diesen Beratungstypus haben wir den Begriff des *‚Gay Counselling‘* aufgegriffen und präzisiert. ‚Counselling‘, im anglo-amerikanischen Raum entstanden und inzwischen als Fachwort international verbreitet, bezeichnet fachliche Beratung im psychosozialen Bereich. Das ebenfalls englische Wort ‚gay‘, ursprünglich soviel wie heiter, bunt oder auch lebensfroh-unprüde, wird heute allgemein als nicht-diskriminierende Alltagsbezeichnung für homosexuell benutzt.

‚Gay Counselling‘ in unserem Sinne bezeichnet eine wissenschaftlich fundierte, ständig verfügbare und professionell verantwortete Beratung, die

- Sexualität nicht isoliert von anderen Lebensbereichen betrachtet,
- homosexuelles Erleben und Verhalten grundsätzlich positiv bewertet und
- teilweise, überwiegend oder ausschließlich homosexuell empfindende Klienten sowie offen homosexuell lebende Berater gemeinsam und solidarisch nach Problemklärungen und Konfliktlösungen suchen läßt.

Dabei kann der Klient sicher sein, mit seinen Fragen und Schwierigkeiten vom Berater grundsätzlich angenommen, einfühlend verstanden, glaubhaft und solidarisch beraten und bei der positiven Gestaltung seiner Lebens- und Liebesbeziehungen unterstützt zu werden.

1.1. Grundsätze und Ziele der Beratung

Was in einer Beratung *konkret* angestrebt werden soll, richtet sich grundsätzlich nach den jeweiligen Lebensumständen und Problemen des einzelnen Klienten. Am Anfang steht immer ein ausführliches Gespräch, in dem Klient und Berater gemeinsam versuchen, die Ausgangssituation zu erfassen und sich über die gewünschten Veränderungen zu verständigen. Aufgabe der Beratung ist es, den Ratsuchenden den Prozeß des Sich-Schlüssig-Werdens sowohl über ihre Situation als auch über angestrebte Veränderungen zu erleichtern und sie darin zu unterstützen, eigene Handlungskompetenzen zu entwickeln. Übergeordnetes Ziel jeder Beratung ist letztlich die Hilfe zur Selbsthilfe: die Stärkung von Selbstachtung und Selbstsicherheit, von Autonomie und Mündigkeit, von Liebes- und Partnerschaftsfähigkeit des Klienten. In diesem Sinn haben wir unsere Beratung als *„fachkundige Partnerschaft auf Zeit"* bezeichnet: als eine besondere Beziehung, in der der Klient vom Berater zwar an die Hand genommen werden kann, aber immer zur rechten Zeit auch wieder losgelassen werden muß.

1.2. Professionalisierung: Qualifikationen und Standards

Wenn sich aus einem gesellschaftlichen Bedürfnis ein Bedarf an speziellen Funktionen, Rollen und Kompetenzen entwickelt, pflegt sich eine Gruppe von Personen auf die Wahrnehmung solcher Aufgaben und Bedürfnisse einzurichten und zu spezialisieren. Es kommt zu einer Professionalisierung: einem Prozeß, in dessen Verlauf bestimmte Fähigkeiten und Fertigkeiten erworben, ausprobiert, diskursiv ausgetauscht, modifiziert und schließlich institutionalisiert werden. Für die Funktion des Sexualberaters oder Sexualtherapeuten existieren im deutschsprachigen Raum zur Zeit noch keine allgemein anerkannten, universitär vermittelten und in staatlichen Ordnungen festgelegten Berufsbilder wie etwa für Ärzte, Psychologen oder Soziologen. Von verschiedenen privaten Stellen werden lediglich vereinzelt Aus- und Fortbildungsmöglichkeiten (meist psychoanalytisch orientiert) angeboten, in der Regel für Ärzte.

Ausgehend von unseren Erfahrungen mit ‚gay counselling'-Einrichtungen in den Vereinigten Staaten haben wir besondere Beratungsstile und -verfahren für bi- und homosexuelle Menschen entwickelt und in kontrollierter Praxis an unserem Institut erweitert.* Unsere Berater kommen aus den Ausbildungsfeldern Psychologie (Schwerpunkt: Entwicklungs-, Erziehungs- und Sozialpsychologie), Soziologie und Medizin. Sie sind durchweg Mitglieder der Deutschen Gesellschaft für Sozialwissenschaftliche Sexualforschung (DGSS), die als Fachgesellschaft Träger der Beratungsstelle ist, stehen in einem laufenden theorie- und praxisbezogenen Erfahrungsaustausch und unterziehen sich einer besonderen Supervision.

Dazu haben wir aus der Praxis acht Anforderungen an die fachliche und persönliche Qualifikation eines professionellen Beraters in unserer Einrichtung entwickelt:

---

* Wir danken an dieser Stelle besonders Prof. Helmut Kentler für seine freundliche Hilfe und gutachterliche Unterstützung in der Anfangszeit.

1. fachliches Wissen um die Dimensionen der menschlichen Sexualität (nicht nur Homosexualität!);
2. gründliche Kenntnisse von Theorie und Praxis der Beratungspsychologie mit Supervision;
3. ausreichende Vertrautheit mit der eigenen Homosexualität, die in die Gesamtpersönlichkeit integriert sein muß;
4. mehrjährige Erfahrungen im eigenen Bewältigen von Ängsten und Vorurteilen (‚Konflikt- und Stigma-Management');
5. Kontrollfähigkeit hinsichtlich der Projektion eigener Bedürfnisse in die Beratungssituation (Klienten verlieben sich nicht selten in ihren Berater);
6. grundsätzliche Offenheit gegenüber Modellen und Lebensstilen, die von den eigenen Gewohnheiten abweichen;
7. mehrjährige Erfahrungen in selbst gelebten Partnerschaftsbeziehungen;
8. Eisbrecher-Eigenschaften: Empathie, Kontaktfreude, Wärme und die Fähigkeit, auf den Klienten zuzugehen.

1.3. Beratung im Überblick

In den fast neun Jahren seit Beginn unserer Arbeit wurden wir rund elftausenmal konsultiert, zumeist telefonisch. Die Ratsuchenden kommen etwa zur Hälfte aus dem gesamten Bundesgebiet (einige auch aus dem Ausland; wir bearbeiten Anfragen auch in englischer, französischer, spanischer und niederländischer Sprache), zur anderen Hälfte aus einem Umkreis von 100 km. Persönlich zur Beratung im Institut hatten wir rund zweitausend Klienten, zu drei Vierteln Männer. Knapp ein Drittel aller Ratsuchenden sind junge Leute unter 25 Jahren; das arithmetische Mittel - sofern Angaben gemacht wurden - liegt bei 32 Jahren. Unsere Klienten kommen aus allen sozialen Schichten, wobei Angehörige der Mittel- und oberen Mittelschicht deutlich überrepräsentiert sind. Die meisten hatten auch heterosexuelle Orgasmuserfahrungen (und gehörten damit streng genommen gar nicht zu der bei Angaben zur Verbreitung von Homosexualität häufig genannten 4%-Gruppe „der Homosexuellen", zu der ja nur Menschen mit lebenslang ausschließlich homosexuellen Erfahrungen gerechnet werden). Über ein Drittel aller Klienten sind oder waren verheiratet; viele sind Väter bzw. Mütter.

In systematischer Übersicht geht es bei den Beratungen am häufigsten um

- allgemeine oder besondere Informationen (praktisch üben wir auch die Funktion eines „Gay Switchboard" aus);
- Konflikte wegen der sexuellen Orientierung, vor allem mit der Familie;
- Selbstunsicherheit;
- Kontaktschwierigkeiten;
- Partnerlosigkeit;

- Beziehungs- und Ablösungsprobleme;
- Probleme *von* Angehörigen, vor allem von Eltern homosexueller Kinder;
- Vereinsamung;
- Wehrdienst-Probleme (hier werden wir häufig auch gutachterlich tätig, wenn eine Einberufung zur Ableistung des Wehrdienstes im Einzelfall fachlich nicht zu verantworten ist[2];
- aktuelle Krisen.

In vielen Beratungen geht es konkret um Sorgen und Probleme, die den meisten Menschen vertraut sind: um Spannungen mit dem eigenen Ich und dem Verhältnis zu anderen; um Wünsche nach Geborgenheit und Abenteuerlust; um Ängste: vor dem Erkannt- und Verlachtwerden, vor dem Ausgenutzt- und Verlassenwerden, vor dem Verletzt- und Beherrschtwerden; um den Kampf gegen Mutlosigkeit und Einsamkeit; um Schwierigkeiten mit Familie, Partner, Subkultur und Sexualität; um die Suche nach einem passenden Lebensstil. Schwerpunkte unserer Beratungsarbeit bilden Problemkreise, die durchweg nicht aus der Homosexualität unserer Klienten gleichsam naturhaft hervorgehen, sondern erst Reaktionen auf psychische und soziale Ausgrenzung darstellen:

- bedrohte Identität;
- klischierte Homosexualität;
- gefährdete Partnerschaft;
- unsichere Lebensperspektive;
- AIDS[3].

Unser AIDS-Beratungsangebot besteht aus einer Komibation von gedrucktem Informationsmaterial, persönlicher Beratung (auf Wunsch anonym und telefonisch) sowie der Möglichkeit zur Teilnahme an einem anonym durchgeführten HIV-Antikörpertest.

Verbunden damit wurde eine wissenschaftliche Begleituntersuchung zur weiteren Erforschung der Zusammenhänge zwischen Sexualverhalten, Übertragungsmodus und Infektionsrisiko bei unseren Klienten, die nachstehend kurz vorgestellt werden soll.

2. Die Studie: Sexualverhalten, Lebensstil und HIV-Infektion

Seit dem Jahre 1984 unterhalten wir eine Arbeitsgruppe AIDS, in der Psychologen, Sozialwissenschaftler und Mediziner zusammenarbeiten. Seit dieser Zeit bieten wir unseren Klienten eine qualifizierte AIDS-Beratung an mit der Möglichkeit, sich einem anonymen Antikörpertest zu unterziehen. Daß wir unsere Untersuchung nicht nur als Wissenschaftler, sondern auch als unseren Klienten durch die gemeinsame Sexualorientierung besonders verbundene Mitbetroffene durchführen konnten, erleichterte uns unsere Arbeit und vergrößerte die Bereitschaft der Probanden zur Mitarbeit wesentlich.

Alle Test-Teilnehmer sind uns grunsätzlich nur nach Code-Namen und Kontrollziffern bekannt. Die Serologie (Elisa und gegebenenfalls, bei Grauzonen- und positiven Titern, Western Blot bzw. Immunfluoreszenz-Test) lassen wir im wesentlichen vom Robert-Koch-Institut des Bundesgesundheitsamts in Berlin auswerten.

Nach der ausführlichen Beratung, die in der Regel eine Stunde in Anspruch nimmt, wird ein Fragebogen mit 72 Hauptitems vom Klienten ausgefüllt; dabei können jederzeit Zwischenfragen gestellt und beantwortet werden. Die Fragen erstrecken sich auf folgende Bereiche:

- persönliche und demographische Daten;
- medizinische Daten: Symptome; vorausgegangene Infektionen, Transfusionen, Impfungen; Drogenkonsum;
- sexuelle Praktiken: Vorkommen und Anzahl der verschiedenen Partner;
- Kontakte zu männlichen Prostituierten („Strichern'; ‚Callboys');
- Alter bei erstem homosexuellen Kontakt;
- Zeitpunkt des letzten Sexualkontakts;
- ‚feste Beziehungen': Vorkommen und Struktur: streng monogam/relativ monogam/polygam;
- Kennenlernorte für Sexualpartner;
- Orte für Sexualkontakte;
- Sexualkontakte im Ausland;
- zusätzliche heterosexuelle Kontakte (‚Bisexualität').

Ziel der Untersuchung war es, zunächst eine Übersicht über die aktuelle Situation (und damit auch so etwas wie eine Landkarte des soziosexuellen Verhaltens) der Testteilnehmer in den genannten Bereichen zu bekommen. Darüberhinaus wollten wir versuchen, etwaige Zusammenhänge zwischen Sexualverhalten, Lebensstil und Seropositivität, also Ansteckung mit dem HIV, aufzuspüren, um daraus gegebenenfalls Ansätze für eine verbesserte individuelle und soziale Prophylaxe ableiten zu können.

2.1. Beschreibung der Stichprobe

Insgesamt wurden bisher untersucht 271 Probanden, u.z. 231 Männer mit Sexualkontakten zu Männern (homo- und bisexuelle Männer) sowie, als Kontrollgruppe, 40 ausschließlich heterosexuelle Personen. Ausgewertet wurden bisher die heterosexuelle Kontrollgruppe sowie die Fragebögen einer ersten Gruppe von 172 homo- und bisexuell aktiven Männern, die sich zwischen Januar und Dezember 1985 bei uns nach ausführlicher Beratung dem anonymen Test unterzogen hatten.

Der *Altersbereich* liegt zwischen 18 und 70 Jahren (arithmetisches Mittel 35, Median 33 Jahre). Die Frage nach dem *Familienstand* ergab: Über drei Viertel (77%) sind ledig, fast ein Viertel (23%) hat Eheerfahrung (8% z. Z. verheiratet, 15% geschieden oder verwitwet). Zum *Wohnort*: Rund drei Viertel lebt in Großstädten über 100000 Einwohner, 45% in Städten über 500000 Einwohner.

2.2. Methodologische Anmerkungen

Mit unserer ersten Stichprobe von 172 Probanden stand uns ein für auch differenzierte statistische Auswertungen hinreichend großes Sample zu Verfügung. Allerdings kann es nicht als repräsentativ angesehen werden. Zum einen ist die Grundgesamtheit der sich ganz oder teilweise homosexuell verhaltenden Männer in Umfang und Beschaffenheit unbekannt und infolge des noch immer lastenden Vorurteilsdrucks den Methoden der empirischen Sozialforschung nur schwer zugänglich. Zum anderen stellt unsere Stichprobe wiederum eine spezielle Auslese dieser Grundgesamtheit insofern dar, als sie sich von AIDS konkret bedroht fühlt und faktischer Grund hierfür in aller Regel auch in ihrem sexuellen Verhaltensstil gegeben ist. - Daß dies nicht für alle ‚Homosexuellen‘ gilt, wissen wir aus den bislang methodisch sorgfältigsten Untersuchungen zum Sexualverhalten[4] und aus eigener langjähriger Beratungspraxis.

Ein methodisches Problem unserer Untersuchung liegt in der relativ geringen Zahl der Infizierten (n=23 bzw. 31, unter Einschluß der zweiten, noch nicht näher ausgewerteten Gruppe). Dabei kann die Überprüfung von Unterschiedshypothesen in Bezug auf andere Variablen zuweilen schnell an Grenzen stoßen; insbesondere können vorhandene Zusammenhänge unentdeckt bleiben. Daher gelten unsere Befunde zunächst nur für die untersuchte Gruppe; Verallgemeinerungen lassen sich nur mit großen Vorbehalten machen.

2.3. Ergebnisse im Überblick (Gesamt-Stichprobe)

2.3.1. Medizinische Daten:

Die *Seropositivitätsrate* bei den homo- und bisexuellen Männern unserer Studie beträgt 13% (n=23); rund jeder 8. Mann war also Antikörper-positiv und damit höchstwahrscheinlich HIV-infiziert. - Bei 40 heterosexuellen Personen einer mit gleichen Zeitraum getesteten *Kontrollgruppe* (31 Männern und 9 Frauen) zeigte sich kein Antikörper-Nachweis.

Geimpft gegen Hepatitis B waren 5% (n=9). - Über erhaltene *Blutübertragungen* in den letzten 5 Jahren berichteten 3% (n=5). - *Bluter* waren in unserem Sample nicht enthalten. - *Intravenösen Drogenkonsum* gaben 2% (n=3) an, u.z. jeweils 1% ‚manchmal‘ bzw. ‚häufig‘. - Zum Gebrauch von Amyl- bzw. Butyl-Nitriten (*„Poppers“*) an durchschnittlich n Tagen im Monat gaben an, in Prozent:

Tabelle 1: Benutzung von Poppers an n Tagen im Monat (in% der Gesamtstichprobe)

	ja, u.z. an	1 Tag	2 - 5 Tagen	öfter als 5 Tagen/M.
letzte 5 Jahre:	65	6	43	16%
letzte 12 Monate:	27	3	9	15%

Hier fällt insgesamt ein deutliches Absinken der Einnahme dieser als riskant diskutierten Mittel auf, während ein „harter Kern" von etwa 15% im obersten Konsumbereich sich änderungsresistent darzustellen scheint.

Über *Sexualkontakte* zu Männern, von denen sie später erfuhren, daß sie an *AIDS „erkrankt"* seien, berichteten 9% der Stichprobe. Möglicherweise sind hier aber auch Kontakte mit gesunden Infizierten mit angeführt worden.

2.3.2. Soziosexuelle Daten:

Das Alter beim *ersten homosexuellen Kontakt* liegt zwischen 6 und 65 Jahren (Modus und Median 18, arithmetisches Mittel 20 Jahre). Im Alter von 30 Jahren hatten bereits 93% ihren ersten Sexualkontakt mit einem Mann erlebt. - Zur sexuellen Aktivität wird angegeben, daß 64% der Befragten ihren *letzten Sexualkontakt* innerhalb der letzten 2 Wochen vor der Untersuchung hatten und somit als gegenwärtig sexuell aktiv gelten können.

Zur Bedeutung einzelner subkultureller Orte als Stätten der *Kontaktanbahnung* einerseits und der *sexuellen Aktivität* andererseits ergibt sich folgendes Bild:

Tabelle 2: Orte zum Kennenlernen von Sexualpartnern; Orte zum Sex-Kontakt

	ja, u. zwar	manchmal	oft (in%)
Kennenlern-Ort			
Lokal (Kneipe, Disco)	71	-	71
Sauna	56	42	14
Klappe (öfftl. Toilette)	39	26	12
Park	42	33	9
Annoncen	25	20	4
‚irgendwoanders'	65	56	9
Sex-Ort			
Wohnung	84	30	54
Sauna	57	14	44
‚dark room' spez. Lokale	30	27	3
Park	38	31	7
Klappe (öfftl. Toilette)	29	24	4
Auto	41	38	2
‚irgendwoanders'	46	4	40

Aus unseren Ergebnissen wird insgesamt deutlich, daß zwar die größte Gruppe unserer Probanden (71%) Sexpartner in subkulturellen Gaststätten kennenlernt, eine fast gleich große Gruppe (65%) aber ‚irgendwoanders'. Der Ort, an dem die meisten Befragten (84%) Sex haben, ist die eigene Wohnung. - Im einzelnen: Als Kennenlern-Ort von Sexualpartnern spielt also für die meisten Probanden unserer Stichprobe (71%) das *einschlägige Lokal* die größte Rolle, aber nur 3% geben an, dort bzw. in speziellen Räumen, die einige dieser Orte haben (sogenannten ‚dark rooms'), auch ‚oft' Sexualkontakte zu haben. - Der zweitwichtigste subkulturelle Treffpunkt zum Kennenlernen von Sexualpartnern ist die *Sauna* (für 42% unserer Stichprobe ‚manchmal', für weitere 14% ‚oft'), und dort finden dann offenbar auch durchweg Sex-Kontakte statt (insgesamt bei 57%). - Den öffentlichen *Park* geben 42% als Kennenlernort an (33% ‚manchmal', 9% ‚oft'), aber nur 38% (31% ‚manchmal', 7% ‚oft') als Sex-Ort, und auf *‚Klappen'* (bestimmten öffentlichen Toiletten) lernen 39% unserer Befragten Sexpartner kennen (26% ‚manchmal', 12% ‚oft'), wobei aber nur 29% dort auch Sexualkontakte haben (24% ‚manchmal', 4% ‚oft').

Bei der Frage nach *Sexualkontakten im Ausland* zeigte sich unser Sample in den letzten 5 Jahren durchaus reise- und kontaktfreudig. Dabei wurden allerdings die kritisch mit einem neokolonialistischen „Sexualtourismus" in Verbindung gebrachten Länder wie Thailand, Sri Lanka oder die Philippinen durchweg gemieden (jeweils nur 1%). Sexualkontakte in den bekannten Endemie-Gebieten wurden für Haiti gar nicht, für Zentralafrika nur in einem Fall, für die USA mit 12% angegeben. Insgesamt wurden sexuelle Kontakte in 41 Ländern aufgenommen, am häufigsten in Spanien (13%), USA und Italien (je 12%), Frankreich (11%), Großbritannien und Italien (je 9%), Griechenland (7%), Dänemark und Ägypten (je 5%) und Österreich (4%). Am unteren Ende der Häufigkeitsskala sexueller Auslands-Aktivitäten unserer Stichprobe rangierten Staaten wie Mexiko, Ungarn oder die UdSSR (je 2%) sowie die DDR und Jugoslawien mit nur jeweils 1%.

Über die Hälfte (54%) der Männer unserer Stichprobe leben gegenwärtig (34%) oder in den letzten 5 Jahren (weitere 20%) in einer *festen Beziehung* zu einem Mann, die länger als ein Jahr andauert(e) und Sexualität einschließt. Bei der Frage nach *sexueller Exklusivität* („Treue") gab ein Drittel (33%) an, außer zum Partner zu keinem anderen sexuelle Beziehungen zu unterhalten, also im klassischen Sinne „treu" zu sein.

Zum Vorkommen von *‚Bisexualität'* zeigt auch unsere Untersuchung, daß die bei sexologischen Laien weit verbreitete Vorstellung einer grundsätzlich dichotomen Verteilung in sich einerseits rein heterosexuell und andererseits rein homosexuell verhaltende Menschen falsch ist. 36% aller „homosexuellen" Männer unserer Studie geben an, in den letzten 5 Jahren auch zu Frauen sexuelle Beziehungen unterhalten zu haben, teilweise in nicht unerheblichem Umfang.

2.3.3. Sexualpraktiken und Partnerzahlen

Mit Hinblick auf die als HIV-infektiös geltenden Übertragungsmodi wurde ausführlich nach *sexuellen Praktiken* und *Partneranzahl* gefragt. Dabei wurden auch kaum verbreitete (und bei manchen Befragten bis dahin unbekannte) Sexualpraktiken in den Fragekatalog aufgenommen, weil sie häufig als Infektionsquellen genannt werden und auch tatsächlich in einer bestimmten, allerdings zahlenmäßig sehr begrenzten, subkulturellen Szene eine gewisse Rolle spielen. - Gefragt wurde für jede Praktik nach der Anzahl der verschiedenen Partner in den letzten 12 Monaten sowie in den letzten 5 Jahren.

Nachstehend eine Tabelle mit den Angaben für den gesamten Zeitraum der voraufgegangenen 5 Jahre:

Tabelle 3: Sexualverhalten (in % der Gesamtstichprobe)

	Verbreitung bei	und zwar mit n verschiedenen Partnern			
		1	2 - 9	10 - 50	über 50
Kontakte, unspezifisch	99	4	24	44	28
Masturbation, gegenseitig	97	3	32	41	21
Oralverkehr, aktiv	94	5	41	37	12
Oralverkehr, passiv	98	6	33	44	15
Analkoitus, aktiv	80	8	42	23	6
Analkoitus, passiv	72	12	43	15	2
Anilingus, aktiv	55	17	27	9	1
Anilingus, passiv	71	18	38	12	2
sadistische Praktiken	14	4	8	2	-
masochistische Praktiken	11	3	6	1	1
Fisten, aktiv	10	3	6	1	-
Fisten, passiv	2	1	1	1	-
Urinieren, aktiv	12	8	4	-	-
Urinieren, passiv	8	6	2	-	-
Ankoten, aktiv	2	2	-	-	-
Ankoten, passiv	-	-	-	-	-
Sex mit Callboys	18	5	7	4	2

Obgleich uns eine eindeutige Aussage in diesem Bereich methodologisch nicht möglich ist, läßt sich aus den geführten Gesprächen ein deutlicher Trend zur *Verringerung der Partnerzahl* im letzten Jahr absehen.

2.4. Vergleich zwischen Infizierten (13%) und nicht Infizierten (87%)

Wir beschränken uns im folgenden auf die Darstellung der Variablen, die einmal deutlich korrelieren und sich gleichzeitig als signifikant (Irrtumswahrscheinlichkeit 5%) oder hochsignifikant (Irrtumswahrscheinlichkeit 1%) erweisen. - Im übrigen muß nochmals darauf hingewiesen werden, daß allein mit diesen Zahlen noch kein Kausalzusammenhang nachgewiesen wird; es handelt sich zunächst um reine Koinzidenzen. Für weitergehende Interpretationen muß noch eine multivariate Datenanalyse vorgenommen werden.

2.4.1. Medizinische Daten

Vorausgegangene sexuell übertragbare Krankheiten:
Zur Veranschaulichung eine Tabelle:

Tabelle 4: Geschlechtskrankheiten im Gruppenvergleich

	Gesamt n = 172	Nicht-Inf. n = 149	Infiziert n = 23
Gonorrhö	36% (62)	35% (51)	48% (11)
Hepatitis B	22% (37)	18% (26)	48% (11)
Syphilis	18% (31)	12% (18)	57% (13)
Feigwarzen	9% (15)	10% (14)	4% (1)
Weicher Schanker	1% (2)	1% (2)	-

Bemerkenswerte Korrelationen bei hoher Signifikanz ergaben sich hier bei *Syphilis* (phi 0,39; hochsignifikant; rund fünf mal häufiger) und vor allem bei *Hepatitis B* (phi 0,25; signifikant; rund drei mal häufiger bei Infizierten als bei Nicht-Infizierten).

Bluttransfusionen werden nur insgesamt viermal genannt, davon eine in der Gruppe der 23 Testpositiven. - Nur einer von ihnen war gegen *Hepatitis B geimpft.*

Über voraufgehende *Sexualkontakte zu ‚AIDS-Kranken'* (bzw. -Infizierten) berichtete nur einer von den 23 Seropositiven, während 93% (n=14) aller Probanden mit solchen Kontakten ungeachtet dieser vorausgegangenen und potentiell infektiösen Sexualkontakte seronegativ waren.

Hochsignifikante Unterschiede zeigten sich beim Vergleich der Gruppen mit oder ohne Konsum von Nitriten *(Poppers).* Im Zeitraum der letzten 12 Monate geben 56% der Seropositiven den Gebrauch von Poppers an, während dies bei den Seronegativen nur 23% sind. Bei den Positiven finden sich auch viermal so viele Probanden in der höchsten Poppers-Konsumgruppe wie bei den Test-Negativen (39% zu 10%). Das gleiche Verhältnis findet sich auch im 5-Jahres-Zeitraum (44% zu 12%). - Bei hoher Signifikanz und mittelstarker Korrelation (Pearson 0,27/1 Jahr bzw. 0,22/5 Jahre) ergeben sich hier (und beim *passiven Analkoitus,* s.u.) die klarsten Korrelationen.

2.4.2. Soziosexuelle Daten

Der Vergleich hinsichtlich der *Orte für Sexualkontakte* und der *Struktur der Beziehung* ergab, daß bei den Infizierten signifikant mehr Besucher von Saunen, Klappen und Parks sowie Männer ohne feste Beziehungen zu finden waren. - Bei Berücksichtigung des *Alters beim ersten homosexuellen Kontakt* und des *Zeitpunkts des letzten vorausgegangenen Kontakts* ergaben sich keine auswertbaren Korrelationen.

Bei den *Bisexuellen* - d.h. den Männern, die in den letzten 5 Jahren auch Sexualkontakte zu Frauen angaben und die in unserer Stichprobe 36% (n=62) ausmachen - zeigt sich, daß ihr Anteil an der Gruppe der Infizierten signifikant geringer ist. Während durchschnittlich 13% unseres Samples insgesamt infiziert sind, sind dies bei den Bisexuellen nur 5%, bei den in den letzten 5 Jahren rein homosexuell aktiven Männer dagegen 18%. - Eine Ausnahme bilden dagegen die besondere Gruppe der *verheirateten Männer mit Sexualkontakten zu Männern,* von denen in unserer Untersuchung fast ein Drittel (n=4 von 13) infiziert war. Sie stellen damit in unserer Stichprobe die Gruppe mit dem höchsten Infektionsgrad dar (Ledige 13% pos., Geschiedene 4% pos.). - Dies ließe sich möglicherweise als Ergebnis eines größeren Partnerwechsels mit verstärkt anonymen Sexualkontakten angesichts der besonderen Geheimhaltungszwänge dieser Gruppe deuten.

2.4.3. Sexualpraktiken und Partnerzahlen

Hier zeigten sich folgende Verhältnisse:

Sexual-Kontakte allgemein (unspezifisch): Ausgeprägte Unterschiede zwischen beiden Gruppen ergaben sich im Extrembereich ‚über 50 Partner'. Hier finden sich im 5-Jahres-Zeitraum bei den Infizierten rund zweimal, im Zeitraum der letzten 12 Monate sogar dreimal so viele Probanden wie bei den Nichtinfizierten. Fast die Hälfte aller Positiven gibt Kontakte zu mehr als 50 Partnern in 5 Jahren an, während diese Gruppe bei den Negativen nur ein Viertel ausmacht.

Passiver Analverkehr: Es fand sich eine mittelstarke Korrelation bei hoher Signifikanz. Bei den Positiven übt im 5-Jahres-Zeitraum nur ein Proband (4%) keinen passiven Analkoitus aus, während dies bei den Negativen 32% (n=48) sind. Bei Gruppierung der Probanden in 2 Populationen mit je unter 10 und über 10 Partnern finden wir in der Gruppe ‚10 und mehr Partner' über die Hälfte aller Infizierten (52 %, n=12), während bei den Nichtinfizierten der entsprechende Anteil nur etwa ein Fünftel davon beträgt (11%, n=17). Andersherum ausgedrückt: bei den Infizierten hatten 48% (n=11) unter 10 Partnern, bei den Nichtinfizierten 87% (n=132).

Ordnet man die einzelnen sexuellen Praktiken nach dem Grad ihrer Korrelation, ergibt sich für den 5-Jahres-Abschnitt folgende Tabelle (mit Angabe der Verbreitung bei n% unserer Stichprobe):

Tabelle 5: Hierarchie infektiöser Praktiken nach Korrelation und Signifikanz

	Pearson-Koeff.	Signifikanz	Verbreitung
1. Analkoitus, passiv	0,31	hoch sign.	72%
2. Oralverkehr, aktiv	0,23	hoch sign.	94%
3. Analverkehr, aktiv	0,20	hoch sign.	80%
4. Fisten, aktiv	0,19	hoch sign.	10%
5. Oralverkehr, passiv	0,18	hoch sign.	98%
6. Anilingus, aktiv	0,17	sign.	55%
7. Anilingus, passiv	0,17	sign.	71%
Zum Vergleich:			
Poppers-Konsum	0,22	hoch sign.	65%

Bei den *übrigen Praktiken* und bei *Sex mit Strichern* waren die Korrelationen entweder nicht signifikant oder die Fallzahlen so gering, daß eine Aussage nicht möglich war.

2.5. Zusammenfassung der bisherigen Auswertungen

Hochsignifikante Zusammenhänge wurden nachgewiesen zwischen AIDS-Virus-Infektion und hoher Partnerzahl, aktivem und passiven Analkoitus, aktivem und passivem Oralverkehr, aktivem Fisten und Gebrauch von Nitriten (Poppers). Männer mit Kontakten zu Männern und Frauen (‚Bisexuelle') stellen 36% der Gesamtstichprobe. In dieser Gruppe sind zwar nur 5% infiziert (gegen 18% bei den sich rein homosexuell Verhaltenden), aber aufgrund der großen demographischen Bedeutung dieser Teilgruppe bilden sie ein erhebliches Infektionspotential für die Gesamtbevölkerung. Bei den 8% (n=13) z.Zt. Verheirateten unserer Stichprobe war die Infektionsrate am höchsten; fast jeder dritte von ihnen ist infiziert.

Wir betonen nochmals, daß wir die hier auszugsweise vorgelegten Ergebnisse einer ersten Auswertung nur als vorläufig ansehen. Weitere Untersuchungen, insbesondere über Art und Richtung der Zusammenhänge in einer multivariaten Datenanalyse, sind unbedingt erforderlich.

3. AIDS-Verhütung als ideologisches Problem

Nach unseren Beobachtungen an den Klienten, die sich nach ausführlicher Diskussion in unserem Institut dem HIV-Antikörpertest unterzogen, führte die durch Beratung und Test ausgelöste intensive rationale wie vor allem emotionale Auseinandersetzung (mehrere Probanden mit hohen Partnerzahlen brachen beim Ausfüllen des Fragebogens in Tränen aus) mit den Risiken für sich selbst und für den Partner zu einem deutlich verstärkten Bewußtsein für die Problematik des ungeschützten Sexualkontakts bei nicht nachgewiesener Seronegativität. Gleichzeitig erkannten wir eine Verstärkung der Motivation sehr vieler Klienten zur Bevorzugung risikofreier bzw. zumindest risikoarmer Praktiken und Lebensstile. Allerdings konnten diese Eindrücke aufgrund des strikt anonymen Beratungs- und Testsettings nicht systematisch überprüft werden.

Sowohl theoretische Überlegungen als auch empirischer Beobachtungen unterstützen aber diese Annahme. – Zum einen sprechen gerade die teils zeitlich begrenzten und historischen Wandlungen unterliegenden Ausbildungen von sexuellen Verhaltensstilen, die durchaus den Charakter von ‚Sexual-Moden' haben können, für die Annahme einer grundlegenden menschlichen Fähigkeit zur Anpassung des jeweiligen sexuellen Verhaltens an sich ändernde Bedingungen und Erfordernisse. Man kann in diesem Zusammenhang auch von der Sexualität des Menschen als einem sozialen und *ökologischen System* sprechen[5]. *Alle* aktuell vorhandenen sexuellen Präferenzen bzw. Verhaltensstile sind schließlich als unter bestimmten Einflüssen entwickelt zu begreifen. – Zum anderen ist eine gewisse Objektivierung unserer Beobachtung einer tatsächlichen Einstellungs- und Verhaltensänderung auch indirekt möglich. Eine 1984 in San Francisco durchgeführte empirische Untersuchung zeigt, daß sich nach allgemeinem Bekanntwerden der AIDS-Gefahr und der Infektionswege der größte Teil der dort besonders aktiven homo- und bisexuellen Bevölkerung durch nachhaltige Veränderung seiner Sexualpraktiken bzw. seines Lebensstils einer Infektionsgefahr weitgehend zu entziehen suchte. Nach dieser Untersuchung mußte nach einiger Zeit nur noch etwa ein Drittel der ursprünglichen Risikogruppe aufgrund einer Beibehaltung ansteckungsträchtiger Sexualpraktiken als AIDS-gefährdet gelten; dieser verbleibende Rest setzte sich vor allem aus Männern über 45 Jahre sowie solchen mit niedriger Schulbildung zusammen[6]. – Als weiteres Indiz mag dienen, daß seit geraumer Zeit über ein teilweise dramatisches Absinken des Vorkommens von rektaler Gonorrhö berichtet wird.

Allerdings ist von seiten einer bestimmten triebtheoretischen Position unter Berufung auf die Natur und Würde der menschlichen Sexualität vehement Stellung bezogen worden gegen die Vorstellung, angesichts der tödlichen AIDS-Bedrohung durch bestimmte, als hochriskant erkannte sexuelle Verhaltensmuster solle oder könne ein Teil der Bevölkerung seine sexuellen Gewohnheiten ändern. Wer dies glaube und wolle, sei ein „affirmativer Rationalitätssexuologe" (in der Tradition eines *Iwan Bloch*) und gefährlich, weil er „unser Sexualleben partialisieren, schablonisieren, kondomisieren, nur noch ‚sicheren' und damit ‚besseren Sex' in Szene setzen" wolle. Ein „kritischer Subjektsexuologe" (in der Tradition *Sigmund Freuds* und der ‚Kritischen Theorie') dagegen müsse sich stets des „vagabundierenden Triebhaften" bewußt sein und eine „Gänsehaut" bei jedem Gedanken an ‚safer sex'-Programme bekommen[7]. - Es ist nicht verwunderlich, daß von einer solchen Position aus Strategien zur Vorbeugung und damit zur unmittelbar wirksamsten Bekämpfung der Krankheit nicht nur nicht zu erwarten waren, sondern auch rundweg abgelehnt worden sind[8]. Dieser ideologisch-programmatische Verzicht auf Unterstützung eines geänderten, lebenssichernden Sexual-Verhaltens durch Entwicklung und Stärkung eines Präventionsbewußtseins beschwört die Gefahr herauf, daß die Chancen zu einer wirksamen AIDS-Prävention „leichtfertig vertan werden ... durch die empirisch ungesicherte Annahme einer spekulativ-ontologischen Sexual-Metaphysik über die vermeintliche ‚Natur' der menschlichen Sexualität", wie die Deutsche Gesellschaft für Sozialwissenschaftliche Sexualforschung im Juni 1985 gewarnt hatte[9].

Solange aber weder eine aussichtsreiche Behandlung noch eine vorbeugende Schutzimpfung verfügbar sind, müssen sich zwangsläufig alle Bemühungen um individuelle wie soziale Prophylaxe auf die Prävention richten, also auf die Unterbrechung der für AIDS typischen Infektionskette. Das heißt konkret: auf Veränderungen im Bereich des sexuellen Verhaltens bei großen Teilen der Bevölkerung durch Abkehr von riskanten, d.h. ansteckungsträchtigen Sexualpraktiken zugunsten öffentlich mit allen Mitteln zu propagierender Schutzvorkehrungen, bestehe dieser Schutz nun in der konsequenten Verwendung von Kondomen oder einem konsequenten Verzicht auf bestimmte Techniken.

4. Sexualberatung und AIDS: politische Dimensionen

Zweifelsohne bedeutet AIDS nicht nur persönliche gesundheitliche Risiken für einen prinzipiell unbegrenzten Bevölkerungskreis, sondern die Krankheit birgt gleichzeitig auch ein enormes gesellschaftliches Konfliktpotential. Dies gilt in besonderem Maße für unsere Klienten und darüberhinaus für alle homosexuell orientierten Menschen, solange sie als unheimliche oder bedrohliche Außenseiter gesehen werden. In unserer Beratungsarbeit müssen wir uns täglich mit den oft erschütternden Auswirkungen solcher menschenfeindlichen Homophobie[10] auseinandersetzen.

Sexuell motivierte Angst, Feindseligkeit oder Haß auf der einen, Heuchelei, Duckmäusertum oder reaktive Selbstausgrenzung auf der anderen Seite führen unvermeidlich zu Persönlichkeitsverbiegungen. Diese aber sind gefährlich nicht nur für die Verbogenen, sondern auch für die Verbiegenden: für jede Gesellschaft mit den Grundwerten Freiheit, Gerechtigkeit, Solidarität, Chancengleichheit und Demokratie. Sie führen zu Ausgrenzungen und verhindern damit die unbedingt notwendige Integration der schätzungsweise vier Millionen homosexuell liebenden Männer und Frauen in die Gesamtgesellschaft.

‚Integration' kann aber nicht einseitige Anpassung eines Bevölkerungsteils an die bestehenden Normen bedeuten, sondern nur deren aktive Mitgestaltung und dynamische Fortentwicklung von innen. Dies setzt voraus, daß homosexuell orientierten Menschen der öffentliche Verzicht auf ihre Identität nicht weiter abgefordert wird, da andernfalls unausweichlich ihre psychische wie soziale Verelendung gewollt oder billigend in Kauf genommen würde. Die Kultivierung von Randständigkeit darf aber nicht Ziel gesellschaftspolitischer Bemühungen sein.

In diesem Punkt treffen sich wissenschaftliche und beraterische Ziele, humanitäre und soziale Verpflichtungen sowie gesellschaftspolitische und ökonomische Interessen.

Anmerkungen

[1] vgl. *Gindorf, R.:* Bisexuell, homophil, schwul. Homosexualitäten in Theorie und Beratungsarbeit. - In: *Aigner, J.-C., Gindorf, R.* (Hrsg.): Von der Last der Lust. Sexualität zwischen Liberalisierung und Entfremdung. Wien (Verlag für Gesellschaftskritik) 1986, S. 155-173; *Gindorf, R.:* Der mache den ersten Schritt. Lebensberatung für homosexuell liebende Menschen. - In: *Wiedemann, H. G.:* Homosexuelle Liebe. Für eine Neuorientierung in der christlichen Ethik. Stuttgart/Berlin (Kreuz Verlag) 1982, S. 185-202; *Gindorf, R.:* Hilfe, ich bin schwul! Beratung für Homosexuelle. - In: Psychologie heute, März 1984, S. 11; *Hoghe, R.:* Sie wollen sich nicht tarnen. Neu in der Bundesrepublik - eine Beratungsstelle für Homosexuelle. - In: DIE ZEIT Nr. 17 vom 20. April 1979; *Kerscher, I.:* Sexualberatung und Sexualerziehung. - In: *Kluge, N.:* Handbuch der Sexualpädagogik, Band 2. Düsseldorf (Schwann) 1984, S. 140f.

[2] Nach den geltenden Bestimmungen sind homosexuell orientierte Wehrpflichtige grundsätzlich ebenso tauglich wie ihre heterosexuell orientierten Kameraden. Aufgrund der auf ihnen lastenden Vorurteile haben sie aber durchweg erheblich größere Schwierigkeiten. Bei einer (noch) nicht hinreichend gelungenen Integration der homo-emotionalen Sexualstruktur in die Gesamtpersönlichkeit kann es unter Umständen zu so starken Einschränkungen der Wehrdienstfähigkeit kommen, daß - vor allem unter den Bedingungen eines massiv homophoben Grundklimas in den Streitkräften - die erforderliche Leistungs-, Belastungs-, Anpassungs- und Gemeinschaftsfähigkeit verneint werden muß. - Vgl. *Brickenstein, R.*, Homosexualität und Wehrdienst. Wehrmed. Monatsschrift *24* (1980) 373-376; *Lindner, M.*, Homosexuelle in der Institution Bundeswehr. Wehrpsychiatrische, rechtliche und sozialpsychologische Aspekte eines Dilemmas. In: *Gindorf, R., Haeberle, E. J.* (Hg.): Sexualität als sozialer Tatbestand. Theoretische und empirische Beiträge zu einer Soziologie der Sexualitäten. Berlin und New York 1986, S. 211-232; weitere Literatur s. dort

[3] Hier waren wir anfangs praktisch die einzige Einrichtung in Deutschland, die auf die AIDS-Krise mit einer Kombination aus umfassenden Informationen sowohl für die Allgemeinheit als auch für Ärzte und Berater, einem Strategiekonzept zur Vorbeugung sowie einem Beratungsangebot für alle reagierte. Unser erstes, Risikogruppen-orientiertes Faltblatt, in einer Gesamtauflage von 20000 Exemplaren verteilt, wurde bundesweit von zahlreichen Einrichtungen und Behörden beachtet und für die eigene Präventionsarbeit benutzt, u. a. auch vom Robert-Koch-Institut des Bundesgesundheitsamts in Berlin. Die „Deutsche AIDS-Hilfe" hatte sich zu diesem Zeitpunkt noch nicht in ihrer heutigen Form etabliert bzw. noch keine praktikablen Präventionsstrategien entwickelt, und auch die Gesundheitsämter boten damals in der Regel noch keine Möglichkeiten einer fachlich kompetenten, menschlich einfühlsamen und anonymen AIDS-Beratung mit der Möglichkeit eines anonymen HIV-Antikörpertest an.

[4] *Kinsey, A. C., Pomeroy, W. B., Martin, C. E.:* Das sexuelle Verhalten des Mannes. Frankfurt a. M. 1970 (zuerst Philadelphia und London 1948); *Gebhard, P. H., Johnson, A. B.:* The Kinsey Data - Marginal Tabulations of the 1938 - 1963 Interviews Conducted by the Institute for Sex Research. Philadelphia und London 1979; *Bell, A. P. Weinberg, M. S.:* Der Kinsey-Institut-Report über männliche und weibliche Homosexualität. München 1978

[5] vgl. *Gindorf, R., Haeberle, E. J.* (Hg.): Sexualität als sozialer Tatbestand. Theoretische und empirische Beiträge zu einer Soziologie der Sexualitäten. Bd. 1 der Schriftenreihe Sozialwissenschaftliche Sexualforschung. Berlin und New York: W. de Gruyter 1986; *Loewit, K.:* Sexualität und Partnerschaft. In: *Viefhues, H.* (Hg.): Lehrbuch der Sozialmedizin. Stuttgart/Berlin/Köln/Mainz: Kohlhammer 1981, S. 79-89

[6] Ergebnisse einer repräsentativen Zufalls-Stichproben-Untersuchung (n = 500), durchgeführt im September 1984 von der Research & Decisions Corp. im Auftrag der San Francisco AIDS Foundation

[7] so *V. Sigusch* in Sexualmedizin *15* (1986) 475. - Ähnlich äußerte er sich in einer Reihe weiterer Artikel, u. a. in Sexualmedizin *14* (1985) 538f., im Deutschen Ärzteblatt *33* (1986) 2853-2857 und im von ihm mitherausgegebenen Sonderheft KONKRET Sexualität: Operation AIDS, Hamburg 1986, S. 70-74

[8] Eine Darstellung und Kritik dieser Haltung, wie sie in dem genannten KONKRET-Sonderheft ‚Operation AIDS' u. a. von *V. Sigusch, M. Dannecker* und *Gü. Amendt* zum Ausdruck gebracht wird, findet sich im Beitrag „AIDS und die Aufgaben der Sexualwissenschaft", Anmerkung 19, von *E. J. Haeberle* in diesem Band.

[9] „AIDS-Prophylaxe ist vorrangige gesundheitspolitische Aufgabe!" - Erklärung der Deutschen Gesellschaft für Sozialwissenschaftliche Sexualforschung zum Thema AIDS. In: *Eicher, W., Herms, V., Vogt, H.-J.* (Hg.): Praktische Sexualmedizin. Referate und Diskussionen der 9. Fortbildungstage für praktische Sexualmedizin in Heidelberg vom 13. - 17. 6. 1985. Wiesbaden: Medical Tribune 1986, S. 265-269; ebenso in: *Gindorf, R., Haeberle, E. J.* (Hg.) 1986, a. a. O., S. 267-270)

[10] ‚Homophobie' bezeichnet in der neueren Sexualwissenschaft eine pathologische und pathogene (krankhafte und krankmachende) Ablehnung von Homosexualität und homosexuell liebenden Menschen. Vgl. auch den weiteren Beitrag von *Gindorf* in diesem Band.

Teil III:
Beiträge zur Theorie der Sexualitäten

Wahrnehmung und Kommunikation sexueller Interessen

Niklas Luhmann

I am two fools, I know
for loving, and for saying so.

John Donne
The Triple Fool

I.

Neuere systemtheoretische Forschungen scheinen dazu zu zwingen, schärfer als je zuvor zwischen verschiedenen Ebenen der Bildung selbstreferentieller Systeme zu unterscheiden. Diese Konsequenz muß man aus dem Konzept der Autopoiesis ziehen, wenn man diesen Begriff nicht auf einen rein biologischen Tatbestand reduzieren will. Autopoiesis heißt: Selbstreproduktion des Systems auf der Basis seiner eigenen Elemente. Oder anders gesagt: Ein autopoietisches System ist ein System, das die Elemente, aus denen es besteht, durch das Netzwerk der Elemente, aus denen es besteht, selbst reproduziert.

Dafür gibt es nun sehr verschiedene basale Operationen, die jeweils rekursiv-geschlossene Systeme bilden, indem sie Organisation und Struktur ihrer Autopoiesis gegen eine Umwelt differenzieren, die aus der selbstreferentiellen Operationsweise des Systems ausgeschlossen ist. Das geschieht (wenn wir die weithin ungeklärte Situation im Bereich physischer und chemischer Systeme einmal außer Acht lassen) entweder durch die Operationsweise des Lebens oder durch die Operationsweise des Bewußtseins oder durch die Operationsweise der Kommunikation. Entsprechend bilden sich in jeweils für sie spezifischen Umwelten lebende Systeme, psychische Systeme und soziale Systeme, und zwar jeweils als geschlossene Systeme mit einer eigenen Autopoiesis und mit Strukturen, die nur intern und nur durch das System selbst spezifiziert werden können. Das Resultat dieser Selbstselektion von Strukturen ist die Vielfalt der Arten, die Vielfalt der Individuen, die Vielfalt der sozialen Systeme auf der Grundlage einer jeweils sehr einfach zu beschreibenden autopoietischen Grundoperation.

Die Strukturentwicklung (Morphogenesis) geschieht jedoch auf eine so komplexe Weise, daß auch bei umweltblinden Operationen ein hohes Maß an Realitätskontrolle gewährleistet bleibt, und zwar dadurch, daß diese Systeme die Konsistenz ihrer eigenen Operationen im Verhältnis zu den Resultaten ihrer eigenen Operationen kontrollieren können; oder man könnte auch einfacher sagen: dadurch, daß sie ein Gedächtnis haben. Die Realitätskontrolle liegt mithin ausschließlich auf derjenigen Ebene, die *Heinz von Foerster* Kybernetik zweiter Ordnung nennt [1], also im rekursiven Berechnen eigener Berechnungen – und nicht etwa, wie die klassische Erkenntnistheorie angenommen hatte, in einem Vergleich interner und externer Daten.

Dieser theoretische Umbau der allgemeinen Systemtheorie hat sehr weitreichende Konsequenzen für die gesamte Wissenschaftslandschaft, die sich gegenwärtig noch

Sozialwissenschaftliche Sexualforschung 2

kaum abschätzen lassen. Das gilt nicht nur für die Grundannahmen der klassischen Logik und Erkenntnistheorie, die von der ontologischen Prämisse eines eindeutig vorhandenen, irreflexiven Seins ausgegangen war [2]. Es gilt auch für alle Theorien, die sich mit diesen autopoietischen Systemen thematisch befassen, und erst recht für interdisziplinäre Forschungsbereiche, etwa den der Sexualforschung. Die Theorie autopoietischer Systeme nötigt uns hier zu Umwegen, die sich wahrscheinlich als fruchtbar erweisen werden; sie nötigt jedenfalls zu sehr komplizierten Rekonstruktionen scheinbar einfacher Tatbestände. Mit dem Konzept der Autopoiesis werden die Theorien der Lebenden, der psychischen und der sozialen Systeme auf eine Grundaporie der Offenheit geschlossener Systeme zurückgeführt - auf eine Art verbindende Ratlosigkeit, wie es *René Thom* kürzlich formuliert hat [3]. Jetzt werden die internen Operationsweisen und die durch sie gebildeten und laufend modifizierten Strukturen sehr viel größere Bedeutung gewinnen als bisher; und vor allem wird man jeweils deutlich angeben müssen, von welcher Systemreferenz die jeweilige Analyse ausgeht; das heißt, welches System jeweils als dasjenige angenommen wird, von dem aus gesehen die Welt im übrigen die nur intern kontrollierbare Umwelt ist.

Damit verliert nicht zuletzt auch Sexualität die Charakteristik eines eindeutig vorliegenden Tatbestandes, mit dem sich dann verschiedene Disziplinen auf verschiedene Weise beschäftigen können. Sexualität bedeutet für die Vielzahl lebender Systeme, für psychische Systeme und für soziale Systeme jeweils sehr verschiedenes, sie bedeutet für Immunsysteme etwas anderes als für Zellen, für Gehirne etwas anderes als für das Bewußtsein. Auch die Differenz der Geschlechter könnte von hier aus auf allen Ebenen der biologischen, der psychischen und der sozialen Systeme mit einer bisher ungewohnten Radikalität in Ansatz gebracht werden - etwa mit der Folge, daß es relativ unwahrscheinlich ist, daß Mann und Frau im Sexualbereich gleichsinnig erleben - es sei denn, daß kulturelle Programme ihre Erlebnisweisen deformieren. Wir leben in einer polykontextural konstituierten Welt; und das heißt: daß wir immer auf die Systeme, sodann aber auch auf die Unterscheidungen achten müssen, in deren Kontext jeweils etwa das ist, was es für diesen Kontext ist [4]. In diesem Sinne tritt die Wahl einer Systemreferenz durch einen Beobachter an genau die Stelle, die in der ontologischen Metaphysik die Kategorie des „Wesens" besetzt hielt als Bezeichnung desjenigen Seins, das erklärt, was das Sein ist.

II.

Das mit diesem Vorspann angedeutete Forschungsprogramm kann hier natürlich nicht annähernd, auch nicht in groben Umrissen, vorgestellt werden. Wir müssen uns damit begnügen, ein bestimmtes Thema in Übereinstimmung mit diesem Konzept autopoietischer Systeme zu skizzieren, und dies mit einem Minimum an begrifflichem Aufwand.

Die folgenden Überlegungen gehen von der Systemreferenz des Einzelbewußtseins aus. Wir ziehen deshalb nur in Betracht, was in diesem System der Reproduktion von Gedanken durch Gedanken geschieht [5]. Es geht also weder um genetische oder um organische Prozesse des Lebens, noch um die semantische Regulierung der sozialen Kommunikation [6]. Sowohl körperliche Vorgänge als auch kulturelle Imperative, die Kommunikation steuern, kommen nur in Betracht, wenn und soweit das Bewußtsein sie in der Form von Gedanken zur eigenen Informationsgewinnung und -verarbeitung verwendet.

Dieser Ausgangspunkt in der Autopoiesis des Bewußtseins schließt die Annahme aus, daß der menschliche Organismus (ganz zu schweigen von seinem genetischen Programm) das Bewußtsein hinreichend konditioniere [7]. Schon das Gehirn ist ja, obwohl auf der Basis der Autopoiesis des Lebens eingerichtet, nicht mehr lebensdienlich konditioniert [8]. Man muß die Annahme von Konditionierungen daher durch die These ersetzen, daß das Bewußtsein mit Notwendigkeit und mit einer gewissen Präferenz im Vergleich zu anderen Objekten *den eigenen Körper beobachtet* (aber bemerkenswerterweise gerade nicht: das eigene Gehirn!).

Nur durch diesen Anhaltspunkt am eigenen Körper gewinnt das Bewußtsein, das sich mit der ganzen Welt, mit Symbolen und Zeichen, mit Realitäten und Irrealitäten, mit Vermißtem, Verlorenem, Nichtvorhandenem, mit Widersprüchen und Paradoxien, mit Möglichem und mit Unmöglichem beschäftigt und das in der Welt überall und nirgends „ist", eine eigene Identität. Wenn es sich auf sich selbst beziehen will, kann dies nur mit Hilfe des eigenen Körpers geschehen, in dem es gleichsam zu Gast ist. Im übrigen ist dieser Körper nur für das Bewußtsein eine Einheit, die sich von einer (einer!) Umwelt unterscheidet. Als Agglomerat lebender Systeme gesehen ist der Organismus eine Symbiose zahlreicher autopoietischer Systeme mit gemeinsamen genetischem Programm - aber nicht das, was das Bewußtsein beobachtet, wenn es sich selbst oder andere in Unterscheidung von einer Umwelt beobachten und in der Welt lokalisieren will [9].

Die Beobachtung des eigenen Körpers bietet den Doppelvorzug, daß er stets dabei ist und daß man ihn wie von außen in seiner Umwelt beobachten kann. Das Bewußtsein macht sich, indem es den eigenen Körper beobachtet, dessen System/Umwelt-Differenz zu eigen und kann sich daraufhin, obwohl es nur in sich selbst operiert, in der Welt lokalisieren. Das Bewußtsein lernt dadurch sehr rasch, was zu seinem Körper gehört und was nicht, zum Beispiel: welche Geräusche er selbst macht und welche der Umwelt zuzurechnen sind. Da das Konglomerat autopoietischer Systeme, das als Körper beobachtet wird, selbst schon polykontextural organisiert ist, kann das Bewußtsein mit dem Körper experimentieren, kann ihn veranlassen, sich selbst zu betasten, selbstgemachte Geräusche zu hören, eigene Bewegungen zu sehen und vor allem: mit all dem abrupt wieder aufzuhören und die Effekte dieses Aufhörens zu beobachten. Laufen Experimentieroperationen dieser Art unter Beobachtung durch das Bewußtsein eine zeitlang ab, so wird als Resultat eine Unterscheidung von Selbstzurechnung und Fremdzurechnung nahezu unvermeidlich; und diese Unvermeidlichkeit dient ihrerseits als Beschleunigungsfaktor im Aufbau eines Realitätsbewußtseins.

Neuere phänomenologische Theorien, die aus der transzendentaltheoretischen Begründung der Erkenntnistheorie auszuscheren suchen, sind ebenfalls auf diese Bedeutung des Körperbewußtseins aufmerksam geworden [10]. An die Stelle des transzendentalen Subjekts oder des a priori sich selbst gegebenen Ich tritt dann der leichte Kopfschmerz, der alle meine Vorstellungen begleiten können muß und anzeigt, wo sie stattfinden, ohne daß ihre Welt dadurch beschränkt würde. Und erst wenn dieser Ausgang vom eigenen Körper gesichert ist, können Formen der Erkenntnis aufgebaut werden, die eine Distanz zur Umwelt zugänglich machen [11], vor allem das, was *Donald Campbell* Fernwissen (distal knowledge) nennt [12], und das, was die Phänomenologen als „Typifikation" analysieren: als Sichtbarmachen des Abwesenden im Anwesenden [13].

Es mag als unnötige Theoriebesessenheit oder auch nur als unnötige Umständlichkeit erscheinen, daß ich in dieser Weise die Differenz des autopoietischen Bewußtseins zu dem eigenen und fremden Körper betone. Diese Differenz ist jedoch für unser Thema, auch wenn man von ihrer theoretischen Konstruktion absieht, von zentraler Bedeutung. Sexualität kommt über eine Beobachtung des eigenen bzw. fremden Körpers durch ein Bewußtsein zustande und setzt entsprechende Undurchschaubarkeiten auf beiden Seiten voraus. Die Differenz von Beobachter (der für sich selbst undurchsichtig ist) und Beobachtetem (das für ihn undurchsichtig ist) läßt sich nie wieder eliminieren. Darauf hat vor allem die Romantik, hat zum Beispiel *Schlegel* in seiner Lucinde hingewiesen. Das Bewußtsein reflektiert sein Interesse, einschließlich der Möglichkeit, sich selbst zu täuschen oder mit Hilfe des Körpers getäuscht zu werden. Es kann nie mit seinem, geschweige denn mit einem anderen Körper „verschmelzen". Es praktiziert unausweichlich und wie grob auch immer „besonnene Liebe" mit Hintergedanken und folglich: mit der Befürchtung von Hintergedanken. Gerade das macht die Spannungen und Aufregungen der Liebe aus und macht es möglich, Liebe bis hin zu sexueller Erregung auch bei Abwesenheit des Partners zu erfahren. Eine aus dieser Differenz kommende Unsicherheit beflügelt die Phantasie. Unsicherheit läßt sich, im Unterschied zu Sicherheit, auf Dauer stellen. Man sieht, daß man nicht sieht, was man nicht sieht, und diese Beobachtung ist für das Bewußtsein viel reizvoller als die platte Ansicht der Dinge. Man denke nur an pornographische Filme, wo man nichts zu sehen bekommt, was man nicht zu sehen bekommt.

Die Differenz von Bewußtsein und Körper erklärt ferner, daß Liebe, bevor man liebt, sich mit einer Art träumerischer Ungenauigkeit *(Musil)* einstellt, in der die Ereignisse sich noch beliebig verbinden können. Hier liegt der Grund, weshalb Liebe als „Medium" sowohl für Wahrnehmung als auch für Kommunikation dienen kann [14]. Das Medium wartet dann, wenn man so sagen darf, auf Anweisungen; es steht für die Einprägung von konkreten Erfahrungen bereit, die sich mehr oder weniger gesucht, mehr oder weniger zufällig ergeben mögen.

III.

Als nächster Schritt zur Einschränkung des Themas dient uns die These, daß das Bewußtsein zwei verschiedene Möglichkeiten hat, sich in sozialen Situationen zum Körper (und auf diesem Wege: zum Bewußtsein) eines anderen Menschen in Beziehung zu setzen: Wahrnehmung und Kommunikation. Im normalen Prozeß des Wahrnehmens von etwas, was das Bewußtsein für die Außenwelt hält, erfaßt es unter anderem auch andere Menschen. Dabei ist die Mitbeobachtung des eigenen Körpers mehr oder weniger mitengagiert - bei Berühren sehr stark, beim Sehen und Hören fast nur als Distanzbewußtsein. Selbstverständlich ist diese Wahrnehmung immer interpretierende Wahrnehmung und insofern sowohl gedächtnis- als auch kulturabhängig. Das braucht uns, so wichtig es gerade für den Bereich der sexuellen Stimulation ist, zunächst nicht weiter zu interessieren. Für die folgenden Überlegungen ist nur wichtig, daß auf Grund dieser interpretierten Wahrnehmung sich einfache Wahrnehmung und Wahrnehmung von Mitteilungsverhalten, also Teilnahme an Kommunikation, unterscheiden lassen.

Von Kommunikation soll immer dann die Rede sein, wenn der Wahrnehmende sich an einer Unterscheidung von Information und Mitteilungsverhalten orientiert. Einfache Wahrnehmung erlaubt ein hohes Maß an Simultaneität einer Vielzahl von Unterscheidungen, in denen das Wahrgenommene sich als dies und nicht das (Frau und nicht Mann, jung und nicht alt, häßlich und nicht hübsch etc.) spezifiziert. Man sieht das „mit einem Blick". Kommunikation kommt durch eine erhebliche Desimultaneisierung der Wahrnehmung zustande. Sie läßt sich führen durch die Unterscheidung von Information und Mitteilung, und muß diese Vereinfachung mit einer Sequenzierung der Informationsverarbeitung bezahlen, die ihrerseits dann zum Neuaufbau einer andersartigen Komplexität, zur Bildung sozialer Systeme führt [15].

Mit der Unterscheidung von Wahrnehmung und Kommunikation ist nicht behauptet, daß soziale Situationen entsprechend differenziert werden könnten in dem Sinne, daß man in der einen Situation nur wahrnimmt, in anderen dagegen nur kommuniziert. Keine soziale Situation kommt ohne Kommunikation aus, und immer, wenn andere anwesend sind, nimmt man sie auch wahr (sofern sie sich nicht versteckt haben). Es geht nur um eine Unterscheidung, die das Bewußtsein der Beteiligten macht, und um Schwerpunkte der Inanspruchnahme von Aufmerksamkeit. Auch Kommunikation muß natürlich wahrgenommen werden, anders wäre sie dem Bewußtsein unzugänglich; aber ihre Wahrnehmung ist eine hochspezialisierte, im wesentlichen an Sprache gebundene Leistung. Bei sprachlicher Kommunikation ist die Differenz von Information und Mitteilung praktisch nicht zu ignorieren, und es ist diese Differenz, die Kommunikation für das Bewußtsein gegen einfache Wahrnehmung differenziert. Die darin liegende *Einschränkung* der wahrnehmungsleitenden Unterscheidung führt zu einer immensen *Steigerung* der Freiheiten möglicher Reaktionen: Man kann auf die Information reagieren oder darauf, daß sie mitgeteilt wird, und in beiden Fällen positiv oder negativ, annehmend oder ablehnend. Diese *Steigerung* erzwingt dann ihrerseits wieder *Einschränkungen,* die die Reaktion dem augenblicksbedingten Belieben entziehen und sie mehr oder weniger erwartbar machen. Und das ist die Leistung einer emergenten Ebene der Bildung autopoietischer Systeme, der Bildung sozialer Systeme.

Trotz der nicht zu leugnenden Bedeutung von Sprache ist sie allein kein zwingendes Kriterium für die Differenzierung von einfacher Wahrnehmung und Kommunikation. Einerseits kann ja auch nichtsprachliches Verhalten Kommunikation sein, wenn immer der Wahrnehmende eine Mitteilungsabsicht und damit eine Differenz von Mitteilung und Information hineinliest und darauf seinerseits durch Kommunikation reagiert. Die berühmte „Augensprache" der Liebenden ist hierfür ein klassisches Beispiel. Andererseits kann auch sprachliche Kommunikation wahrgenommen werden im Hinblick auf etwas, was nicht mitgeteilt werden sollte: den Klang der Stimme, die psychische Verfassung des Sprechers, seine an der Wortwahl zu erkennende Erziehung etc. Sprache macht zwar unbestreitbar, daß Kommunikation vorliegt, während man bei nichtsprachlicher Kommunikation immer bestreiten kann, etwas „gemeint" zu haben. Für eine eigene Autopoiesis kommunikativer Systeme ist Sprache also so gut wie unentbehrlich, weil sie die Kommunikation mit Verantwortungen, Adressen und unterscheidbaren Episoden versorgt. Das bedeutet aber nicht, daß in allen sozialen Situationen das Entscheidende in die sprachliche Kommunikation verlagert werden muß. Und gerade bei der Wahrnehmung und Kommunikation sexueller Interessen - wir sind jetzt bei unserem Thema - ist dies oft nicht der Fall.

IV.

Für eine Theorie, die die Bedeutung des Körpers für die Autopoiesis des Bewußtseins in der skizzierten Weise herausstellt, müssen die Wahrnehmung und die Kommunikation sexueller Interessen besondere Bedeutung haben - und zwar bereits vor allem Eingehen auf die jeweils besonderen Kulturprogramme, die den Zugang zur Sexualität konditionieren, erschweren, kanalisieren, verfeinern. Es handelt sich um ein Erleben, in dem die Körper als Körper zählen und ihr Begehren als Begehren des Begehrens. So trivial eine solche Feststellung ist: sie gewinnt ihre Bedeutung gegen den Hintergrund einer Tradition, die sich von andersartigen Unterscheidungen bestimmen ließ und die Unterscheidung der Körper etwa mit Hilfe der Unterscheidung von Sinnlichkeit und Vernunft in eine Art kulturelles Abseits manövriert hatte.

Wir können das verdeutlichen anhand der Frage, über welchen Unterscheidungen die Welt als Einheit des Unterschiedenen konstruiert wird. Sehr typisch geht eine solche Reflexion, wenn sie in Ausnahmefällen überhaupt stattfindet, von Erwartungsenttäuschungen aus. Eine solche Enttäuschung kann auf zwei Weisen verarbeitet werden: man lernt oder man lernt nicht. Man paßt sich an oder man paßt sich nicht an. Wenn nun dies wiederum antizipiert wird, werden die Erwartungen entsprechend stilisiert. Anpassungsbereite Erwartungen werden als *kognitive* Erwartungen erlebt. Sie sind auf etwas Seiendes gerichtet. Wenn man sich geirrt hat und das Sein nicht das ist, was es zu sein schien, muß man sie ändern. Kontrafaktische, nicht lernbereite Erwartungen werden dagegen durch ein *Sollen* symbolisiert [16]. Man hält sie fest, hält sich an ihnen fest, auch wenn sie enttäuscht werden, um sich zu garantieren, daß man wenigstens richtig erwartet hatte und bei seinen Erwartungen bleiben kann. Um das vorweg mitzuteilen, gibt man den entsprechenden Erwartungen einen *normativen* Status.

Der alteuropäische Rationalismus hat sich im wesentlichen dieser beiden Erwartungsstile bedient und entsprechend eine Semantik des Seins und des Sollens entwickelt. Ihr Resultat kennen wir als Wissenschaft und als Recht. Im Übergang zur Neuzeit und mit der Auflösung gemeinsamer moralkosmologischer Grundlagen hat sich eine entsprechende Unterscheidung von Fakten und Normen eher noch verschärft. Das mag Konsequenzen für die Einschätzung des menschlichen Körpers gehabt haben [17]; denn vor diese Alternative gestellt, ist der Körper (und um es immer wieder zu sagen:

das, was das Bewußtsein als Körper beobachtet) weder das eine noch das andere, sondern das ausgeschlossene Dritte, der „Parasit", der die Unterscheidung sabotiert.

Wenn die gesellschaftlich führende Semantik als Semantik des Wissens und des Rechts, des Seins und des Sollens aufgebaut wird, hat das weitreichende Folgen für die dann möglichen Anschlußunterscheidungen und für die Strukturierung der Chancen, ein unverwechselbares Individuum zu sein. Für Wissen lautet die Anschlußunterscheidung (und damit der Code des Wissenschaftssystems) *wahr/unwahr* bzw. *richtig/falsch*. Entsprechend ist es mit dem Individuum buchstäblich nichts. Bei wahren Vorstellungen wiederholt es nur, was der Fall ist, trägt also selbst nichts bei. Bei falschen Vorstellungen ist es schon deshalb nichts, weil die Vorstellungen nichts taugen. Unter diesen Einschränkungen hat sich das Individualitätskonzept in gesellschaftlich (aber auch individuell und bewußtseinsmäßig?) sehr fruchtbarer Weise in die Richtung der Auszeichnung von Entdeckern und Erfindern entwickelt - sozusagen nobelliert. Im Bereich des normierten Verhaltens kann es nur um die Differenz von *konform* und *abweichend* gehen. Dabei liegen alle Individualitätschancen im Bereich des Abweichens, das seinerseits wieder positiv (wie im Falle von Helden, Asketen, supererogatorischen Leistungen) oder negativ (wie im Falle von Schurken) bewertet werden kann, wobei der Zugang zu dieser Differenz offensichtlich mit Schichtung korreliert.

All das kann hier nur angedeutet werden. Dies genügt jedoch, um zu erkennen, daß die Beobachtung des Körper-zu-Körper-Verhältnisses in dieser vorherrschenden Semantik der Rationalität keine tragende Bedeutung hat. Seit dem 17. Jahrhundert (über die zeitliche Abgrenzung zu älteren Traditionen mag man streiten) bildet sich deshalb eine Sondersemantik für (passionierte) Liebe aus, die im wesentlichen durch Sexualerfahrungen gespeist wird, diese aber zu einem Kulturprogramm eigener Art aufwertet. Beschrieben wird Sexualität nun nicht mehr als eine Art (quasi medizinische) Notlösung für den menschlichen Körper, sondern als ein menschlich wichtiger und sozial geforderter, salonnotwendiger (nicht: reproduktionsnotwendiger) Bereich der Lebenserfahrung (selbstverständlich nur: des Adels) [18]. Und durchgesetzt wird diese Eigenwelt der Liebe gegen das, was Vernunft und Moral, das heißt: Familie und Ehe verlangen. Die in diesen Bereich hinübergezogenen Rationalismen werden im 18. Jahrhundert nach und nach abgebaut. Nach und nach werden alle Auswahlkriterien aufgegeben. Liebe wird zum Zufall, der sich selbst bestätigt, verstärkt und in Strukturen eigener Provenienz stabilisiert, und die hohe Unwahrscheinlichkeit eines solchen sozial haltlosen Vorgangs wird als Wahrscheinlichkeit des Mißlingens begriffen.

Rückblickend fällt auf, daß in dieser Literatur die oben skizzierte Differenz von Wahrnehmung und Kommunikation keine Rolle spielt. Statt dessen kommt es zur Entdekkung von Inkommunikabilitäten [19]. Liebe gründet sich auf Evidenzen, die sich nicht mitteilen und nicht verifizieren lassen; jeder Zweifel ist tödlich, und entscheidend ist das, was *Claude Crébillon* (fils) den „Moment" nennt - den Moment, in dem das Spannungsverhältnis der Körper sich zur Unwiderstehlichkeit steigert [20]. Vergangenheit und Zukunft spielen keine Rolle, nur die Aktualität zählt; und sie vermittelt in einer Weise Realität, die unerreichbar wäre, wenn man zugleich auf Vergangenheit und Zukunft (also auf inaktuelle Modi der Zeit) Rücksicht nehmen müßte.

Unter dem Gesichtspunkt der Inkommunikabilität kommt, mit anderen Worten, das Eigenrecht der kommunikationsfreien Wahrnehmung zur Sprache: nicht artikulierbar, nicht „digitalisierbar", gebunden an den gerade aktuellen Moment und eben deshalb mit einer unbestreitbaren Evidenz gegeben. Zugleich wirken aber traditionelle semantische Dispositionen nach, die die Wahrnehmung dem Verstand und den Sexualtrieb den „höheren" kognitiven und moralischen Fähigkeiten des Menschen untergeordnet hatten - nicht zuletzt mit dem kosmologischen Argument, daß diejenigen Fähigkeiten, die der Mensch mit dem Tiere teile, minderwertig seien im Vergleich zu seinen spezifisch-menschlichen Eigenschaften. Infolgedessen wurde das Wahrnehmungsverhältnis der Körper als Kommunikationsdefizit registriert.

Erst wenn man sich hinreichend radikal vom Zauber dieser Tradition und ihrem oben/unten (höher/niederiger) Schema befreit, kommt man zu der Frage, was denn im Bereich der Körperwahrnehmung an die Stelle der kognitiven und der normativen Codes, an die Stelle der Unterscheidung richtig/falsch und konform/abweichend tritt. Und es liegt nicht ganz fern, diese Funktionsstelle der Leitdifferenz anders zu besetzen, nämlich durch die Differenz von Wahrnehmung und Kommunikation.

V.

Im Vergleich zu den kognitiven und den normativen Traditionen, ihren Funktionssystemen und ihren reichen Semantiken wird sich die Differenz von Wahrnehmung und Kommunikation nicht so leicht in ein Kulturprogramm übersetzen lassen. Eine „positive Sexologie" wird seit dem 18. Jahrhundert gefordert, wird aber im wesentlichen über Negationen reklamiert, etwa über die Forderung nach freier Gestaltung der Sexualität nach eigenem Gutdünken. Daß das nicht weit führen kann, ist für den Soziologen leicht zu erkennen. Vor allem aber muß man sehen, wie tief eine Umstellung auf die Differenz von Wahrnehmung und Kommunikation, wenn sie realisiert werden könnte, greifen würde; denn die Funktionssysteme, die kognitives und normatives Erwarten ordnen, sind bereits Systeme der Kommunikation, eine Orientierung an der Differenz von Wahrnehmung und Kommunikation und speziell an der Beobachtung von Körpern und ihrer Differenz müßte also radikaler ansetzen und den Startmechanismus der kognitiven und der normativen Kultur selbst in Differenz setzen. Weder über theoretische Deduktion noch über Imagination läßt sich ausmalen, was dabei herauskommen könnte.

Wir beschränken uns deshalb auf zwei exemplarische Überlegungen. Die erste betrifft die verbreitete Forderung nach einem Prozeß des Lernens und nach einer Art von „Leistungsverbesserung" auf dem Gebiet der Sexualität. Man kann sich der Berechtigung dieses Gedankens kaum entziehen, und zweifellos ist auch Wahrnehmung ein Resultat vorheriger Lernprozesse. Dennoch ist ein Programm dieser Art natürlich ein kognitives Programm und suggeriert, daß man die Gegenwart unter dem Gesichtspunkt von Rückschlüssen auf Fehler und auf Verhaltensmodifikation, also im Hinblick auf eine Zukunft erlebt. Gerade dies sabotiert jedoch die Ausschöpfung dessen, was sich im aktuellen Moment bietet. Es stört die im Moment mögliche Simultaneität des Erlebens, weil Lernleistungen naturgemäß auf der Verschiedenheit der Perspektiven beruhen und die Beteiligten mit dieser Intention nicht „dasselbe" lernen können. Und vollends wird dieser Imperativ des Lernens absurd, wenn er dazu führt, daß der eine genießt, während der andere lernt.

Eine zweite Überlegung betrifft Kommunikation. Auch hierfür ist es gut, zunächst unseren Ausgangspunkt bei der Autoposiesis des Bewußtseins in Erinnerung zu rufen. Das Bewußtsein ist immer schneller und vielseitiger als die Kommunikation, an der es sich beteiligt. Es umkreist die laufende Kommunikation in Gedanken und greift auf eine Weise, die nicht mitkommuniziert werden kann, vor und zurück auf anderes, was schon gesagt ist, nicht zu sagen ist, auf keinen Fall gesagt werden sollte. Das Bewußtsein beteiligt sich an der Rede redend und schweigend. Es kann planen, was es sagt, und verschweigen, was es nicht sagt. Es kann sich beim Reden beobachten und korrigieren. Es kann merken, daß das Gesagte nicht ganz trifft, was gemeint war. Es kann miterleben, daß etwas Gesagtes etwas anderes als inkompatibel ausschließt (obwohl dies andere ebensogut hätte gesagt werden können). Es kann spüren, ja sogar mit Widerwillen notieren, wie es sich in der Kommunikation festlegt. Es kann übertreiben. Es kann nicht ganz ernst Gemeintes sagen. Es kann lügen. Und es kann, ja muß so gut wie zwangsläufig, dasselbe Spiel des Überschusses von Bewußtsein beim anderen vermuten.

Jede Beteiligung an Kommunikation macht also schmerzhaft deutlich, wie scharf die Grenzen zwischen psychischer und sozialer Autopoiesis gezogen sind, und wie unsinnig die Meinung ist, zu der uns eine Tradition verführt: daß Menschen kommunizieren können. Wir erfahren jeden Tag, daß das nicht geht - und daß wir uns trotzdem unsere Rede zurechnen lassen müssen, weil anders die Kommunikation nicht funktionieren könnte.

Man mag dies mit einer laschen Toleranz für Ungenauigkeit hingehen lassen, wenn es nicht so sehr darauf ankommt. Aber der Bereich des intimen Kontaktes steht unter anderen Ansprüchen. Hier kann es, oder könnte es doch darauf ankommen, daß man so verstanden wird, wie man sich selbst versteht. Gerade das läßt sich aber durch Kommunikation nicht erreichen. Deshalb suchen Liebende zwar die Kommunikation - aber eigentlich nicht um der Kommunikation willen, sondern um einander beim Kommunizieren beobachten zu können. Jeder verwendet die Selbstreferenz seines Bewußtseins als die Differenz, die einen Unterschied macht, und jeder unterstellt, daß dies beim anderen ebenso sei, und richtet sich darauf ein. Es kommt nicht darauf an, die Kommunikation mit übereinstimmend akzeptierten Resultaten abzuschließen. Sie befriedigt unmittelbar. Das Thema ist nur Vorwand, um dem anderen zeigen zu können, daß man seine Selbstreferenz als das akzeptiert, was einen Unterschied macht.

Weniger die Liebesliteratur selbst als die Literatur zur Sexualpädagogik und Sexualtherapie verkennt oft diesen elementaren Sachverhalt. Oft wird zur Überwindung von Schwierigkeiten oder etwaigen Mißverständnissen eine Kommunikation über das gemeinsame Verhalten, wenn nicht gar eine „Aussprache" angeraten. Die Probleme, die man hat, sollen offen gelegt und mitgeteilt werden. Dies belastet jedoch das Geschehen mit den Eigengesetzlichkeiten der Bildung sozialer Systeme und überdies mit dem Problem der Inkommunikabilitäten. Hinzu kommt, daß jede Kommunikation durch ihre Explizität eine Bifurkation erzeugt: Man kann den angebotenen Sinn annehmen oder ablehnen, was weitere Kommunikation erforderlich macht. Kommunikation hat keineswegs, wie oft unterstellt wird, eine immanente Tendenz zum Konsens. Ihr einziges sicheres Resultat ist diese Bifurkation, und eben darauf ist ein undoktrinäres Alltagswissen, das Vorsicht bei Kommunikation und häufig Kommunikationsvermeidung gebietet, auch eingestellt. Auch eine familientherapeutische Praxis der „Verschreibungen" erfaßt dieses Problem, wenn sie etwa angesichts von unüberwindlichen Schwierigkeiten der ehelichen Verständigung und angesichts allzu viel Rücksichtnahme und Ausweglosigkeit der „doppelten Kontingenz" verordnet: immer freitags, ob man Lust hat oder nicht!

Das Problem der Kommunikation ist eben, daß sie die unbefangene Wahrnehmung des Begehrens in eine Information und eine Mitteilung der Information zerlegt, damit den Verdacht der (wie immer gut gemeinten) Täuschung, des Mißbrauchs der Symbole, des Irrtums und des Mißverständnisses, die laufende Vergewisserung des Richtigverstandenhabens, die Rückfrage und die Korrektur und mit all dem eine Serialisierung des Erlebens und Handelns nahelegt. Die Zweifel können die Informationen betreffen oder auch die Gründe ihrer Mitteilung. Sie können teils kommunizierbar, teils nichtkommunizierbar sein, so daß sich sehr leicht ein Aufstauen von Motivverdacht ergeben kann. Die Kommunikation erzeugt dadurch einen Überschuß an Komplexität, der zu weiterer Kommunikation und zur selektiven Abarbeitung Anlaß gibt. Kommunikation dient mithin in erster Linie der Autopoiesis von Kommunikation, aber nicht, oder nur sekundär, der Vergewisserung einer Realität [21].

In der nicht auf Kommunikation spezialisierten Wahrnehmung ist dagegen die Simultaneität von Erleben und Erlebnisinhalt unmittelbar evident. Ich würde sogar so weit gehen zu sagen, daß diese Simultaneität des Moments, die Gleichzeitigkeit der Ereignisse im System und in der Umwelt, die einzige Form ist, in der ein geschlossenes autopoietisches System die eigene „Konstruktion" seiner Realität überschreiten und sich selbst mit Kontaktgewißheit und damit mit Einschränkungen versorgen kann [22]. Hiermit hängt zusammen, daß Kommunikation im Vergleich zu einfacher Wahrnehmung eine größere Distanz des Beobachters zu dem, was er beobachtet, erzeugt. Mit seinen Wahrnehmungen kann man sich besser identifizieren als mit dem, was man als Kommunikation erlebt. In der Wahrnehmung kann man sich zwar täuschen (ohne es zu merken), in der Kommunikation kann man aber getäuscht werden. Auch hat das eigene Handeln einen größeren Einfluß auf die dann folgende Kommunikation als auf die dann folgende Wahrnehmung. Teilnahme an Kommunikation erfordert deshalb ein sehr viel höheres Maß an Selbstkontrolle, an Beobachtung der eigenen Beobachtungen und an Voraussicht und Rücksicht. Übertragen auf das Problem der Wahrnehmung bzw. der Kommunikation sexuellen Begehrens heißt dies, daß die Übersetzung des Kontaktverlaufs von Wahrnehmung auf Kommunikation Spontaneität bricht und Distanz schafft mit der Folge, daß man sich dann „verständigen" muß.

Wenn diese sehr allgemeinen Überlegungen zutreffen, dann müßte man zugestehen, daß die verbreitete Präferenz für kommunikative Verständigung wichtige Aspekte des Sexualkontaktes unterbelichtet, ja gefährdet. Erst recht wird man einsehen müssen, daß die üblichen Vorstellungen über Ich-Genese als Folge selbstverantworteter Selektion oder als Folge des kontrafaktischen Festhaltens von Erwartungen auch im Enttäuschungsfalle höchst einseitige kognitive bzw. normative Kulturprogramme sind, die in der traditionellen Unterschätzung der Eigenleistung des Wahrnehmens angelegt waren und der Korrektur bedürfen. Und dann wäre es vielleicht angebracht, im Körper-zu-Körper-Verhalten der Unmittelbarkeit des Beobachtens wieder zu ihrem Recht zu verhelfen und, stärker als üblich, die Gefahr der Kommunikation zu betonen.

Anmerkungen

[1] Vgl. für die wichtigsten Beiträge in deutscher Übersetzung *Foerster, H. von:* Sicht und Einsicht. Braunschweig 1985, oder in Kurzform *Foerster, H. von:* Cybernetics of Cybernetics. In: *Krippendorff, K.:* Communication and Control in Society. New York 1979. S.5-8.

[2] Siehe hierzu *Günther, Gotthard:* Beiträge zur Grundlegung einer operationsfähigen Dialektik. 3 Bde. Hamburg 1976-1980. Ferner die unter dem nicht sehr glücklichen Titel „Konstruktivimus" formulierte erkenntnistheoretische Position, deren Reflexionsniveau jedoch nicht immer den Anforderungen entspricht, die Philosophieexperten stellen würden. Siehe etwa *Watzlawick, Paul (Hrsg.):* Die erfundene Wirklichkeit. München 1981; *Maturana, Humberto R.:* Erkennen: Die Organisation und Verkörperung von Wirklichkeit. Braunschweig 1982; *Richards, John/Glasersfeld, Ernst von:* Die Kontrolle von Wahrnehmung und die Konstruktion von Realität: Erkenntnistheoretische Aspekte des Rückkopplungs-Kontroll-Systems. Delfin 3 (1984) 4-25; *Rusch, Gebhard:* Verstehen verstehen: Ein Versuch aus konstruktivistischer Sicht. In: *Luhmann, Niklas/Schorr, Karl Eberhard (Hrsg.):* Zwischen Intransparenz und Verstehen: Fragen an die Pädagogik. Frankfurt 1985. S.40-71.

[3] Siehe: Nutzen und Schwierigkeiten interdisziplinärer Forschung. In: Spektrum der Wissenschaft. Januar 1986. S.12-13.

[4] Vgl. hierzu *Günther, Gotthard:* Life as Poly-Contexturality. In ders.: Beiträge zur Grundlegung einer operationsfähigen Dialektik. Bd 2. Hamburg 1979. S.283-306; ferner die hier anschließenden Überlegungen zu einer Semiotik der Weiblichkeit von *Meyer, Eva:* Zählen und Erzählen: Für eine Semiotik des Weiblichen. Wien, Berlin 1983.

[5] Vgl. zu diesem Ausgangspunkt *Luhmann, Niklas:* Die Autopoiesis des Bewußtseins. Soziale Welt *36* (1985) 402-446.

[6] Unter diesem Gesichtspunkt: *Luhmann, Niklas:* Liebe als Passion: Zur Codierung von Intimität. Frankfurt 1982.

[7] Nicht ausgeschlossen ist jedoch die Möglichkeit, daß ein Beobachter das Verhältnis von Organismus und Bewußtsein so beobachtet, als ob dies der Fall wäre - etwa mit Hilfe einer Input/Output-Beschreibung. Vgl. dazu *Varela, Francisco:* L'auto-organisation: de l'apparence au mécanisme. In: *Dumouchel, Paul/Dupuy, Jean-Pierre (Hrsg.):* L'auto-organisation: De la physique au politique. Paris 1983. S.147-164.

[8] Vgl. *Roth, Gerhard:* Autopoiesis und Kognition: Die Theorie H.R.Maturanas und die Notwendigkeit ihrer Weiterentwicklung. Ms. Bremen 1985.

[9] Das Argument läßt sich für das Verhältnis von Bewußtsein und sozialem System wiederholen: Für sich selbst ist das Bewußtsein keine „Person". Es benötigt nur eine operative Einheit (Autonomie), keine personale Identität. Person ist das psychische System nur für das soziale System (nach alter Auffassung sogar nur für das Rechtssystem), also nur für Zwecke der Kommunikation, nur als Adresse, an die man sich wenden kann, oder als Faktor, dem man Kausalität und Verantwortlichkeit für die Mitwirkung an der Kommunikation zurechnen kann.

[10] So vor allem die für die hier zu behandelnden Fragen besonders wichtige Publikation aus dem Nachlaß von *Merleau-Ponty, Maurice:* Le visible et l'invisible. Paris 1964.

[11] Damit soll nicht geleugnet sein, daß die Möglichkeit der Distanzwahrnehmung auch rein neurophysiologische Schaltungen voraussetzt. Siehe hierzu *Foerster, Heinz von:* What is Memory that it May Have Hindsight and Foresight as Well. In: *Bogoch, Samuel (Hrsg.):* The Future of the Brain Sciences. New York 1969. S.19-64.

[12] Vgl. u.a. Natural Selection as an Epistemological Model. In: *Naroll, Raoul/Cohen, Ronald (Hrsg.):* A Handbook of Method in Cultural Epistemology. Garden City, N.Y. 1970. S.51-85; ders., Ostensive Instances and Entitativity in Language Learning. In: *Gray, William/Rizzo, Nicholas D. (Hrsg.):*

Unity Through Diversity: A Festschrift for Ludwig von Bertalanffy. Bd 2. New York 1973. S. 1043-1057; ders., On the Conflict Between Biological and Social Evolution and Between Psychology and Moral Tradition, American Psychologist *30* (1975) 1103-1126.

[13] Im Anschluß an *Edmund Husserl*. Siehe insb. Erfahrung und Urteil. Hamburg 1948. S. 398 ff.

[14] Medium hier im Sinne von *Heider, Fritz:* Ding und Medium. Symposion *1* (1926) 109-157 (engl. Übers. in Psychological Issues *1, 3* (1959) 1-34).

[15] Hierzu ausführlicher *Luhmann, Niklas:* Soziale Systeme: Grundriß einer allgemeinen Theorie. Frankfurt 1984, insb. S. 191 ff.

[16] Speziell für Menschen erfunden, darüber sind Gott und Teufel sich einig. Siehe den Prologue in Heaven, in: *Burke, Kenneth:* The Rhetoric of Religion: Studies in Logology. Berkeley 1970. S. 273 ff. (zuerst 1961).

[17] Oder so jedenfalls meint es die These vom „Schweigen des Körpers" - siehe *Kamper, Dietmar/ Rittner, Volker (Hrsg.):* Zur Geschichte des Körpers: Perspektiven der Anthropologie. München 1976.

[18] Vgl. *Luhmann, Niklas:* Liebe als Passion: Zur Codierung von Intimität. Frankfurt 1982.

[19] Für Nachweise: *Luhmann*, a. a. O. (1982), S. 153 ff.

[20] Vgl. als Neuausgabe: La nuit et le moment, suivi de Le hazard du coin du feu. Paris 1983.

[21] Nur unter dieser Voraussetzung einer Auflösung in Kommunikation und Serialität läßt sich denn auch eine These akzeptieren, die sich bei *Musil* findet: daß höchste Gefühl mit höchster Unsicherheit korrelieren. Vgl. Der Mann ohne Eigenschaften. Hamburg 1952. S. 1138 f.

[22] Auf die epistemologische Konsequenzen für den derzeit modischen „Konstruktivismus" kann hier nicht näher eingegangen werden.

Evolution, Autopoiesis, Moral und Sexualität

Gunter Runkel

Am Anfang der *Evolution* war alles unwahrscheinlich. Im folgenden soll Unwahrscheinliches ins Wahrscheinliche überführt werden. Theoretisch entwickelt sich Unwahrscheinliches ins Wahrscheinliche, wogegen die Evolution umgekehrt prozessiert, Wahrscheinliches wird ins Unwahrscheinliche entwickelt und dann stabilisiert. Des weiteren geht es um die Frage, wie sich Evolution, Autopoiesis, Moral und Sexualität gegenseitig steigern und bedingen.

Evolution wird im Anschluß an *Darwin* mit den Funktionen Variation, Selektion und Stabilisierung gefaßt. Nachdem auf der Übergangsstufe zwischen tierischen und menschlichen Populationen Reflexivität durch Sprache institutionalisiert wurde, wird dies zu einem Dauerthema von Variation. Die Sprache wird auf dieser Stufe zur fundamentalen evolutionären Universalen [1], ohne die es keine menschliche Gesellschaft gäbe.

Die Selektion erfolgt im Laufe der Evolution durch sich herausbildende neue Universalien mit neuen Interaktionsmedien wie Geld, Macht, Liebe, Wertbindung etc., die Reduktionen von Komplexität leisten [2].

Die Stabilisierung wird durch Systemdifferenzierung geleistet. Auf der archaischen Stufe wird durch Systemdifferenzierung segmentär differenziert. In den frühen Hochkulturen tritt vertikale Schichtung hinzu, die die ursprüngliche Gleichrangigkeit ablöst. Auf der nächsten evolutionären Stufe wird die Gesellschaft funktional differenziert mit der damit verbundenen Durchsetzung universalistischer Normen.

Doch bewirkt nicht nur der Umbau der gesellschaftlichen Differenzierung eine Veränderung der Semantik [3], sondern auch die Veränderung der Semantik führt zu einer Veränderung der Differenzierung. Beide Prozesse steigern sich gegenseitig und beide Prozesse müssen kontingent gesetzt werden. Es gibt in der Evolution keinen Primat von irgendwelchen Faktoren. Jedes Element kann Ausgangspunkt von Wandlungsprozessen sein.

Die Evolutionstheorie ist eine Theorie selbstreproduktiver Systeme. Gerade offene Systeme, wie gesellschaftliche Systeme, müssen ihren Bestand immer wieder reproduzieren. Wegen der eingebauten Variation werden jeweils neue Möglichkeiten geschaffen, aus denen über Selektion und Stabilisierung unter dem Leitschema der Überlebensfähigkeit des Systems ausgewählt wird. Evolution bedeutet Strukturbildung in der Zeit. Schon minimale Energiezufuhr führt zu Strukturen. Lebende Systeme besitzen die Fähigkeit der Selbstreproduktion, die durch Zufall entstanden und aus der Notwendigkeit herausgewachsen ist. Evolution stellt eine Verbindung von Zufall und Notwendigkeit dar. Die Evolution entwickelt Systeme, die vorher weder vorhanden noch angelegt sind.

Sozialwissenschaftliche Sexualforschung 2

Dieses Konzept wird ergänzt durch die Konzeption der *Autopoiesis*. Autopoiesis ist ein Kunstwort. Es ist zusammengesetzt aus griechisch αυτοσ=selbst und ποιειν=machen. Es bedeutet also Selbstmachen, Selbstschaffen, Selbsterzeugung. Autopoiesis definiert lebende Systeme, die durch ihre Organisation determiniert sind und ihre Grenzen im Prozeß ihrer Selbsterzeugung produzieren. Menschen sind danach autopoietische Systeme, die selbstreferentiell, homöostatisch, autonom, strukturdeterminiert und geschlossen sind.

Die Autopoiesis umfaßt Selbstorganisation, Selbstreproduktion und Selbstreferentialität. Autopoiesis bedeutet, daß das System seine Struktur selbst herstellt. Dazu bedarf es geschlossener Selbstreproduktion und Kommunikation, die als Sinn Anschlußfähigkeit ermöglicht. Durch Temporalisierung der Elemente und durch Selbstbeobachtung strukturiert sich ein System.

Die Strukturen werden über Prozesse aufgebaut, die selbst als quasi zeitlos aufblitzen. Eine solche Konzeption der Autopoiesis stellt eine Ergänzung der input/output-Betrachtung dar. Im Brennpunkt der Autopoiesis steht die black box, die aufgehellt wird. Das System produziert die Elemente, aus denen es besteht. Lebende Systeme müssen ihre Operationen der Autopoiesis unterordnen, um überleben zu können. Von daher stabilisieren Normen die Autopoiesis und insbesondere die Selbstreproduktion des Systems. Historische Gegenbeispiele zur Verhinderung der Selbstreproduktion von Gesellschaften sind nicht anschlußfähig. So verboten die Markioniten, eine frühe christliche Sekte, den Geschlechtsverkehr auch in der Ehe, womit sie sich allerdings ein baldiges Ende setzten [4].

Die Autopoiesis benutzt zirkuläre Strukturen, um Erkennen zu ermöglichen. Über zirkuläre Selbstreferenz ist dann Beobachtung möglich. Die Umwelt des Systems wird nicht durch Punkt-zu-Punkt-Relationen abgebildet, sondern das System baut sich seine interne Umwelt auf. Die Eigenkomplexität des Systems transformiert Chaos in Ordnung, da es Chaos für ein System nicht gibt - es gibt nur Unpünktlichkeit und ähnliches. Solange ein System existiert, besteht Ordnung. Das für Menschen beste Verhältnis von Ordnung und Unordnung herrscht am Beginn des Untergangs eines sozialen Systems, doch läßt sich ein solcher Zustand nicht stabilisieren. Wenn Systeme als Umwelt von Systemen existieren, tritt in der Umwelt Komplexität auf; bestehen in der Umwelt keine Systeme, so herrscht reiner Zufall oder Kontingenz. Die Systeme transzendieren sich nicht selbst, sondern sie holen sich aus der Umwelt in das System, was sie brauchen. Sie bearbeiten die Umwelt nur im System. Sie entwickeln Übergangsstellen zu anderen Systemen in der Umwelt, um Anschlußfähigkeit zu ermöglichen.

Die Konzeption der Autopoiesis verlangt eine Trennung der Perspektive nach innen (intern) und außen (extern). Intern läuft die Autopoiesis ab, extern schreiben Beobachter Sinn und Bedeutung den Operationen zu. Die Gesellschaft (die Beobachter) liefert Kommunikation und Sinn, das Individuum (autopoietisches Bewußtsein) denkt sich seinen Teil. Für einen Beobachter sieht ein autopoietisches System über interne Stabilisierung wie eine regulierte homöostatische Einheit aus. Alles was gesagt wird, wird von einem Beobachter einem anderen gesagt, alles was gedacht wird, wird nur von einem autopoietischen Bewußtsein gedacht. Was einer wirklich denkt, bleibt einem anderen (und wahrscheinlich auch dem einen) verschlossen. Ob er ‚wirklich' Schmerzen hat, ist bisweilen für ihn unklar. So gibt es den Phantomschmerz, der Schmerz in einem nicht vorhandenen Glied. Auch die Aussage ‚Ich liebe Dich wirklich' ist ‚wirklich' nur durch die Verwendung des Attributs. Dies führt zu interessanten Problemen der Attributionstheorie, die ich aber hier nicht ausführen kann. Ob etwas wirklich ist, wenn man sagt, es sei wirklich, ist wirklich die Frage. Dies hat *Wittgenstein* am Beispiel der Möglichkeit einer Privatsprache analysiert [5].

Die interne Autopoiesis ist über Koppelung an externe Umwelten angeschlossen, die die Autopoiesis ermöglichen. Andernfalls hört Autopoiesis und damit Leben auf zu existieren. Die Einwirkung der Umwelt führt innerhalb der Autopoiesis zum Aufbau einer Struktur der autopoietischen Einheit. Über strukturelle Koppelung ist diese an ihre spezifische Umwelt angeschlossen, um ihre Einheit zu erhalten. Die interne Einheit hält die Autopoiesis konstant und kann periphere Zustandsänderungen durchführen. Das interne System kann sich immer ändern, um immer gleich zu bleiben, d.h. um seine Autopoiesis zu ermöglichen.

Der erste Bereich der Autopoiesis ist die interne Autopoiesis des Organismus. Der zweite Bereich ist die strukturelle Koppelung zur Umwelt des Organismus, dies ist der Bereich, in dem Assimilation und Akkommodation, d.h. Anpassung und Lernen auftritt. In diesem Bereich verstärken Interaktionen die strukturelle Koppelung. Der dritte Bereich entsteht durch Beobachter, der die anderen Bereiche und sich selbst zum Objekt weiterer Beobachtungen machen kann. Diese Beschreibungen konstituieren einen konsensuellen Bereich, wie z.B. durch Sprache, Interaktionsmedien, Gesellschaft, der wiederum dem Individuum als fremde Macht entgegentreten kann. Wenn input/output-Analysen durchgeführt werden, also allopoietisch prozessiert wird, so ergibt sich häufig das Problem der Umkehrbarkeit. Einer investiert Geld in einem System, um Macht zu erreichen oder umgekehrt. Oder auch, einer steckt Geld in ein System, um es wiederzubekommen. Einer investiert Liebe, um Liebe zu bekommen; will er dieselbe oder eine andere?

Das Konzept der Auto- und Allopoiesis ermöglicht es, außendeterminierte und zustandsdeterminierte Faktoren zu differenzieren.

	Autopoiesis	
Input	- black box	- output
Außendeterminiert	- zustandsdeterminiert	- außendeterminiert

Autopoietische Systeme sind z.B. Bewußtsein und das Nervensystem, allopoietische Systeme sind Organisation und Interaktion. Ein autopoietisches System stellt wiederum die Weltgesellschaft dar. Die lebenden Systeme existieren nur in ihrer Einsamkeit innerhalb der Geschlossenheit ihrer Autopoiesis. Sie besitzen eine grundsätzliche Indifferenz, weil sie selbstgenügsam sind.

Über strukturelle Koppelung schließen sie sich an andere Systeme an. Der wichtigste Bereich der strukturellen Koppelung ist, bedingt durch die zweigeschlechtliche Reproduktion, die sexuelle Koppelung, um Autopoiesis zu ermöglichen. Sexualität ist somit ein wesentlicher Teil der Autopoiesis der Gesellschaft. Der Gesellschaft kann es gleichgültig sein, wie die Sexualität abläuft, nur müssen bisweilen Kinder geboren werden.

Ein weiterer Bereich der Autopoiesis stellt die Selbstreferentialität dar. Lebende Systeme höherer Art bauen Selbstbewußtsein über Selbstbeschreibungen auf. Selbstbewußtsein entwickelt sich, indem ein Teil des Selbst als Beobachter sich selbst beobachtet und feststellt, daß es existiert. Es kommt dann zwar nie so weit wie Pädagogen, die seine Identität bezweifeln. Dies liefe darauf hinaus, daß einer sagte, er sei, was er nicht ist; doch dies wäre er dann.

Wenn man, wie hier, Autopoiesis beschränkt auf die black box, so kann man auch input/output-Analysen durchführen. Von daher gibt es keine Präferenz für Geschlossenheit, sondern es existieren geschlossene und offene Systeme. Außerhalb der Autopoiesis gibt es eine Präferenz für Evolution, Lernen und Entwicklung. Die Autopoiesis setzt harte Strukturen voraus, wogegen Lernen, Evolution und Entwicklung weiche, plastische Strukturen als Grundlage besitzen. Die Evolution ermöglicht den Aufbau unwahrscheinlicher Strukturen. Die frühere Leitdifferenz war Teil gegenüber Ganzem, eine spätere Leitdifferenz besteht in System gegenüber Umwelt.

Die Evolution führt zu einer Steigerung von Kapazitäten zur Behandlung von Problemen, die jedoch nicht gelöst, sondern mitgesteigert werden. Evolution führt, wenn sie erfolgreich ist, zu einer höheren Überlebensfähigkeit des Systems und verändert die Struktur der autopoietischen Einheit.

Evolution ist eine notwendige Folge, wenn lebende Systeme über Selbstteilung oder Selbstreproduktion neue autopoietische Einheiten bilden, die teilweise verschieden sind. So findet auch die geschlechtliche Fortpflanzung innerhalb der Autopoiesis statt. Sie hat diese zu ermöglichen.

Der daneben ablaufende soziale Wandel beeinflußt nicht die Autopoiesis selbst, denn dann gäbe es für dieses System nichts mehr zu ändern, weil es aufhörte zu existieren.

Nach der Konzeption der Autopoiesis gibt es Objektivität und Wahrheit nur, wenn man über das Sprechen spricht. Die Welt gibt es in der strengen autopoietischen Konzeption nur als Begriff, der von einem Beobachter einem anderen gesagt wird. Nach dieser Vorstellung „erzeugen wir die Welt, in der wir leben, indem wir sie leben" [6].

Doch es gibt eine Welt, die wir zwar interpretieren und verändern können, die jedoch auch ohne uns vorhanden ist. Der Mensch schafft sich keine eigene Welt, sondern er steht mit der Außenwelt, die schon vorhanden ist, in einem wechselseitigen Prozeß. Er adaptiert die ersten Strukturen, die sich an dieser Außenwelt heranbilden und abarbeiten müssen, um sie, wenn überhaupt, erst später verändern zu können [7]. Dies geschieht einerseits durch Assimilation, der Anpassung des einzelnen an vorhandene Strukturen, und durch Akkommodation, die Veränderung dieser Struktur durch den einzelnen. Der Mensch ist an seine Umwelt angepaßt und hat in gewissen Bereichen seiner Lebenswelt adäquate Korrespondenz mit seiner Außenwelt entwickelt, weil er im Laufe der Evolution überlebt hat.

Er hat sich als Teil einer Wirklichkeit, die vor ihm vorhanden war, aber auch durch ihn verändert wird, herausgebildet. Man kann die Wirklichkeit ablehnen, muß sich aber klar darüber sein, daß sie der einzige Ort ist, wo man leben kann.

Lebewesen sind mit dem Entwicklungsprozeß verwoben. Sie sind selbstreferentielle Systeme. Innerhalb des Körpers, der durch Körpergrenzen abgeteilt ist, existiert ein dynamisches System, das durch Selbstregulation gesteuert wird. Interne Prozesse regeln den Stoffwechselprozeß mit der Außenwelt.

Außerhalb des Menschen gibt es eine Realität, die nicht ausgedacht ist. Das Überleben einer Gattung, und beim Menschen besonders die Entwicklung des Geistes, hängen damit zusammen, solche Strukturen zu erkennen und zu verarbeiten. Auf einer anderen Evolutionsstufe werden diese aufgebauten Strukturen auf die Wirklichkeit übertragen, um sie damit zu strukturieren. So beruht auch jede Wahrheitsfindung auf dem Bezug zur Realität [8]. Die Aussagen über die Realität können diese nie abbilden, sondern sie sind u.a. auf Konsens angewiesen, der wiederum mit Mitteln der Logik auf der Grundlage evolutionärbedingter kognitiver Schemata hergestellt wird.

Die aufgebauten Strukturen des Geistes hängen mit der Objektwelt zusammen, weil es z.B. Objektkonstanz in unserer Umwelt gibt. Im menschlichen Geiste werden deshalb Denkfiguren wie Vollständigkeit und Harmonie konstruiert. Auch in anderen Systemen gibt es eine Tendenz zu interner Durchorganisation und Harmonie. Die Entstehung und Bearbeitung vieler Probleme, wie z.B. die Entwicklung der Scholastik in der Theologie, hängen mit dem Bestreben zusammen, Widerspruchsfreiheit zu konstruieren. Logik und Mathematik konnten vom Menschen nur entwickelt werden, weil in dem Bereich der Außenwelt, in dem der Mensch lebt, Widerspruchsfreiheit funktional ist. Eine Logik sähe in einer Welt, in der es keine Objektkonstanz gäbe, völlig anders aus.

Auch die Vorliebe des Menschen für den binären Code hängt neben den geistigen Reduktionsleistungen und der Möglichkeit der Kreuztabellierung mit der biologischen Konstitution des Menschen zusammen. So besitzt er zwei Augen, zwei Ohren, zwei Arme, zwei Beine und, besonders wichtig, zwei Gehirnhälften, die ihn steuern. Die binäre Struktur der Logik beruht auf der binären Struktur des menschlichen Geistes und damit - auf seiner Biologie.

Die sich in der Evolution herausbildenden Strukturen bestehen nicht nur aus Gleichgewichtsstrukturen, sondern auch aus dissipativen Strukturen, in der die Veränderung kleiner Stimuli große Wirkungen erzeugen [9]. Evolution ist ein Zeitproblem und benötigt einen Zeitpfeil [10], der eine Richtung angibt und asymmetrisch aufgebaut ist. Die Evolution kann Systeme in sozialer und sachlicher Hinsicht überall hin entwikkeln. Von daher ist auch eine Phasentheorie der Evolution (so bei Habermas, Kohlberg und Marx) abzulehnen, in der spätere Phasen als höher gelten als frühere.

In zeitlicher Hinsicht entwickelt Evolution Systeme in der Gegenwart. Dabei ist alles kontingent (insbesondere die Zukunft), doch die Vergangenheit ist vorbei. Dennoch gibt es das Bemühen der Kontingentierung der Vergangenheit. Man wählt sich aus der Vergangenheit, was einem nützt, doch spielen sich solche Prozesse in den jeweiligen Gegenwarten ab.

Die biologische Evolution, für die die Entwicklung von Unordnung zu Ordnung charakteristisch ist, wird ergänzt durch soziale Evolution, für die die Transformation einer Ordnung in eine andere kennzeichnend ist.

Die Evolutionstheorie basiert auf der Systemtheorie, die versucht, über Konstruktionen die Wirklichkeit einzufangen. Sie geht von der Beobachtung aus, daß sich in der

Wirklichkeit Systembildungen feststellen lassen und sich von daher Systemkonstrukte für die Analyse der Wirklichkeit eignen. Sie zerlegt die Wirklichkeit in verschiedene Systeme mit ihren verschiedenen Funktionen. Diese Systeme stehen in Austauschprozessen miteinander und interpenetrieren. Das Sozialsystem als Teil des Handlungssystems gliedert sich wiederum in verschiedene Subsysteme, wie z. B. das ökonomische System, das Familiensystem und das Erziehungssystem, die man unter den verschiedenen Dimensionen sachlich, zeitlich und sozial thematisieren kann. Die Subsysteme werden problematisch unter dem Aspekt der Knappheit, die in diesen drei Dimensionen auftreten kann. So ist z. B. die Luft kein soziales Problem, wenn es für jeden genug davon gibt, sie wird aber zu einem sozialen Problem, wenn sie verknappt wird, etwa durch Umweltverschmutzung. Im Zuge der gesellschaftlichen Evolution können auch Güter knapp werden, die es vorher noch gar nicht gab, wie etwa das Niveau der Demokratisierung.

Die verschiedenen Subsysteme kann man unter den folgenden drei Gesichtspunkten betrachten. Einmal ihre Beziehung zum Gesamtsystem, das wäre ihre Funktion, dann ihre Beziehung zu anderen Teilsystemen, das nennt man ihre Leistung, und ihre Beziehung zu sich selbst, das ist ihre Reflexion. Durch Dynamisierung der Theorie, d. h. durch den Einbau der Evolutionstheorie zum einen mit den erwähnten Mechanismen Variation, Selektion und Stabilisierung und zum anderen mit den *Parsonsschen* Begriffen von adaptiver Aufschwung [11], Differenzierung, Inklusion und Wertgeneralisierung wird die Theorie leistungsfähiger aufgebaut. Die Differenzierung erfolgt hauptsächlich durch die Ausdifferenzierung der Subsysteme. Diese ausdifferenzierten Subsysteme müssen dann wieder durch Inklusion zusammengefaßt werden. Einen weiteren Evolutionsmechanismus stellt die Wertgeneralisierung dar, die sich z. B. in der Idee der Toleranz äußert, nachdem sich die abendländischen Religionssysteme ausdifferenziert hatten (z. B. im Augsburger Religionsfrieden und im Frieden von Münster und Osnabrück).

Die verschiedenen Subsysteme werden von Interaktionsmedien gesteuert, so das ökonomische System durch Geld, das politische System durch Macht, das Familiensystem durch Liebe, besonders in ihrer personal totalisierenden Form, und das Wissenschaftssystem durch Wahrheit oder besser gesagt durch nachprüfbare Aussagen. Auch allgemeinere Probleme der Soziologie, wie z. B. die *Hobbes*sche Frage: Wie ist gesellschaftliche Ordnung möglich? - oder anders formuliert: Wie konstituiert sich Sinn und Selektivität angesichts von Kontingenz, d. h. salopp, wieso soll irgendjemand irgendetwas sinnvoll finden, tun und/oder unterstützen, wo alles auch anders möglich ist? - sind Probleme von Interaktionsmedien, in diesem Fall des Commitments. Die Interaktionsmedien unterliegen ebenfalls der sozialen Evolution, da sie sich z. B. ausdifferenzieren. Es treten bei der Betrachtung der Interaktionsmedien Folgeprobleme auf, wie z. B. die Frage, ob es Anschlußrationalität der Interaktionsmedien gibt und ob jedes soziale Subsystem von eigenen Interaktionsmedien gesteuert wird. Eine evolutionäre Sichtweise der *Moral* sieht diese verknüpft mit adaptivem Aufschwung, Differenzierung, Inklusion und Wertgeneralisierung oder -universalisierung. Die Moral wird in der Moderne unter diesen Voraussetzungen entwickelt. Adaptiver Aufschwung bewirkt, daß, da wachsende Systemprobleme zu lösen sind, häufiger über Moral reflektiert wird. So haben auch die Differenzierung, so z. B. zwischen Verwandtschafts- und Berufsrollen, die Inklusion, daß z. B. Bevölkerungsgruppen, die vorher von Rollen im politischen oder edukativen System ausgeschlossen waren, nun in diese integriert werden, und die Wertgeneralisierung, daß z. B. alle Menschen unabhängig von Differenzen als gleichberechtigt angesehen werden, Auswirkungen auf die Moral.

Der Bezug auf sich selbst, die Selbstreferenz, ist eine in der Evolution erst spät thematisierte Neuerung. Die Betonung der Selbstreferenz wird zu dem zentralen Problem der Moral einer modernen Gesellschaft.

Historisch interessant ist die semantische Veränderung von Selbstreferenz. In früheren Zeiten wurde ein selbstreferentielles Individuum eigenwillig, eigensinnig, eigenartig genannt, durchweg Begriffe, die heute noch in ihren negativen Konnotationen gebräuchlich sind. Vom modernen Individuum wird geradezu Selbstreferenz verlangt mit den damit zusammenhängenden Forderungen wie Selbstbestimmung, Selbstfindung, Selbsterfahrung, Selbstverwirklichung, Selbstbefreiung, Emanzipation, Entwicklung der eigenen Persönlichkeit, Ich-Stärke, Ich-Identität und Autonomie als Formen der Selbstperfektionierung. Eine solche gesteigerte Form der Selbstreferenz lockert die Sozialbeziehungen und gilt dann als Ausdruck von Freiheit. Selbstreferenz entwickelt sich zur Indifferenz. Ein Subjekt ist gleich weit entfernt von allen anderen, es kann alle lieben, aber keinen einzigen mehr, denn dies wäre eine Form der Diskriminierung der anderen.

Die wachsende Autonomie ist insgesamt positiv, wenn sie mit den Regeln und der Umwelt der Akteure sinnvoll verzahnt wird. Der größere Spielraum, den moderne Systeme anbieten, ist ein funktionales Bedürfnis. Denn die Leistungen eines modernen Systems können nur gesteigert werden, wenn Selbstreferenz gefördert wird. Folglich werden die unterschiedlichen Bereiche auf Selbstreferenz umgebaut; staatliche Bildungseinrichtungen fordern von daher, daß der einzelne sich erkennen, verwirklichen und den Staat kritisieren soll. Die Steigerung einer solchen systemischen Rationalität ist nicht das, was viele intendieren. Denn wenn ein engagierter Lehrer freiwillige Mehrarbeit auf sich nimmt, um seine Interessen und die vermeintlichen der gesamten Menschheit durchzusetzen, so steigert er damit gleichzeitig die Effektivität und Rationalität des Erziehungssystems. Vernunft, oder rationale Strategie, muß an die verschiedenen Systeme (Organismus-, Persönlichkeits-, Sozial- und Kultursystem) angepaßt sein. Die Vernunft des Organismussystems kann, wie das Beispiel des religiösen Asketen zeigt, mit der Vernunft seines Kultursystems in Widerspruch treten.

Die moderne Gesellschaft zeichnet sich durch eine Differenzierung von gemeinschaftlichen und systemischen Strukturen aus [12]. Die gemeinschaftlichen Strukturen werden mit systemischen Strukturen aufgeladen. So u. a. mit der Orientierung an Leistung und formalen Verfahren, um die Menschen für die systemischen Strukturen funktionaler zu machen. Die gesellschaftliche Sphäre versucht, die gemeinschaftliche zu durchdringen. So kann man eine Verrechtlichung der Moral feststellen, vieles wird vertraglich fixiert, weil das traditionell verankerte Vertrauen fehlt. Auch die Kommerzialisierung von Erholung, Spielen und Freizeit zeigt diese Gefahr an, weil die Kommerzialisierung solcher Güter ihre Qualität beeinträchtigt, was man am besten an der Kommerzialisierung der Sexualität sieht.

Es ist nicht möglich, daß sich die Moral, wie andere Teilbereiche, in einem Teilsystem ausdifferenziert [13], sondern sie bleibt an die soziale Evolution gebunden und wird mit dieser gesteigert.

Bei der Begründung von Moral in der Gegenwart stößt man an Systemgrenzen, denn es ist offensichtlich, daß man nicht auf ‚heilige' Bücher, seien sie nun theologischer oder ideologischer Art, zurückgreifen kann. Als Ausweg bietet sich eine transzendentale Moralbegründung an. Dies bedeutet nicht, die Götter und Heiligen wieder einzusetzen, nachdem man den Himmel von ihnen leergeräumt hat, sondern eine transzendentale Begründung durch fiktiv eingeführte Limitationen. Man konstituiert Moral unter den Prämissen von Anonymität, Generalisierbarkeit und Indifferenz so, als ob Differenzen keine Rolle spielten. Wenn sich in einem transzendentalen Raum oder in einer fiktiven Ursituation die Menschen unter dem Schleier des Nichtwissens (‚veil of ignorance') [14] Regeln gäben, so könnten solche Regeln Steuerungsfunktion für die Moral der Gegenwart erhalten. Wenn Generalisierbarkeit wörtlich oder logisch genommen wird, treten Paradoxien auf. Will man diese vermeiden, so muß man die Regeln fiktiv begründen [15].

Paradoxien der Moral können auch bei der Betonung der Folgen von Handlungen auftreten. Deshalb werden den Handelnden Motive zugeschrieben, die aber häufig nur Regeln des Beobachters sind [16], oder es werden die verantwortbaren Folgen problematisiert. Da nicht alle unbeabsichtigten Nebenfolgen von beabsichtigten Handlungen dem Handelnden moralisch zugerechnet werden können, werden Stopregeln eingebaut. Eine Regel, die häufig angewendet wird, aber theoretisch nicht weit trägt, ist, daß man für alle Erfolge sich selbst verantwortlich macht, für die Mißerfolge aber die anderen. Von daher müssen die Folgen in kurz-, mittel- oder langfristig temporalisiert werden. Dabei können Widersprüche auftreten, denn was kurzfristig einen Mißerfolg darstellt, kann langfristig ein Erfolg sein; wie in Opferkombinationen im Schachspiel, wo dies planmäßig geschieht [17]. Der umgekehrte Fall geschieht leider subjektiv häufiger, was man z. B. an gegenwärtigen Partnerschaften feststellen kann.

Eine evolutionäre Betrachtung der Moral zeigt, daß zu Beginn die Moralisierung der Reziprozität (als Regel der gegenseitigen Verpflichtung wie z. B. Gabentausch, Frauentausch, Potlatsch) steht, dann die Moralisierung des Individuums (als Differenz von Absicht und Ereignis), dann die Moralisierung des Handelns (als Rücksicht auf eventuell nicht zu erwartende Folgen). Da die Beachtung der Folgen nicht grenzenlos erfolgen kann und die Moral folgenlos ließe, erscheint als Ausweg nur eine transzendentale Begründung der Moral.

Eine evolutionäre Begründung der *Sexualität* unterscheidet anhand der verschiedenen Stufen der Gesellschaftsdifferenzierung. Die archaischen Gesellschaften waren in Horden organisiert, die denjenigen der Menschenaffen sehr ähnlich waren. Diese Horden kennzeichnen männliche Dominanz und Hierarchie. Durch Gaben- und Frauentausch standen sie in Austausch mit anderen Horden. Sexualität in ihrer Reproduktionsfunktion mit den damit verbundenen Ritualisierungen (z. B. die Anrufung von Fruchtbarkeitsgöttinnen) hatte für das Überleben des Stammes zentrale Bedeutung, deshalb wurden im Falle eines Angriffes die Frauen und Kinder besonders geschützt.

In den frühen stratifikatorischen Gesellschaften entwickelte sich das Patriarchat [18], mit der Monopolisierung der Frau durch den Mann, einer stärkeren Differenzierung von intern/extern und Entwicklung der Lustfunktion von Sexualität für den Mann, der sich bei seiner Ehefrau, Nebenfrauen, Sklavinnen, Prostituierten oder anderen Männern vergnügen durfte. In den entwickelten stratifikatorischen Gesellschaften wird die Lustfunktion der Sexualität auf die Frau erweitert, es findet Inklusion statt. Liebe wird paradoxiert, z. B. als distanzierte Hingabe, völliges Verlieren im anderen zur Selbstperfektionierung und zur Passion gesteigert [19].

Zu Beginn der funktional differenzierten Gesellschaft entwickelt sich eine zunehmende Trennung der Sexualität in eine Lust- und in eine Reproduktionsfunktion. Der Versuch der Verschmelzung dieser beiden Funktionen im ‚romantischen Liebeskomplex‘ des Bürgertums im 19. Jahrhundert wird unter dem Aspekt der wachsenden Selbstreferenz und Indifferenz brüchig. So wurde noch im 17. und 18. Jahrhundert die Liebe als Exzeß konzipiert, und es war dabei völlig abwegig, an Ehe zu denken. Erst das neuzeitliche Umstellen von Liebe als Passion auf Liebe als Faktor der Partnerwahl erzwingt die Trivialisierung von Liebe und Sexualität, um sie auf Dauer stellen zu können. Die alte puritanische Vorstellung des ‚Lebensgefährten‘ wird zur ‚kameradschaftlichen Beziehung‘ in der Gegenwart weiterentwickelt. Die weitere Entwicklung der Sexualität ist auf Selbstreferenz ausgerichtet. Von daher werden Ligaturen brüchig, weil sie als Einschränkung der Selbstreferenz gelten. Als Beleg ist die Entwicklung zu einer Ein-Eltern-Familie zu sehen, die in Skandinavien schon weit vorangeschritten ist. Moral und Sexualität lösen sich von ihren traditionellen Bezügen und werden als Techniken konzipiert; Moral als eine Technik der Erzeugung sinnvoller Selektion und Sexualität als eine Art von körperlicher Hygiene. So reagieren viele Betroffene sehr verwundert, wenn z. B. aus medizinischen Gründen Promiskuität reduziert werden soll, da sie dies als Eingriff in wohlerworbene Rechte ansehen.

In den funktionalen Gesellschaften werden wegen der Betonung der Selbstreferenz individuelle Wünsche und Begierden wichtiger, und dadurch wird den Individuen stärker das Dionysische, Irrationale und Kontingente erlaubt.

Doch das Dionysische und die Lust an der Grenzüberschreitung [20] ist immer an Systemgrenzen gekoppelt. Alles ist möglich, aber nicht hier und jetzt.

Anmerkungen

[1] Vergl. *Parsons, Talcott:* Evolutionary Universals in Society. In: ders.: Sociological Theory and Modern Society. New York und London 1967.

[2] Den Terminus ‚Reduktion von Komplexität‘ findet man schon bei *Willard Van Orman Quine:* Was es gibt (1948). In: ders.: Von einem logischen Standpunkt. Frankfurt am Main, Berlin, Wien 1979, und ist wohl älteren Ursprungs.
Robert K. Merton hat in: Auf den Schultern von Riesen. Frankfurt am Main 1980, vorgeführt, wie witzig und gekonnt man die Geschichte von Begriffen oder Sinnbildern zurückverfolgen kann.

[3] So *Luhmann, Niklas:* Gesellschaftsstruktur und Semantik. Frankfurt am Main 1980.

[4] *Runkel, Gunter:* Sexualität und Ideologien. Weinheim und Basel 1979, S. 81.

[5] *Wittgenstein, Ludwig,* Philosophische Untersuchungen, Frankfurt am Main 1963.

[6] *Maturana, Humberto R.:* Erkennen. Braunschweig 1982, S. 269.

[7] Vergl. *Dux, Günter:* Zur Strategie einer Soziologie der Erkenntnis. In: *Stehr, Nico* und *Volker Meja* (Hg.): Wissenssoziologie. Opladen 1981.

[8] Über die genauere Bestimmung dieser Relation gibt es eine lange Kontroverse, die ich hier nicht nachzeichnen, sondern nur benennen kann, wie die Korrespondenztheorie, Kohärenztheorie, Konsensustheorie der Wahrheit oder pragmatischen Wahrheitstheorie (Vergl. *Skirbekk, Gunnar* (Hg.): Wahrheitstheorien. Frankfurt am Main 1977 und *Habermas, Jürgen:* Wahrheitstheorien. In: *Fahrenbach, H. (Hg.):* Wirklichkeit und Reflexion. Pfullingen 1973). Eine soziologische Fassung des Wahrheitsbegriffs stellt auf den Mediencharakter von Wahrheit zur Steuerung von Austauschprozessen im Wissenschaftssystem ab und inkorporiert Konsensustheorie und pragmatische Wahrheitstheorie.
Der Lauf der Wissenschaft ist nicht wie ein Blindflug über den Wolken zu verstehen (*Maturana*, a. a. O.), sondern eher wie das Stolpern über steinige Felder, von denen bisweilen Drachen aufsteigen, die sich in den Wolken verlieren.

[9] Siehe *Runkel, Gunter:* Soziologie des Spiels. Königstein 1986.
Thom, René: Topological models in biology. Topology, Bd. 8, 1969 und ders.: Stabilité structurelle et morphogénèse. Paris 1972.

[10] *Prigogine, Ilya:* Es gibt keine wirkliche Evolution, wenn alles gegeben ist. In: *Bayertz, Kurt* u. a.: Darwin und die Evolutionstheorie. Köln 1982, S. 124.

[11] Der Begriff des ‚Aufschwungs' ist unglücklich, weil er zu sehr eine Fortschrittsvorstellung impliziert.

[12] Bei *Jürgen Habermas* (in: ders.: Theorie des kommunikativen Handelns, Bd. 2. Frankfurt am Main 1981) taucht eine ähnliche Dichotomie von Lebenswelt und System auf.

[13] Vergl. *Luhmann, Niklas:* Soziologie der Moral. In: *Luhmann/Pfürtner:* Theorietechnik und Moral. Frankfurt am Main 1978, S. 89 ff.

[14] Vergl. *Rawls, John:* Eine Theorie der Gerechtigkeit. Frankfurt am Main 1979.

[15] Vergl. *Kutschera, Franz von:* Generalisierbarkeit und Unparteilichkeit. In: *Weinke, Kurt* (Hg.): Logik, Ethik und Sprache. Wien. München 1981.

[16] Vergl. *Blum, Alan F.* und *Peter McHugh:* Die gesellschaftliche Zuschreibung von Motiven. In: *Lüschen/Sack:* Seminar: Abweichendes Verhalten II. Frankfurt am Main 1975.

[17] *Runkel, Gunter:* Soziologie des Spiels. A. a. O.

[18] *Ernest Borneman* sieht diesen späteren Zustand als Urzustand an. Siehe insbesondere: ders.: Das Patriarchat. Frankfurt am Main 1975.
Eine kritische Würdigung dazu: *Runkel, Gunter:* Zur Logik der Sexualwissenschaft. In: Sexualpädagogik, Heft 4, 1978.

[19] *Luhmann, Niklas:* Liebe als Passion. Frankfurt am Main 1982.

[20] *Runkel, Gunter:* Sexualität als soziales Problem: Systemtheoretische Reflexionen über die Lust an der Grenzüberschreitung. In: *Gindorf, Rolf* und *Erwin J. Haeberle* (Hg.): Sexualität als sozialer Tatbestand. Berlin/New York 1986.

Fragmente zur Eifersucht, zum Eifersuchtsmord und zur Eifersuchtstherapie

Ernest Borneman

Sigmund Freud meinte, daß die Urform der Eifersucht die des Kindes auf seine Eltern sei, vor allem die des Sohns auf den von der Mutter bevorzugten Vater und die der Tochter auf die vom Vater bevorzugte Mutter. Freud beschreibt aber auch sehr ausführlich die Eifersucht des Kindes auf seine Geschwister, vor allem die des erstgeborenen Kindes auf das zweitgeborene, das nun von den Eltern all die Aufmerksamkeit, all die Zärtlichkeit, all die Zuwendung erhält, die ihm bis dahin gehört hatte. *Freud* glaubte deshalb, daß die Eifersucht bestenfalls *bewußt* und dadurch verständlich gemacht werden könne. Jeder Versuch, sie zu *unterdrücken* oder sich einzubilden, man sei *frei* von Eifersucht, müsse später zu neurotischen Störungen führen.

Im Gegensatz zu dem Individualpsychologen *Alfred Adler,* der in der Geschwisterrivalität eine der Hauptursachen des späteren Machtstrebens sah, meinte die Kinderanalytikerin *Melanie Klein,* Eifersucht stamme aus dem ersten Lebensjahr und drücke unter anderem den unbewußten Neid des Kindes auf die nährende Mutterbrust aus. Ich halte beide Erklärungen für durchaus relevant, meine aber aufgrund meiner klinischen Erfahrungen mit Eltern und Kindern, daß eine noch häufigere Ursache späterer Eifersucht das Gerangel vieler Eltern um die Gunst ihrer Kinder ist. Die Frage, „Wen liebst du mehr, Mammi oder Papi?" gräbt sich lebenslang in die Seele des Kindes ein.

Aber auch Waisen- und Heimkinder, die in Anstalten aufgewachsen sind, haben erlebt, daß sie von einer Pflegerin den anderen Kindern vorgezogen worden sind und daß sich dadurch Eifersuchtszenen sowohl zwischen den Kindern wie zwischen den Pflegerinnen ergeben haben. Da Kinder auf jeden Streit zwischen Erwachsenen aktiv reagieren, antworten sie auch auf den Wettkampf zweier Erwachsener um die Gunst eines Kindes mit einem Wettkampf um die Gunst der beiden Erwachsenen. Bei den dauernd wechselnden Gefühlen, die sich innerhalb dieser Dreierbeziehung herausbilden, erfährt das Kind zum ersten Mal jene Regungen, auf denen alle späteren Formen der Eifersucht beruhen.

Da das Kind sich zwar recht erfolgreich in einen Wettkampf um die Gunst zweier Erwachsener einmischen kann, in jedem anderen Wettkampf mit den Erwachsenen aber meist den kürzeren zieht, benehmen sich eifersüchtige Erwachsene wie verzweifelte Kinder, die mit ohnmächtiger Wut gegen ihr Schicksal rebellieren. Sie begehen kurzsichtige, hoffnungslose, fast stets zum Scheitern verdammte Racheakte gegen vermeintliche Rivalen oder ruinieren ihre Beziehungen zu dem vermeintlich geliebten Partner, indem sie ihm in durchsichtigster Weise nachspionieren. Sie haben zwar ein hohes Maß an Phantasie, wenn es darum geht, sich vorzustellen, wie und wo und mit

Sozialwissenschaftliche Sexualforschung 2

wem der Partner sie „betrügt", aber gleichzeitig mangelt es ihnen an der Einsicht und dem Einfühlungsvermögen eines normalen Erwachsenen.

Sie grübeln und grübeln über die Gründe, *weshalb* der Partner sich mit einem anderen Menschen eingelassen habe. Aus ihrer verengten Perspektive vermögen sie nicht zu erkennen, daß es ihre eigene Eifersucht ist, die den Partner in die Arme eines anderen treiben kann. Sie wehren sich störrisch gegen die Erkenntnis, daß Eifersucht stets das erzeugt, was sie verhindern will: den Zerfall der Beziehung, das Ende der Zuneigung, den Abbau der Attraktivität.

Der Eifersüchtige fühlt sich vom Partner *mißverstanden*. Dabei bedeutet „Verstandenwerden", daß der andere alles *tut,* was der Eifersüchtige von ihm erwartet. Tut der andere das *nicht,* dann gibt es für den Eifersüchtigen nur *eine* Erklärung, nämlich daß der andere ihn nicht *versteht*. Entweder scheint ihm der andere zu dumm oder zu unaufmerksam: „Entweder *kann* er mich nicht verstehen oder er *will* nicht!" Der Eifersüchtige kann sich nicht vorstellen, daß der andere weder dumm noch unaufmerksam ist und *trotzdem* fremdgeht. Der Eifersüchtige versteht die Welt nicht mehr. Er sagt sich, daß er doch alles für den anderen getan habe - und dann diese Undankbarkeit, dieser Schlag ins Gesicht, dieser Stich ins Herz!

Der Grund dieses Realitätsverlusts, dieser Unfähigkeit, die Autonomie des Partners zu akzeptieren, ist die Illusion, daß der andere ihn genauso lieben müsse, wie er den anderen zu lieben vermeint: „Wenn ich *ihm* treu bin, muß er *mir* doch treu sein!" In diesem Sinne verhält sich der Eifersüchtige wie das Neugeborene, das die Umwelt als Teil seiner selbst empfindet, oder wie das Kleinkind in jenem Stadium seiner Entwicklung, in dem es mit der Pflegeperson zu verschmelzen glaubt. In beiden Fällen kann das Kind ebensowenig wie der erwachsene Eifersüchtige verstehen, weshalb die Umwelt sich anders verhält, als es das will.

Dieses infantile Weltbild kennzeichnet auch den Eifersuchtsmörder. Denn da er die Geliebte nicht als separates, selbständiges Geschöpf, sondern nur als Teil seines eigenen Ichs betrachtet, schließt seine Entscheidung, sich selbst umzubringen, meist auch ihren Tod mit ein. Darin liegt die Antwort auf die oft gestellte Frage, wieso der Eifersüchtige denn nicht den *Rivalen,* sondern die *Geliebte* umbringt. Er bringt sie um, weil die Wendung gegen die geliebte Person eine Wendung gegen die eigene Person ist - eine Form der Selbstzerstörung.

Wenn wir den Versuch unternehmen, zwischen jenen Eifersüchtigen zu unterscheiden, die sich gegen die Geliebte und jenen anderen, die sich gegen den Rivalen wenden, dann erkennen wir, daß die ersten einen weitaus höheren Realitätsverlust aufweisen, während die zweiten sowohl die Autonomie der Partner wie die des Rivalen anerkennen und deshalb den relativ realistischen Entschluß fassen, den Gegner aus dem Wege zu räumen und sich mit der Partnerin zu versöhnen.

Beide Eifersüchtigen sind aber nicht nur auf den Rivalen, sondern auch auf alle anderen Menschen eifersüchtig, mit denen die Geliebte sich befaßt, ja sogar auf Tiere und Gegenstände, die der Geliebten wichtig sind. Denn der Eifersüchtige erwartet von der Geliebten, daß sie sich um *ihn* und *nur* um ihn kümmere. Sie solle ihre Zeit nicht mit unwichtigen Aktivitäten vergeuden, sondern sich ihrem eigentlichen Zweck widmen: *seiner* Befriedigung.

Der Eifersüchtige, der den Rivalen tötet, tut das, weil der Rivale ihm das Objekt seiner Liebe, den Partner, streitig macht. Der Eifersüchtige, der den Partner tötet, tut es, weil der Partner ihn „nicht genug liebt". Der erste will also lieben und kann es manchmal auch. Der zweite kann nicht lieben, weil er nur geliebt werden will. Dem Eifersüchtigen bieten sich also sechs Möglichkeiten an:

1. Ich bringe meinen Partner um.
2. Ich bringe meinen Rivalen um.
3. Ich bringe mich um.
4. Ich bringe meinen Partner und mich selbst um.
5. Ich bringe meinen Rivalen und mich selbst um.
6. Ich bringe meinen Partner, meinen Rivalen und mich selbst um.

Von diesen sechs Möglichkeiten ist interessanterweise die dritte die häufigste. Überraschenderweise ist die zweite seltener als die erste. Denn man sollte doch meinen, daß es genau umgekehrt sein müsse. Jeder rational denkende Mensch würde sagen: „Wenn ich schon zu derart drastischen Maßnahmen greife, dann wende ich mich zuerst einmal gegen den Schuldigen: den Rivalen, der mir meinen Partner geraubt hat. Meinen Partner, einerlei wie schlecht er mich behandelt hat, werde ich nicht töten, denn ich liebe ihn, und solange er noch am Leben ist, besteht Hoffnung, daß ich ihn zurückgewinnen kann. Mich selbst umzubringen, wäre total sinnlos, denn dadurch beraube ich mich freiwillig der Chance, mich je wieder mit meinem Partner zu versöhnen."

Das wäre die rationale Haltung. Aber Eifersüchtige sind eben nicht rational. Der Eifersuchtstäter sagt stattdessen: „Wenn ich dich nicht haben kann, will ich überhaupt nicht mehr leben." Oder: „Wenn ich dich nicht haben kann, dann soll dich auch kein anderer haben!" Er merkt nicht, daß die Vorstellung, man könne einen anderen Menschen „haben", ja der Grund seiner Eifersucht ist - ein Beweis der Irrationalität seines Denkens. Ich kann einen anderen zwar *lieben,* und wenn ich Glück habe, kann ich auch geliebt *werden.* Aber ich kann den anderen ebensowenig „haben", wie er mich „haben" kann. Wer das nicht weiß, wird weder lieben können noch geliebt werden.

Oft ist der Rivale, dessenthalber der Partner getötet wird, aber nur imaginiert. Der Mann bringt seine Partnerin um, weil sie ihn verlassen hat oder verlassen will. Er kann sich nicht vorstellen, daß sie das aus irgendeinem anderen Grund als wegen eines anderen Mannes tun will oder getan hat. Und daß der andere Mann ein geheimes Glockenspiel hat, das besser klingelt als sein eigenes.

Der Gedanke, daß die Frau ihn verläßt, weil sie ihn nicht mehr ausstehen kann oder weil sie ihm geistig über den Kopf gewachsen ist, kommt keinem dieser Männer. Oder wenn er je kommt, wird er schnell verdrängt. Denn die Vorstellung, daß es da einen Nebenbuhler gibt, den die Natur besser ausgestattet hat, ist immer noch trostreicher als die Erkenntnis, daß man einfach nicht mehr gebraucht wird.

Die meisten Eifersuchtsmörder sind dünnhäutig, allzu leicht kränkbare Menschen. Ich habe allerdings den Eindruck, daß das Ausmaß der gerade noch erträglichen Kränkung zwar individuell unterschiedlich, aber bei jedem Menschen doch begrenzt ist. Wird es auch nur ein einziges Mal um einen Punkt überschritten, dann erfolgt die Verwandlung in Wut, in unzähmbare Wut. So erklärt es sich, daß ausgerechnet aus dieser

Gruppe der weichen, kränkbaren Menschen die größte Zahl der Eifersuchtsmörder stammt.

Das Bindeglied zwischen Kränkung und Wut ist Angst. Das in unserer Gesellschaftsordnung herrschende Konkurrenzdenken erzeugt ein hohes Maß an Angst - Angst vor dem Verlust des Arbeitsplatzes, Angst vor dem Ende der „Karriere", Angst vor dem Urteil der Umwelt, man sei eine „Niete". Es ist schwer, diese Angst gegen Tagesende am Arbeitsplatz zurückzulassen, um nachts angstfrei in die Arme des geliebten Menschen zu sinken. Denn die Angst vor dem Konkurrenten bleibt, nur verwandelt sie sich jetzt in eine Angst vor dem Rivalen, dem Nebenbuhler.

Ein gewisser Anteil des „Kampfs ums Dasein" geht also ins Privatleben über und erzeugt dort zwischenmenschliche Ängste, die sich im Geschlechtsleben nicht mehr abbauen lassen. Die unbewußte, aber deshalb um so intensivere Abwehr dieser Angst besteht in der Idealisierung des Sexualpartners. Wir schreiben ihm ein Übermaß an positiven Eigenschaften zu, um unsere emotionelle Abhängigkeit von ihm zu rechtfertigen und unsere negative Einschätzung aller anderen Menschen, mit denen wir im Kampf ums „Überleben des Tüchtigsten" stehen, zu kompensieren. Taucht nun in der Umgebung des Partners ein tatsächlicher Nebenbuhler auf, dann verwandelt sich der so mühselig zusammengescharrte Aufwand an „Liebe" schlagartig in sein Gegenteil - in lodernden Haß. Plötzlich hassen wir aber nicht nur den Eindringling, den Rivalen, sondern auch die bis dahin vergötterte Geliebte, den bis dahin so grotesk überidealisierten Geliebten.

Um den illusorischen Zustand der „Liebe" aufrechtzuerhalten, müssen wir den geliebten Menschen also immer wieder umbiegen, immer wieder mit neuen Eigenschaften ausstatten, die er objektiv gar nicht besitzt. *Brecht* hat das sehr schön in seinen „Kalendergeschichten" beschrieben. Dort wird Herr K. gefragt, was in ihm vorgeht, wenn er sich in einen Menschen verliebt. Herr K. antwortet:
„Ich mache mir einen Entwurf von ihm und sorge, daß er ihm gleich wird."
„Wer? Der Entwurf?"
„Nein, der Mensch."
Paßt sich der „geliebte" Mensch nicht dem Bilde an, das ich mir von ihm gemacht habe, dann „enttäuscht" er mich. Statt die Ursache meiner Enttäuschung in *meinem* Verhalten zu finden, suche ich sie nun in *seinem*. In diesem Sinn ist meine Eifersucht das Resultat meiner Unfähigkeit, den anderen so zurechtzubiegen, daß er meinen Vorstellungen entspricht. Es geht also wieder einmal nicht ums Lieben, sondern ums Geliebtwerden. Wenn ich nicht jenes Quantum an „Liebe" erhalte, das ich von meiner Partnerin erwarte, richtet sich meine Wut auf sie, nicht auf mich. Die Vorstellung, daß Eifersucht ein Zeichen der Liebe sei, ist also falsch. Bringe ich mich um, weil meine Geliebte mich verlassen hat, so tue ich das nicht, weil ich sie liebe, sondern weil ich ihre Untreue als Vorwand benutze, um meiner Unzufriedenheit mit mir selbst Ausdruck zu verleihen - meiner Unzufriedenheit, weil es mir nicht gelungen ist, sie nach meinen Vorstellungen zurechtzubiegen. Eifersucht wird also weder vom Verhalten des Partners noch von dem des Rivalen ausgelöst, sondern benutzt das Verhalten der anderen nur als Vorwand zur Selbstvernichtung.

Es handelt sich selbst bei den grausamsten Eifersuchtstaten nicht um sadistische, sondern um masochistische Formen der Tötung - um Akte der Selbstzerstörung. Denn was der Eifersüchtige zerstört, wenn er die Geliebte umbringt, ist ja sein eigenes Glück, das Zentralmotiv seiner Existenz. Häufig drückt sich der geheime Selbstzerstörungswunsch des Eifersüchtigen bereits in der Partnerwahl aus. Nur wenige Eifersüchtige sind sich der Tatsache bewußt, daß sie fast immer einen Partner wählen, von dem sie eigentlich wissen sollten, daß er sie eifersüchtig machen wird. Natürlich wissen sie das auch, aber sie weigern sich, dieses verborgene Motiv der Partnerwahl bewußt werden zu lassen. Die nachtwandlerische Sicherheit, mit der eine solche Partnerwahl stattfindet, erinnert an den unfehlbaren Instinkt, mit dem manche Männer brutale, keifende Frauen, und manche Frauen brutale, gewalttätige Männer wählen. Beide schwören, wenn man sie befragt, daß sie beim Kennenlernen einen völlig anderen Menschen vorgefunden und alle diese schrecklichen Eigenschaften erst nach Monaten oder erst nach der Hochzeit bemerkt hätten. Doch die Legende von der lammfrommen Freundin, die sich erst nach dem Standesamt in eine Megäre verwandelt, die Legende von dem einfühlsamen, zärtlichen Freund, der sich erst nach der Eheschließung als Chauvi, als Macho, als Schlägertyp herausstellt, diese Legende entbehrt jeder Glaubwürdigkeit. Kein Schauspieler und schon gar kein Laie könnte eine solche Vorstellung beim Geschlechtsverkehr durchhalten. Wenn jemand nach den ersten drei oder vier Begegnungen im Bett noch immer nicht weiß, wes Geistes Kind der andere ist, dann ist er entweder schwachsinnig oder er *will* nicht sehen, was er sieht.

Genauso ist es mit eifersüchtigen Männern und eifersüchtigen Frauen. Wer nicht nach den ersten Begegnungen merkt, daß der andere ihn eifersüchtig machen wird, der ist entweder debil - oder er *will* sich mit jemanden einlassen, der ihn eifersüchtig macht. Die nachträgliche Behauptung, man habe von den promisken Neigungen des anderen nichts gemerkt, erinnert mich an die nachträgliche Behauptung so vieler Bürger des Dritten Reichs, sie hätten von Hitlers „wirklichen“ Absichten nichts gewußt, obgleich „Mein Kampf“ Pflichtlektüre für alle war.

Der Eifersüchtige ist ebenso klar erkennbar wie derjenige, der Eifersucht erzeugt. Die unheilige Allianz dieser beiden von einander abhängigen Typen wird zwar durch laut vorgetragene Beschwerden über den jeweils anderen nach außen geleugnet, nach innen aber herrscht das ungeschriebene Gesetz, einander genauso zu ärgern, wie man das von einander erwartet.

Ginge man von der These aus, daß jeder Mensch Freude sucht und Schmerz vermeidet, wäre Eifersucht unerklärlich. Nur wenn man akzeptiert, daß unsere Suche nach Freude von frühester Kindheit an durch Enttäuschung eingeschränkt und von Schmerz begleitet wird, versteht man, daß sowohl körperlicher wie seelischer Schmerz allmählich als lustvoll empfunden werden kann. Der wichtigste Vorgang, der diese Form des lebenslangen Masochismus erzeugt, ist das „Strafen“ von Kindern.

Wenn man von einer geliebten Person, z. B. der Mutter oder dem Vater, im Kindesalter geschlagen wird, können manche Menschen im Erwachsenenalter Liebe nicht mehr von Schmerz oder Strafe trennen und erreichen ihren Orgasmus nur noch, wenn sie ihn als Strafe erleben und dabei Schmerzen erleiden. Erlebt der Eifersüchtige sein Leiden nicht als lustvoll, würde er wahrscheinlich nicht in so beharrlicher Weise immer neues Leiden auf sich laden.

Man denke nur an die selbstauferlegte Tortur des täglichen Nachspionierens, an das selbstquälerische Bespitzeln des Partners und/oder des Rivalen. Da werden die Hemden des Ehemanns auf Lippenstiftspuren, die Unterhosen auf Samenflecken, die Taschen auf Liebesbriefe, Theaterkarten oder Restaurantrechnungen durchsucht. Da wird die Schublade im Schrank mit einem Dietrich geöffnet, um an das Tagebuch der Ehefrau heranzukommen. Da wird der beste Freund beauftragt, der Freundin nachzugehen, um herauszufinden, ob sie wirklich zu ihrer Mutter oder statt dessen zu ihrem geheimen Liebhaber gefahren ist. Da wird das Kind ausgefragt, wo die Mammi gestern nacht oder der Pappi gestern abend war.

Und je schmerzlicher die Entdeckungen, desto schneller schlägt das Herz des Eifersüchtigen. Es ist wie ein Rausch, wie eine lüsterne Besessenheit. Alles, was dem „normalen“ Menschen demütigend und entwürdigend vorkommt, bereitet dem Eifersüchtigen schmerzliche Lust. Je öfter der Partner ihn betrügt, desto größer seine Lust. Auch diese Verhaltensmuster gehen auf die Kindheit zurück. Denn wer sich über die unvermeidbare Abhängigkeit von den Eltern hinwegtröstet, indem er sich vormacht, es handle sich dabei um einen Austausch von „Elternliebe“ gegen „Kindesliebe“, der wird im Erwachsenenalter dazu neigen, sich in ein Abhängigkeitsverhältnis zum Partner zu begeben, weil er dies als die einzig vertraute Form von „Liebe“ empfindet.

Kennzeichend für die lustvolle Selbstzerstörung des Eifersüchtigen ist, daß er den geliebten Menschen durch seine stetige Kritik, durch sein beharrliches Mißtrauen, durch die täglichen Beschuldigungen unweigerlich in die Arme eines anderen Menschen treibt. Wahrscheinlich ist dieses infantile Gebaren ein Echo der kindlichen Erfahrung, daß man einen erwachsenen Menschen zwar glühend lieben, aber doch nie „haben“ kann. Durch sein infantiles Verhalten, das den Partner zum Substitut des Vaters oder die Partnerin zum Substitut der Mutter macht, beweist der Eifersüchtige sich nun immer wieder, daß man im Kampf gegen die Welt der Erwachsenen scheitern muß. In dieser Weise provoziert der Eifersüchtige die Trennung vom Partner, als ob es ein Echo der Loslösung von den Eltern wäre.

Eine Variante der Selbstbestrafung ist der Unfall. Es ist erstaunlich, mit welcher Häufigkeit Eifersüchtige nach einer Auseinandersetzung mit dem Partner oder Rivalen in Verkehrsunfälle verwickelt werden, die Treppe herunterfallen, auf dem Parkett ausrutschen, von der Leiter stürzen oder mit voller Kraft in eine Glastür laufen. Zwar erzeugt jede starke Erregung ein gewisses Maß an Unaufmerksamkeit, aber die durch Eifersucht erzeugte Ungeschicklichkeit führt mit einer weit über jeder statistischen Wahrscheinlichkeit liegenden Häufung zu Selbstverletzungen. Der unbewußte, aber deshalb keineswegs geringere Selbstzerstörungswunsch offenbart sich in diesen Handlungen.

Vielleicht enthält die Eifersucht so viele Elemente des Masochismus, weil die Konzepte der Monogamie und der ehelichen Treue ja im Grunde masochistische Konzepte sind. Hätten wir uns nicht das Joch des Verzichts auf außereheliche Vergnügungen auferlegt, gäbe es keinen Grund zur Eifersucht. Die Hauptursache der Eifersucht in westlichen Gesellschaftsordnungen ist jedenfalls die Konvention der Einehe. Nur wenn der Staat die Einehe mit Gesetzen schützt, kann sich Eifersucht voll entfalten. Dann dürfen wir Eifersucht aber auch nicht mehr als „Krankheit“ oder „Wahn“ bezeichnen. Denn dann hat Eifersucht eine staatliche Funktion. Dann müssen wir anerkennen, daß Eifersucht die Ehe schützt, indem sie jeden der beiden Gatten zum Wächter über die „Treue“ des anderen ernennt. Dann müssen wir sogar Eifersuchtsmorde tolerieren, denn dann handelt der Mörder ja nur als Stellvertreter des Henkers und exekutiert an dessen Stelle die gerechte Strafe, die der Staat - hätte er es nur ernst mit dem Schutz der Familie gemeint - längst für jedes Vergehen gegen dieses hohe Rechtsgut verhängt haben müßte.

Wie sind wir in diese hochnotpeinliche Situation hineingerutscht? Was hat uns, im Gegensatz zu so vielen polygamen Kulturen, denn ausgerechnet zu der paradoxen, wie eine Art der Selbstbestrafung wirkenden Institution der Monogamie geführt? Die vier wichtigsten Argumente lauten:

1. Die Einehe stammt von Gott und ist uns im ersten Buch Mose als Pflicht auferlegt worden.
2. Die Einehe ist uns von der Natur gegeben worden, da sie die beste Möglichkeit zur seelischen Vertiefung der Sexualpartner bietet.
3. Die Einehe ist die beste Vorbedingung der Aufzucht von Kindern, da sie den Vater an die Mutter und den gemeinsamen Haushalt kettet.
4. Die Einehe ist ein Resultat der natürlichen Inzestschranke, denn je kleiner die Anzahl der erlaubten Sexualpartner ist, desto geringer die Wahrscheinlichkeit, daß sich unter diesen Partnern ein Blutsverwandter befindet.

Ich halte alle vier Thesen für nur teilweise richtig. Mir scheint es sehr viel wahrscheinlicher, daß auch die Einehe einer jener gesellschaftlichen Schranken ist, die unsere Gattung errichtet, um sie zu überwinden. Ich vermute, daß das Verbot des Ehebruchs unser sexuelles Interesse an verheirateten Sexualpartnern steigern soll, um dadurch ein erhöhtes Maß an sexueller Spannung und Befriedigung erzeugen zu können. Als Nebenprodukt ist zweifellos auch eine höhere Befruchtungsrate als in der strikt eingehaltenen Einehe festzustellen. Jedenfalls muß das vor der Erfindung der heutigen Verhütungsmittel der Fall gewesen sein.

Wieso haben sich dann ausgerechnet die auf eine restriktive Sexualmoral ausgerichteten Institutionen, z.B. Staat und Kirche, so intensiv für die Monogamie eingesetzt? Weil das Übertreten eines Verbots, neben dem Kitzel des Risikos, auch ein schlechtes Gewissen erzeugen kann, und weil eine auf Herrschaft erpichte Institution ihre Herrschaft besonders gut durch Manipulation des Gewissens aufrechterhalten kann. Wer die Welt durch äußere Gewalt zu beherrschen sucht, kann auch durch äußere Gewalt gestürzt werden. Wer seine Herrschaftsstrategie dagegen nach innen, in die Herzen und Gehirne der Menschen verlegt, der ist schwer zu stürzen. Siehe das relativ gute Abschneiden der Sekten und Kirchen im Wettbewerb mit staatlichen Institutionen.

Als die Kirche im Mittelalter entdeckte, daß ihre Priester sich ein gewaltiges Vermögen aneigneten und an ihre Frauen, Mätressen und Kinder vererbten, entstand bei den Päpsten der Gedanke des Armutsgelöbnisses und des Zölibats. Priester, Mönche und Nonnen sollten kinderlos und arm bleiben, damit die Kirche reich werden konnte.

Das Konzept der lebenslangen, unauflöslichen Ehe stand in direkter Anlehnung an diese beiden revolutionären Konzepte der Zeit zwischen dem 10. und 12. Jahrhundert. Bis dahin waren Eheschließung und Ehescheidung privatrechtliche Vorgänge gewesen, für die sich weder Staat noch Kirche interessiert hatte. Von dem Augenblick an, wo die Kirche aber von ihren Priestern, Mönchen und Nonnen sexuelle Enthaltsamkeit verlangte, mußte sie auch von den kirchlich getrauten Gläubigen außereheliche Enthaltsamkeit erwarten. Denn wenn die Ehe keine privatrechtliche Institution mehr war, sondern etwas ganz Neues, nämlich das Symbol eines heiligen Vertrags zwischen Mensch und Gott, zwischen Mensch und Christus, zwischen Mensch und Kirche, mußte jeder Ehebruch als Verrat an der Kirche, als Verrat an Christus, als Verrat an Gott gelten.

Damit war aber nicht nur ein wichtiger Schritt zur Herrschaft über das Gewissen der Gläubigen, sondern auch ein Schritt zur Erotisierung des Ehebruchs und damit zur Verbreitung der Eifersucht getan. Resultat: ein drastischer Anstieg der Eifersuchtsdelikte. Denn für manche Menschen ist Eifersucht ja bekanntlich der eigentliche *Reiz* des Geschlechtslebens. Sex ohne Eifersucht ist für sie wie Salzbrezeln ohne Salz, wie Pfefferkuchen ohne Pfeffer, wie Gulasch ohne Paprika. Wenn ihr Partner ihnen keinen Anlaß zur Eifersucht gibt, dann erfinden sie eine. In dem Ausmaß, in welchem Menschen dieses Typs gegenwärtig bei uns zunehmen, könnte man der Eifersucht eine soziale Funktion zuschreiben; nämlich die, diese libidoschwachen Menschlein zur Paarung anzuregen. In solchen Fällen wirkt Eifersucht wie eine Hürde, die man überwinden muß, um sexuelle Befriedigung zu erlangen.

Aber nicht nur die Eifersuchtsdelikte, sondern auch die Seitensprünge haben als Resultat ihrer Tabuierung drastisch zugenommen. Jeder, der heute in einer westlichen Industrienation heiratet, muß sich darüber klar sein, daß sein Partner, genau wie er selbst, mit überwältigender statistischer Wahrscheinlichkeit im Laufe seiner Ehe mehrere Male mit einer dritten Person verkehren wird. Wer sich einbildet, ihm oder seinem Partner bleibe das erspart, erinnert mich an jene Menschen, die trotz der in ihrer Region herrschenden Lebenserwartung felsenfest glauben, sie würden länger als der Durchschnitt leben. Solchen Menschen kann man mit keinem erdenklichen Argument beikommen. Sie erwarten Wunder und gehen lieber wegen eines Eifersuchtsdelikts ins Gefängnis, als ihre Ehe zu retten, indem sie den „Seitensprung" des Partners selbstverständlich hinnehmen. Die höchste Frequenz der Ehebrüche findet gegenwärtig im deutschen Sprachraum zwischen dem 35. und 45. Lebensjahr statt. Von allen Ehefrauen haben solche um 35 die höchste Anzahl von außerehelichen Beziehungen zu verzeichnen, von allen Ehemännern solche um 45.

Es ist einer der am besten verschwiegenen Aspekte unseres Geschlechtsverhaltens, daß die Häufigkeit des Geschlechtsverkehrs unter Unverheirateten im Alter der höchsten biologischen Potenz (etwa 14-19) geringer ist als unter Verheirateten zwischen 35 und 45. Nur findet dieser Verkehr meist nicht innerhalb, sondern außerhalb der Ehe statt.

Alle sexualwissenschaftlichen Untersuchungen im Westen haben ergeben, daß die Ziffern für „Untreue" und „Ehebruch" in den Industrienationen ziemlich einheitlich sind. In der Bundesrepublik Deutschland liegt die Zahl der Verheirateten oder in einer eheähnlichen Beziehung Lebenden, die während der Dauer ihrer Ehe oder Beziehung mit einer dritten Person Geschlechtsverkehr haben, gegenwärtig bei etwa 72%. Das heißt: Nur 28% dieser Gruppe bleiben während der Dauer ihrer Ehe oder Beziehung monogam. Wenn wir nun bedenken, daß unsere Scheidungsrate recht hoch ist (1985 ließ sich im deutschen Sprachraum jedes dritte Paar scheiden), daß die Geschiedenen oft eine Zweitehe eingehen und daß die meisten Unverheirateten mehrere Beziehungen im Laufe ihres Lebens eingehen, sinkt der Prozentsatz der Heterosexuellen, die ihr ganzes Leben lang nur mit einem einzigen Partner verkehren, auf rund 8%. Das ist nicht viel mehr als die Zahl der Priester, Mönche, Nonnen und anderer lebenslang sexuell abstinent lebender Menschen. Wir können also annehmen, daß die Neigung oder Fähigkeit, sich ein ganzes Leben lang auf einen einzigen Sexualpartner zu beschränken, nicht viel verbreiteter ist als die der lebenslangen sexuellen Enthaltsamkeit. Wahrscheinlich entspringen beide Verhaltensformen einem ähnlichen Temperament.

In mancher Hinsicht erfordert die lebenslange „Treue" sogar noch größere Willenskraft als der lebenslange *Verzicht* auf jeden Geschlechtsverkehr. Denn beim Verzicht herrschen die gleichen Schwierigkeiten wie beim Verzicht auf jede liebgewonnene Neigung. Wer gar nicht erst angefangen hat, hat es leichter, der Versuchung zu widerstehen. Wer nie geraucht oder getrunken hat, kann leichter ohne Zigaretten oder Alkohol auskommen als der Raucher oder Trinker. Andererseits herrscht bei der Sexualität auch die Erfahrung, daß der Appetit beim Essen kommt. Je interessanter der Geschlechtsverkehr ist, desto größer das Interesse, ihn fortzusetzen und neue Erfahrungen zu sammeln.

Nicht alle machen aber diese Erfahrungen, denn viele bekommen gar nicht erst die Gelegenheit dazu - manche, weil sie zu unattraktiv oder zu schüchtern sind, andere weil ihre Eltern und Erzieher ihnen bereits in der Kindheit derartige Schuldgefühle eingeimpft haben, daß ihnen jeder Geschlechtsverkehr im Erwachsenenalter nur noch Ekel, Widerwillen oder Enttäuschung einbringt. Subtrahieren wir die erste Gruppe und einen Teil der zweiten von der Gesamtanzahl der Monogamen und sexuell Abstinenten, so reduziert sich die Zahl der *freiwillig* Monogamen auf knappe 6% der heterosexuellen Erwachsenen.

Wären wir Menschen nun denkende Wesen, dann müßte diese Statistik uns dazu bewegen, niemals mehr eifersüchtig zu sein. Denn wenn jeder Mensch beim Eintritt in eine Ehe oder eine sexuelle Beziehung weiß, daß mehr als 72% aller Heterosexuellen seines Landes im Laufe ihrer Ehe oder Beziehung „Seitensprünge" machen, dann kann er nicht mehr überrascht sein, wenn sein Partner sich so benimmt wie die meisten anderen.

Bezeichnenderweise hilft diese Erkenntnis aber nur ganz wenigen Menschen, sich mit der „Untreue" des Partners abzufinden. Das mag daran liegen, daß wir in einer Gesellschaftsordnung leben, die das Privateigentum verherrlicht und uns deshalb nahelegt, unseren Sexualpartner als unser Privateigentum zu betrachten. Unter solchen Umständen wird der Rivale zum Dieb und der Seitensprung zum Menschenraub.

Obleich die These, die ich bis vor kurzem vertreten hatte, daß Eifersucht nichts als der sexuelle Niederschlag des Privateigentums sei, in dieser verkürzten Form wahrscheinlich falsch ist, meine ich nach wie vor, daß es zwar Eifersucht ohne Privateigentum, kaum aber Privateigentum ohne Eifersucht geben kann. Mir scheint, daß unsere eigentümliche Haltung zum Privatbesitz sich bereits in der Trotzphase unserer Kindheit feststellen läßt, nämlich in der Form: „Das ist *mein* Püppchen, mit dem nur *ich* spielen darf. Nimmst du mir *mein* Püppchen weg, dann hau ich dich!" Das Interessante an dieser explosiven Mischung von Besitzgier, Trotz und Aggression ist nun die Tatsache, daß die Mischung auch dann die gleiche Explosivkraft beibehält, wenn das Kind gar nicht mit „seinem" Püppchen spielen will. Der Kern der Aussage ist also nicht etwa: „Ich will mein Püppchen besitzen, weil mir das Spielen mit ihm *Freude* macht", sondern: „Ich will nicht, daß *du* mit meinem Püppchen spielst!"

Unter dem Deckmantel des Besitzdenkens verbirgt sich also Neid, Trotz und Mißgunst. Das bleibt bei vielen, scheinbar auf Besitz erpichten Menschen bis ins Greisenalter erhalten. Wichtig ist ihnen nicht etwa der Komfort, den der Besitz ihnen erkaufen könnte, sondern die Überlegenheit gegenüber dem anderen. Das zeigt sich dann prompt in der eigentümlichen Form von Eifersucht, die sich aus dem Besitzdenken unserer Kultur entwickelt: Was der Eifersüchtige haben will, ist nicht so sehr der sexuelle *Genuß*, nicht so sehr die Freude am Geschlechtsverkehr mit „seinem" Püppchen, sondern der ausschließliche *Besitz* des Püppchens, selbst wenn es ihm keinen Genuß bringt. Wichtig ist ihm nicht, daß *er* mit dem Püppchen spielt, sondern daß kein *anderer* es tut.

Hier enthüllt sich der regressive, der infantile Kern der Eifersucht. Denn jeder reife, erwachsene Mensch sollte wissen, daß es besser ist, Befriedigung mit einem anderen Menschen zu *teilen*, als auf sie zu *verzichten*. Und Mißgunst ist nun einmal eine Form des Verzichts, eine Form der Selbstbestrafung, die Haß an die Stelle von Befriedigung setzt.

Ein subtiler Aspekt dieser Sehnsucht nach Selbstbestrafung und Selbstvernichtung ist die Besessenheit, mit der die eifersüchtige Frau von ihrem Geliebten verlangt, er müsse ihr jede Einzelheit seines Verkehrs mit der Rivalin mitteilen - der „Wahrheit" halber, natürlich. Wenn man dann aber beobachtet, mit welcher Leidenschaft solche Frauen jedem Wort der Beschreibung lauschen, dann hat man schon den Eindruck, daß sie eigentlich lieber mit der Rivalin als mit dem Partner schlafen wollen. Genauso der eifersüchtige Mann, der von der Geliebten „nur die Wahrheit" verlangt und dabei insistiert, sie solle ihm alle *Einzelheiten* des Verkehrs mit dem Rivalen beichten. Auch bei solchen Szenen hat man den Eindruck, die erzählende Frau sei nur der Körper, nur die Vagina, die die beiden Männer miteinander verbindet.

In dieser seltsamen Beziehung zwischen dem Eifersüchtigen und seinem Rivalen schwingt zweifellos ein Element der Homosexualität mit. Zwischen den beiden Männern herrscht offenbar nicht nur Rivalität, sondern auch eine gewisse Gemeinschaft - die Tatsache, daß beide sich mit der gleichen Frau gepaart haben.

Manche Sexualwissenschaftler sprechen in solchen Fällen von der „Kryptohomosexualität" der Eifersucht. *Freud* nennt es „die Gemeinschaft der Penisse". Es ist, als ob der Eifersüchtige zu seinem Rivalen sagte: „Ich nehme dich wahr als denjenigen, den meine Geliebte liebt, also als meinen Liebespartner." Daß er den anderen gleichzeitig haßt, ändert nichts an der Liebesgemeinschaft. Denn im Gegensatz zur Gleichgültigkeit ist Haß ja ein ungemein starkes Gefühl. Wenn ich meinen Rivalen hasse, dann investiere ich fast so viel Emotion in ihn, als ob ich ihn liebte. Nicht viel anders sieht die Lage vom Standpunkt der Frau aus. Wenn sie die Rivalin wahrnimmt, dann bedeutet das: „Ich teile dich mit dem Mann, den ich liebe. Du bist diejenige, mit der er sich vereinigt hat. Du und ich, wir sind Schwestern sowohl in der Liebe wie im Haß."

Neben der homoerotischen Komponente haben derartige Beziehungen aber stets auch eine autoerotische. Das wird deutlich, wenn man einen Eifersüchtigen, der seinen Rivalen nicht kennt, darum bittet, sich ein Bild von ihm zu machen. Was dann zustandekommt ist entweder ein Selbstportrait oder ein Bild, das den Gegner mit den Eigenschaften ausstattet, die man gerne gehabt hätte. Bei beiden Geschlechtern sind das meist sexuelle Attribute, denn die Frau kann sich den Triumph der Rivalin nur aufgrund ihrer größeren sexuellen Attraktion vorstellen, der Mann den Triumph des Rivalen nur aufgrund eines größeren Glieds oder höherer Potenz.

Nun ist es aber ein kennzeichnender Aspekt der gegenwärtigen Krise des Patriarchats, daß die Eifersucht der Frau meist auf eine tatsächliche Rivalin zurückgeht, während die des Mannes sich oft auf einen eingebildeten Rivalen bezieht. Die Angst vor dem größeren Glied und der höheren Potenz ist also ein Produkt des nagenden Zweifels an der eigenen Stabilität. Diese Unsicherheit wird meist erfolgreich verborgen und kann durch Aggression gegen andere Männer oder durch Verführungsgesten gegenüber attraktiven Frauen überspielt werden. Es ist jedoch ein diagnostisches Merkmal solcher Männer, daß sie sich oft drücken, wenn eine Frau unerwarteterweise ja sagt. Frauen scheinen gegenwärtig also sehr viel häufiger als Männer gute sexuelle Gründe für ihre Eifersucht zu haben. Männer dagegen werden oft aus nichtsexuellen Gründen eifersüchtig. Ihnen ist ihr „Ruf", ihr „Ansehen", ihre „Ehe" oft wichtiger als die sexuelle Befriedigung.

Das scheint in diametralem Gegensatz zu einer wichtigen schweizerischen Untersuchung zu stehen. Dort wurde vor vier Jahren der geschlechtsspezifische Treuebegriff von Frauen und Männern anhand einer recht großen Befragung untersucht. Beiden Gruppen wurde die folgende Frage vorgelegt: „Welches von zwei Übeln scheint Ihnen das kleinere?

1. Ihr Partner schläft mit Ihnen, denkt dabei aber an eine andere Person.
2. Ihr Partner schläft mit einer anderen Person, denkt dabei aber an Sie."

Die Mehrzahl der befragten Männer sagte, sie würden sich eher mit der ersten Form der Untreue abfinden. Die meisten Frauen meinten dagegen, sie würden sich eher mit der zweiten abfinden.
Was bedeutet das?

Wenn es wahr ist, was wir am Anfang festgestellt haben - daß Frauen eher wegen einer sexuellen Handlung ihres Partners, Männer dagegen eher wegen eines von ihrer Partnerin verursachten Gesichtsverlusts eifersüchtig werden -, dann scheint das im ersten Augenblick den schweizerischen Ergebnissen zu widersprechen. Denn dort sieht es so aus, als ob den Männern vor allem der *körperliche* Vollzug wichtig sei. Ob die Frau dabei an einen Rivalen denkt, ist ihnen relativ gleichgültig. Den Frauen dagegen ist vor allem wichtig, daß der Partner an die *denkt* und sie für die wichtigste Person in seinem Geschlechtsleben hält. Ob er dann von Zeit zu Zeit mit einer anderen schläft, ist ihnen vergleichsweise unwichtig.

Der Widerspruch ist aber ein scheinbarer. Denn was hier zur Diskussion steht, sind keine biologischen Eigenschaften von Frau und Mann, keine in unseren Chromosomen gespeicherten, geschlechtsspezifischen Neigungen zur Eifersucht oder „Untreue", sondern temporäre, nur in gegenwärtigen, männerrechtlichen Gesellschaftsordnungen wahrnehmbare Gegensätze. Es sind bestenfalls mehrheitlich auftretende, keineswegs auf alle Individuen zutreffende Geschlechtsmerkmale.

Die Gemeinnenner meiner eigenen und der schweizerischen Untersuchung lassen sich wie folgt formulieren:

1. Frauen im Patriarchat sind in höherem Maß als Männer von den seelischen und in geringerem Maß von den körperlichen Aspekten des Geschlechtslebens abhängig. Deshalb ist ihnen der Status, den sie auf der sexuellen Wertskala ihrers Partners einnehmen, relativ wichtiger als der körperliche Vollzug.

2. Männer im Patriarchat sind in höherem Maß als Frauen auf die körperlichen und in geringerem Maß auf die seelischen Aspekte des Geschlechtslebens fixiert. Deshalb ist ihnen das Ansehen, das sie in den Augen ihrer Partnerin einnehmen, vergleichsweise weniger wichtig als der körperliche Vollzug.

Aus diesen unterschiedlichen gesellschaftlichen Positionen ergeben sich die unterschiedlichen Haltungen der Geschlechter zur Eifersucht. Insofern es sich um soziogene, von der Gesellschaft hervorgerufene Formen der Eifersucht handelt, wäre es ein ärztlicher Kunstfehler, sie als Neurosen oder Psychosen zu diagnostizieren oder zu therapieren. Insofern es sich überhaupt um Neurosen, Psychosen oder andere psychische Störungen handelt, unterliegen sie den gleichen therapeutischen Grenzen wie alle anderen Psychopathien. Nämlich denen, daß man zwar manchmal einen Einzelfall „heilen" kann, daß die Zahl der zu jeder gegebenen Zeit in jeder gegebenen Gesellschaft auftretenden seelischen Erkrankungen aber nicht individualtherapeutisch reduziert werden kann.

Je mehr wir über die gesellschaftlichen Ursachen der sexuellen Wünsche lernen, desto klarer wird es, daß jede Gesellschaftsordnung zu jeder Zeit auch ein fixes Quantum an ganz bestimmten Sexualwünschen und ein entsprechend fixes Quantum an Abweichungen oder „Störungen" erzeugt. Die Art und Anzahl der Wünsche läßt sich ebensowenig durch „Therapie" steuern wie die Art und Anzahl der Abweichungen. Das gilt auch für jene Abweichung, die wir „Eifersucht" nennen.

Man kann zwar eine begrenzte Herabsetzung des Kummers durch simplen Trost erwirken, aber für jeden getrösteten Eifersüchtigen wächst ein anderer, noch zu Tröstender heran. Selbstverständlich kann man den Eifersüchtigen auch „beraten", wie ich das zu tun versuche. Aber der Rat hat höchstens aufklärende Wirkung. Manchmal kann er dem Ratsuchenden helfen, die Gründe seines Elends zu verstehen. Dieses Verständnis ist jedoch ein bestenfalls rationales. In den meisten Fällen hilft es ihm weder, seine Gefühle noch sein Verhalten zu meistern. Deshalb scheint mir die Vorstellung mancher Ehe-, Familien- oder Paartherapeuten, sie könnten Eifersucht mit irgendeiner therapeutischen Technik wegzaubern, ein recht peinliches Beipiel des Therapeutenwahns, einer besonders gravierenden Form der Megalomanie, zu sein. Und deshalb halte ich auch Worte wie „Eifersuchtswahn" oder „Eifersuchtspsychose" für Produkte schlampigen Denkens.

Wie *Sigmund Freud* in seiner bewundernswerten Bescheidenheit einst zugab, daß die Psychoanalyse bestenfalls hysterisches Elend in „gemeines Unglück" verwandeln könne, kann die Psychotherapie unserer Tage höchstens in Einzelfällen das Elend der

Eifersucht mindern, niemals aber die Eifersucht als gesellschaftsspezifisches Phänomen ausrotten. Die Ehe- und Familienberaterin *Hildegard Baumgart* sagt dazu: „Man kann lernen, mit der Eifersucht besser umzugehen, aber abschaffen kann man sie nicht" (Psychologie Heute, Dezember 1985, S.31).

Es ist kennzeichnend für die große Weisheit des Vaters der Psychoanalyse, daß er zwar meinte, Eifersucht *erklären,* nicht aber *heilen* zu können. Ich teile diese Ansicht. Deshalb bin ich lieber als Grundlagenforscher und Berater denn als Psycho- oder Sexualtherapeut tätig. Es ist recht einfach, die Gründe des eifersüchtigen Verhaltens eines Individuums zu erkennen und dem Eifersüchtigen bewußt zu machen. Damit ist aber gar nichts getan, denn der Eifersüchtige weigert sich gemeinhin, diese Erkenntnisse zu akzeptieren. Anders ausgedrückt: Er ist bereit, das Verhältnis zwischen den verborgenen, verdrängten Motiven der Eifersucht und dem irrationalen Verhalten des Eifersüchtigen im Prinzip anzuerkennen, sieht aber darin keinen Hinweis auf sein *eigenes* Verhalten.

Die Versuche der Verhaltenstherapeuten, das Verhalten des Eifersüchtigen zu ändern, ohne auf die *Gründe* seines Fehlverhaltens einzugehen, scheinen mir deshalb in noch höherem Maß zum Scheitern verdammt zu sein als die der Psychoanalytiker. Denn Eifersucht ist ein kumulativer Vorgang, der in der Kindheit beginnt und nur aus der Lebensgeschichte verständlich wird.

Aus den frühen Stadien der Eifersucht ergibt sich einerseits ihre infantile, regressive Natur, andererseits aber auch ihr widersprüchlicher, irrationaler Charakter. Denn die einzig mögliche Erfüllung der kindlichen Elternliebe, die inzestuöse Paarung mit den Eltern, ist ja verboten. Daraus entsteht der verzweifelte, hoffnungslose Charakter der westlichen Liebe. Ihre Hoffnungslosigkeit beruht darauf, daß der geliebte Mensch bestenfalls ein Substitut des eigenlich angestrebten Sexualpartners sein kann. Wir umgeben dann diesen Substitutvater, diese Substitutmutter, mit einer Schutzmauer, die nicht nur den Rivalen/die Rivalin daran hindern soll, den geliebten Menschen zu verführen, sondern auch den geliebten Menschen davor bewahren soll, den Rivalen/die Rivalin zu erhören.

Daß hier keine biologischen, sondern soziale Gesetze herrschen, erkennt man sehr schnell, wenn man die sexuelle Entwicklung von Kindern in Kleinfamilien mit der in Stammeskulturen herrschenden vergleicht. Wächst der Knabe im Männerhaus und das Mädchen im Frauenhaus auf, sind die Bindungen an die leiblichen Eltern und damit auch die Eifersüchteleien und die Prozesse der Loslösung von der elterlichen Autorität völlig andere.

Noch einmal zurück zur „Therapie" der Eifersucht: Wenn man gesellschaftliche und nicht individualtherapeutische Maßstäbe an das Verhalten des Therapeuten anlegt, dann darf man nicht nur an den Eifersüchtigen denken, sondern muß auch um die Stabilität, die Liebes- und Arbeitsfähigkeit seines *Partners* besorgt sein. Solange der Partner nicht bereits in eine sadomasochistische Wechselbeziehung zu dem Eifersüchtigen abgerutscht ist, mag die gesellschaftlich relevante Lösung des gemeinsamen Problems der beiden eher in der Trennung als in dem Versuch der „Heilung" liegen.

Wenn Eifersucht sowieso nicht therapierbar ist, dann soll man zumindest das noch nicht ganz zugrunde gerichtete Opfer des Eifersüchtigen zu retten versuchen.

Bibliographie

> Dinge leicht wie Luft
> sind für Eifersüchtige Beweis'
> so stark wie Bibelsprüche.
>
> Shakespeare
> Othello

Statt der üblichen, in alphabetischer Ordnung aufgeführten Quellenliste habe ich es bei dem heiklen Thema Eifersucht vorgezogen, die historische Reihenfolge der wichtigeren Schriften zu dieser Thematik aufzuzeigen. Damit soll den Pionieren unseres Forschungsgebiets Respekt bezeugt werden. Damit soll aber auch belegt werden, wer von wem abgeschrieben hat.

Literatur

Stendhal (=Beyle, M.H.): Über die Eifersucht. In: Über die Liebe, übersetzt von Walter Widmer. München: Winkler Verlag, o.J., 1822, S.121-129.

Gesell, A.: Jealousy. In: American Journal of Psychology, Oct. 1906, S.437-496.

Stekel, W.: Eifersucht. In: Was im Grunde der Seele ruht. Wien: Paul Knepler Verlag, o.J., 1909, S.165-171.

Jaspers, K.: Eifersuchtswahn. In: Zeitschrift für die gesamte Neurologie und Psychologie, 1910. Nachdruck in: Gesammelte Schriften zur Neurologie und Psychologie. Berlin-Göttingen-Heidelberg: Springer Verlag, 1963, S.85-142.

Birnbaum, K.: Krankhafte Eifersucht und Eifersuchtswahn. In: Sexualprobleme 7, 1911, S.793-812.

Ferenczi, S.: Eine eifersüchtige Frau. In: Über die Rolle der Homosexualität in der Pathogenese der Paranoia. Jahrbuch für Psychoanalyse und psychopathologische Forschungen 3, 1911, S.101-119.

Friedjung, J.K.: Eine sonderbare Rationalisierung einer inzestuösen Eifersucht in: Zentralblatt für Psychoanalyse und Psychotherapie 2, 1911, S.293.

Friedmann, M.: Über die Psychologie der Eifersucht. Wiesbaden: J.F. Bergmann Verlag, 1911. (Grenzfragen des Nerven- und Seelenlebens, Band 82).

Oppenheim, H.: Zur Frage der Genese des Eifersuchtswahns. In: Zentralblatt für Psychoanalyse und Psychotherapie 2, 1912, S.67-77.

W.B.: Die Eifersucht der Mutter auf die Tochter. In: Zentralblatt für Psychoanalyse und Psychotherapie 4, 1913, S.111.

Schmidt, W.: Inzestuöser Eifersuchtswahn. In: Arch. Krim. Anthrop. 57, Heft 3, 1914.

Chotzen, F.: Eifersuchtswahn bei Trinkern. In: Umschau 19, Heft 10, 1915.

Sachs, H.: Strindberg über Eifersucht und Homosexualität. In: Internationale Zeitschrift für ärztliche Psychoanalyse 4, 1916, S.210-211.

Freud, S.: Über einige neurotische Mechanismen bei Eifersucht, Paranoia und Homosexualität. In: Zentralblatt für Pschoanalyse und Psychotherapie 8, 1922, S.249-258. Gesammelte Werke, Frankfurt am Main: S. Fischer Verlag, Band 13, S.193-207.

Tannenbaum, S.A.: Jealousy and its Treatment with Report of Cases. In: J. Sexology and Psychoanalysis, 1923, S.143-164; 241-257; 467-478.

Flugel, J.C.: Some Problems of Jealousy. In: Men and their Motives. London: Paul, Trench, Trubner, 1926, S.102-122.

Wiese, L. von: Eifersucht. In: Max Marcuse (Hrsg.): Handwörterbuch der Sexualwissenschaft. Berlin: Marcus & Weber Verlag, 1926, S.149-150.

Foster, S.: A Study of the Personality Make-up and Social Setting of fifty jealous Children. In: Mental Hygiene 11, 1927, S.53.

Bonaparte, M.: Le cas de Madame Lefevbre. In: Revue Française de Psychanalyse 1, 1927, S.149-198. Deutsch: Der Fall Lefèbvre. In: Imago, Band 15, 1919, S.15-62.

Perepel, I.: (Analyse eines Eifersuchtswahns) Russisch. Leningrad, 1927.
Stekel, W.: Das Problem der pathologischen Treue. In: Fortschritte der Sexualwissenschaft und Psychoanalyse 3, 1928, S. 165-170.
Gausbeck, H.: Über Eifersuchtswahn. In: Archiv für Psychiatrie und Nervenkrankheiten 84, 1928, S. 414-489.
Sterba, R. F.: Zum oralen Ursprung des Neides. In: Zeitschrift für psychoanalytische Pädagogik 3, 1928/29, S. 472-473.
Brunswick, Mack R.: Die Analyse eines Eifersuchtswahnes. In: Internationale Zeitschrift für Psychoanalyse Band 14, 1928, S. 458-507.
Jones, E.: Die Eifersucht. Vortrag gehalten in französischer Sprache am 21. Mai 1929 an der Sorbonne. In: Revue Française de Psychanalyse 3, 1929, S. 228-242. Deutsch in: Die psychoanalytische Bewegung 2, 1930, S. 154-167.
Minkowski, E.: Jalousie pathologique sur fond d'automatisme mental. In: Annales Médico-psychologiques 85, 1929, 2 (6).
Marcuse, M.: Eifersucht. In: Handwörterbuch der Sexualwissenschaft. Dritte Auflage, Berlin 1930, S. 107-110.
Reich, W.: Eifersucht. In: Bilderlexikon Sexualwissenschaft. Wien: Institut für Sexualforschung, Band 5, 1930, S. 200.
Schild, E.: Eifersuchtsattentate. In: Bilderlexikon Sexualwissenschaft, Band 5, Wien: Institut für Sexualforschung, 1930, S. 200-204.
Sewall, M.: Some Causes of Jealousy in small Children. In: Smith College Studies in Social Work, Sept. 1930, S. 6-22.
Sterba, R. F.: Eifersüchtig auf ...? Ein doppelsinniger Ausdruck unserer Umgangssprache. In: Psychoanalytische Bewegung 2, 1930, S. 167-170.
Storfer, A. J.: Die Analyse eines Eifersuchtswahns (Buchbesprechung). In: Psychoanalytische Bewegung 2, 1930, S. 170-177.
Bien, E.: Der Traum einer eifersüchtigen Ärztin. In: Psychoanalytische Praxis 1, 1931, S. 159-160.
Loewenstein, R. M.: Un cas de jalousie pathologique. In: Revue Française de Psychanalyse 5, 1932, S. 554-585.
Riviere, J.: Jealousy as a Mechanism of Defence. In: International Journal of Psycho-Analysis 13, 1932, S. 414-424. Deutsch: Eifersucht als Abwehrmechanismus. In: Internationale Zeitschrift für Psychoanalyse 22, 1936, S. 188-197.
Courbon, P. & Leconte M.: Délire systématique de jalousie conjugale. In: Annales Médico-psychologiques 92, 1934, S. 391-396.
Courbon, P. & Leconte M.: Efficacité de l'intimidation sur un cas de délire de jalousie. In: Annales Médico-psychologiques 93, 1935, 791-795.
Fenichel, O.: Beitrag zur Psychologie der Eifersucht. In: Imago 21, 1935, S. 143-157.
Lafora, G. R.: Interpretaciones psicoanáliticas de los celos. In: Archivos de Neurobiologia 15, 1935, S. 427-442.
Davis, K.: Jealousy and Sexual Property. In: Social Forces 14, Nr. 3, 1936, S. 395-405.
Aiyappan, A.: Polyandry and Sexual Jealousy. In: Man, 37, 1937, Nr. 130.
Grzywacz, M.: „Eifersucht" in den romanischen Sprachen. In: Arbeiten zur Romanischen Philologie 42, Bochum 1937.
Lagache, D.: Contribution à l'étude des idées d'infidélité dans la jalousie. In: Revue Française de Psychanalyse 10, 1938, S. 709-719.
Levine, M.: Notes on the Psychopathology of Suspicion of Marital Infidelity. In: Journal of Medicine 19, 1938, S. 184-188.
Bergler, E.: Beiträge zur Psychologie der Eifersuch. In: Internationale Zeitschrift für Psychoanalyse 24, 1939, S. 384-397.
Bowlby, J.: Jealous and Spiteful Children. In: Home and School, Juli 1939, S. 83-85.
Fujita, Y.: (Haß und Eifersucht). Japanisch. In: Tokio Zeitschrift für Psychoanalyse 7, 1939, 7-8.
Levy, Mordecai D.: Jealousy. In: Journal of Pediatrics 46, 1940, S. 515-518.
Tompkins, Butler J.: Penis Envy and Incest. A Case Report. In: Psychoanalytic Review 27, 1940, S. 319-325.
Laignel-Levastine, P., Johannais, J.: Syndrome passionel de jalousie. In: Annales Médico-psychologiques 100, 1942, S. 329.

Le Hardouin, M.: Journal de la jalousie. Paris 1942.
Richards, A. R.: La jolusie, obstacle inconnu. Lausanne: Payot, 1943. Deutsch: Die Eifersucht. Zürich: Müller, 1943.
Thompson, C. M.: Penis Envy in Women. In: Psychiatry 6, 1943, S. 123-125.
Racker, E.: Sobre los celos de Otelo. In: Revista de Psicoanálisis, Buenos Aires, 3, 1945, 1-18.
Borneman, E.: Jealousy. In: Psychoanalytic Studies in Sexual Anthropology. Ottawa, 1947, S. 137-149.
Dolto, F.: Hypothèse nouvelle concernant les réactions dites de jalousie à la naissance d'un puîné. In: Psyché-Paris 2, 1947, 524-530; 788-798.
Lagache, D.: La jalousie amoureuse. Zwei Bände. Band 1: Les états de jalousie et le problème de la conscience morbide. Band 2: La jalousie vécue. Paris: Presses Universitaires de France, 1947-1948.
Sokoloff, B.: Jealousy. A Psychiatric Study. New York: Howell-Soskin, 1948.
Chatterji, N. N.: Paranoid Jealousy. In: Samiksa 2, 1948, S. 14-24.
Corrêa, P. D.: O ciúme. In: Revista bras. Med. 6, 1949, S. 550.
Lagache, D.: De l'homosexualité à la jalousie. In: Revue Française de Psychanalyse 13, 1949, S. 351-366.
Ludovici, A. M.: Sexual Jealousy and Civilization. In: International Journal of Sexology 3, 1949, S. 76-84.
Naesgaard, S.: Nature et origine de la jalousie. In: Psyché-Paris 4, 1949, S. 513-528.
Barag, G.: A Case of Pathological Jealousy. In: Psychoanalytic Quarterly 18, 1949, S. 1-18.
Marcuse, M.: Zur Psychologie der Eifersucht und der Psychopathologie ihres Fehlens. In: Psyche 3, 1950, S. 759-777.
Wangh, M.: Othello. The Tragedy of Iago. In: Psychoanalytic Quarterly 19, 1950, S. 202-212.
Wendt, C. F.: Die „Eifersuchtsparanoia“ in psychotherapeutischem Aspekt. In: Archiv für Psychiatrie und Nervenkrankheiten 186, 1951, S. 496-515.
Feldman, H.: Unconscious Envy in Brutus. In: American Imago 9, 1952, S. 307-335.
Berdie, R. F.: The Parent as a Rival Sibling. In: Clinical Psychology 8, 1952, S. 95-96.
Bohm, E.: Is Jealousy Controllable? In: International Journal of Sexology, Februar 1952, S. 160-164.
Seidenberg, R.: Jealousy: The Wish. In: Psychoanalytic Review 39, 1952, S. 345-352.
Deutsch, H.: Supersensory Jealousy. In: Tomorrow 1(2), 1953, S. 63-65.
Schmideberg, M.: Some Aspects of Jealousy and Feeling Hurt. In: Psychoanalytic Review 40, 1953, S. 1-16.
Podolsky E.: The Jealous Child. New York: Philosophical Library, 1954.
Levy, N. J.: Anger, Hate and Jealousy. Pamphlet der ACAAP, 1955.
Todd, J. & Dewhurst K.: The Othello Syndrome. In: Journal of Nervous and Mental Disease 122, 1955, S. 367-374.
Feldman, A. B.: The Yellow Malady. Short Studies of Five Tragedies of Jealousy. In: Literature and Psychology 6 (2), 1956, S. 38-52.
Fontes, V.: La jalousie au cours des premières années de la vie. In: Revue de Neuropsychiatrie Infantile et d'Hygiène mentale de l'enfance 4, 1956, S. 317-326.
Cremieux, A. & Formo L.: De la jalousie morbide à la jalousie normale. In: Sud. Méd. Chir. 89, 1956, S. 4909-4912.
Klein, M.: Neid und Dankbarkeit. In: Psyche 11, 1957, S. 241-255.
Newton, M.: Women's Envy of Men. In: Child-Family Digest 17 (5), 1957, S. 55-63.
Ogino, K.: The Psychological Structure and the Psychodynamism of the Delusion of Jealousy. In: Academia 19, 1957, S. 43-47.
Wydler, W.: Treue und Untreue in der Ehe. Zürich-Frankfurt am Main, 1957.
Ortega, M. J.: Delusions of Jealousy. In: Psychoanalysis and the Psychoanalytic Review 46 (4), 1959, S. 102-103.
Germano, G.: Rilievi clinici e psicopatogenetici sul delirio di gelosia nella popolazione degli ospedali psichiatrici di Firenze. In: Rassegna di Studi Psichiatrici 49, 1960, S. 1-44.
Beigel, H. G.: Jealousy. In: Sex from A to Z. New York: Stephen Daye Press, 1961, S. 186.
Bohm E.: Jealousy. In: Ellis & Abarbanel (Hrsg.): Encyclopedia of Sexual Behavior. New York: Hawthorn Press, 1961, S. 567-574.
Langfeld, G.: The Erotic Jealousy Syndrome. A Clinical Study. In: Acta Psychiatrica et Neurologica Scandinavica, Suppl. 151, Band 36, 1961.

Podolsky. E.: Jealousy as a Motive in Homicide. In: Diseases of the Nervous Sytem 22, 1961, S. 438-441.
Shepherd, M.: Morbid Jealousy. Some Clinical and Social Aspects of a Psychiatric Symptom. In: Journal of Mental Science 107, 1961, S. 687-753.
Llopis, B.: Die Eifersuchtsideen der Trinker. In: Fortschritte der Neurologie 30, 1962, S. 543-564.
Rosenblatt, E.: Actividad creadora, rivalidad y envidia. In: Revista de psicoanálisis 19, 1962, S. 35-37.
Sinha, T.: (Über Eifersucht). Bengalisch. In: Chitta 4, 1962, S. 139.
Mergen, A.: Eifersucht. In: Sexualforschung, Band 2, Hamburg: Verlag für Kulturforschung, 1963, S. 213-214.
Renaud, B.: Je suis un dieu jaloux. Paris, 1963.
Milobenski, E.: Der Neid in der griechischen Philosophie. Wiesbaden: Verlag Otto Harrassowitz, 1964.
Mooney, H.B.: Pathologic Jealousy and Psychochemotherapy. In: British Journal of Psychiatry 111, 1965, S. 1023-1042.
Schoeck, H.: Der Neid. Eine Theorie der Gesellschaft. Freiburg: Alber, 1966.
Cascella, G.: (Delirium und delirische Interpretation der Eifersucht). Italienisch. In: Rassegna di Neuropsichiatria 19, 1966, S. 685-705.
Foregger, R.: The Love Triangle in Marriage and Divorce. In: Mental Hygiene 50, 1966, S. 199-204.
Retterstöl, N.: Jealousy-Paranoic Psychoses. A personal Follow-up. In: Acta Psychiatrica Scandinavica 43, 1967, S. 75-107.
Seidenberg, R.: Fidelity and Jealousy. In: Psychoanalytic Review 5, 1967, S. 583-608.
Duca, L.: Eifersuchtswahn. In: Das moderen Lexikon der Erotik, Band 2, S. 179. München: Kurt Desch Verlag, 1968.
Polatin, P.: Jealousy. In: Journal of Human Sexuality 2 (7), 1968, S. 6-9.
Reid, S.A.: Othello's Jealousy. In: American Imago 25, 1968, S. 274-293.
Vaukhonen, K.: On the Pathogenesis of Morbid Jealousy, with Special Reference to the Personality Traits of an Interaction between Jealous Patients and their Spouses. In: Acta Psychiatrica Scandinavica Suppl. 202, 1968, 2-201.
Borneman, E.: Eifersucht. In: Lexikon der Liebe. München: Paul List Verlag, Band 1, 1968, S. 247-250.
Borneman, E.: Eifersucht. In: Lexikon der Liebe und Erotik. Stuttgart-Hamburg: Deutscher Bücherbund, 1969, S. 132-133.
Joffe, W. G.: A Critical Review of the Status of the Envy Concept. In: International Journal of Psychoanalysis 50, 1969, S. 533-545.
Lagache, D.: Histoire de jaloux. In: La vie du couple. Paris: Denoel, 1969, S. 246-291.
Mühr, A.: Eifersucht. In: Das moderne Lexikon der Ehe. München: Kurt Desch Verlag, 1969, Band 2, Seite 93-95.
Pao, P.: Pathological Jealousy. In: Psychoanalytic Quarterly 38, 1969, S. 616-638.
Borneman, E.: Eifersucht. In: Sexuallexikon. Frankfurt am Mein: Büchergilde Gutenberg, 1970, S. 132-133.
Beecher, M. & Beecher W.: The Mark of Cain. An Anatomy of Jealousy. New York, 1971. Deutsch: Besser leben ohne Neid und Eifersucht. Genf: Ariston Verlag, 1972
Klüter, H.: Sexualität und Eifersucht. Eine Dokumentation. Frankfurt am Main: Gemini Verlag, 1971.
Niessen, M.: Eifersucht. In: Psychologische Menschenkenntnis 9 (7), 1973, S. 203-213.
Schoeck, H.: Der Neid und die Gesellschaft. Freiburg: Herder, 1974.
Schumann, H.-J. von: Die krankhafte Eifersucht. Therapie und forensische Begutachtung. In: Sexualmedizin 4, 1975, S. 286-290.
Norton-Smith, J., Pravda, I.(Hrsg.): The Quare of Jelusy. Heidelberg: Universitätsverlag Carl Winter, 1976.
Ruthe, R.: Zum Teufel mit der Eifersucht. Freiburg: Herder, 1976.
Bryson, J.: Eifersucht ist deprimierend für Frauen. In: Warum 6, 1977, S. 8.
Clanton, G., Smith, L. G.: Jealousy. Englewood Cliffs: Prentice-Hall, 1977.
Erlen, H.: Eifersucht. In: Miteinander Leben lernen, Jahrgang 2, Heft 4, Juli 1977, S. 32-35.
Borneman, E.: Eifersucht. In: Materialien zur Sexualwissenschaft. Berlin: Ullstein (4 Bände), Band 1, S. 267-269.
Klicker, J.R.: Von der Tugend, eifersüchtig zu sein. In: Ehe. Almanach 12 für Literatur und Theologie. Wuppertal: Peter Hammer Verlag, 1978, S. 53-66.

Borneman, E.: Zur Genealogie der Eifersucht. In: Heinz Körner (Hrsg.): Eifersucht. Ein Lesebuch für Erwachsene. Fellbach: amp verlag, 1979, S. 15-24.

Teismann, M. W.: Jealousy. Systematic Problem-solving Therapy with Couples. In: Family Process, 1979, S. 151-160.

Eriksson, E.: Eifersucht. Oder wie kann man zu dritt im Sandkasten spielen? Hamburg: Verlag Friedrich Oetinger, 1980.

Nitsch, O.: Eifersucht und Geschlechterrolle bei Alkoholikern und Nichtalkoholikern. Dissertation Wien 1981.

Borneman, E.: Zur Genealogie der Eifersucht. In: Orte 40, Jg. 8, Dez. 1982, S. 4-14.

Buunk, B.: Strategies of Jealousy: Styles of Coping with Extramarital Involvement of the Spouse. In: Family Relations 31, 1982, S. 13-17.

Im-Won-Gi, S. u.a.: Jealousy: Interventions in Couples Therapy. In: Family Process 22, 1983, 211-218.

Lorez, G. (Hrsg.): Das andere Gefühl - Eifersucht. Berlin: Selbstverlag, 1983.

Mummendey, A., Schreiber H. J.: Neid und Eifersucht. In: Harald Euler/Heinz Mandl (Hrsg.): Emotionspsychologie. München: Urban & Schwarzenberg, 1983, S. 195-200.

Borneman, E.: Eifersucht. In: Lexikon der Sexualität. Herrsching: Manfred Pawlak, 1984, S. 132-133.

Borneman, E.: Eifersucht. In: Lexikon der Liebe. Wien: Hannibal Verlag, 1984, S. 267-269.

Borneman, E.: Von der Eifersucht der Männer. In: Neue Frau 31, 1984, S. 42.

Borneman, E.: Die neue Eifersucht. In: Jetset 9, 1984, S. 89-91.

Gambaroff, M.: Utopie der Treue. Reinbek: Rowohlt, 1984.

Gottschalch, W.: Geschlechterneid. In: Ästhetik und Kommunikation, 1984.

Baumgart, H.: Eifersucht. Erfahrungen und Lösungsversuche im Beziehungsdreieck. Reinbek: Rowohlt, 1985.

Baumgart, H.: Versuch über den Umgang mit Eifersucht. In: Der Monat Nr. 294, Juni 1985, S. 101-116.

Borneman, E.: Keine Therapie für Eifersucht. In: Psychologie Heute, November 1985, S. 70-72.

Borneman, E.: Die neue Eifersucht. In: Quick 30 vom 18. Juli 1985, S. 36-42.

Buddeberg, C.: Paardynamik der Eifersucht. Vortrag gehalten bei den 9. Fortbildungstagen für praktische Sexualmedizin in Heidelberg, 13.-17. Juni 1985, Nachdruck in: Sexualmedizin 15, 1986, S. 121-127.

Müller-Luckmann, E.: Programmiert auf Eifersucht. Sind sexuelle Verhaltensstörungen zwangsläufig? In: Sexualmedizin 14, 1985, Nr. 8, S. 447.

Verhulst, J. M.: The Jealous Spouse. In: Medical Aspects of Human Sexuality, Band 19, Nr. 5, 1985, S. 110-120.

Borneman, E.: Anatomie der Eifersucht. Vortrag gehalten am 22. Juni 1986 auf der 8. Fachtagung für Sozialwissenschaftliche Sexualforschung in Düsseldorf.

Friday, N.: Jealousy. New York und London: Collins, 1986, Deutsch: Eifersucht. München: Scherz, 1986. (Noch nicht veröffentlicht)

Key, N. (Hrsg.): Die Kröte im Herzen. Hamburg: Brigitte Buch, 1986 (noch nicht veröffentlicht).

Teil IV:
Beiträge zur empirischen Sexualforschung

Perspektiven der homosexuellen Identität: Die soziosexuelle Entwicklung im Vergleich zwischen homo- und heterosexuellen Jungen und Mädchen

*Cornelius J. Straver**

1. Einführung und Problemstellung

Der niederländische Psychiater *Sengers* (1969) hat anhand seiner Praxiserfahrungen und häufigen Beobachtungen des homosexuellen Milieus die Entwicklung skizziert, die homosexuelle Jugendliche auf dem Weg zu einer neuen Identität durchlaufen. Als Ergebnis des oft mühsamen Prozesses sieht er in der Hauptsache die Entstehung dreier wahlweiser Lebensformen.

Erstens werden einige Personen versuchen, die homosexuellen Bedürfnisse auf Dauer zu verleugnen oder zu verdrängen. Viele von ihnen landen in einer Ehe mit häufig sehr negativen Konsequenzen für beide Partner [1].

Zweitens werden viele, die dem gesellschaftlichen Druck nicht standhalten können, zu einer - wie er es nennt - „unvollständigen Selbstakzeptanz" gelangen. In diesem Fall gibt man seinen Bedürfnissen nur im Verborgenen nach und führt gegenüber der Außenwelt entschieden ein Doppelleben. Die homosexuelle Subkultur, vor allem in ihren sozial randständigen Formen, bietet dazu viele Gelegenheiten.

Drittens wird es eine Reihe von Personen geben, die zu einer - wie er es nennt - „völligen Selbstakzeptanz" gelangen. Sie werden sich, im Gegensatz zur vorgenannten Gruppe, gegenüber ihrer Umgebung zu ihrer sexuellen Orientierung bekennen. Sie werden dann auch besser als diese Gruppe in der Lage sein, eine persönliche Beziehung zu pflegen. Einen wichtigen Platz nimmt bei ihnen der Zusammenhang zwischen dem öffentlichen Bekunden der Veranlagung und dem Erreichen von Selbstakzeptanz ein.

In meinem Beitrag möchte ich den Zusammenhang zwischen persönlicher und sozialer Identität beschreiben, wie diese sich bei homosexuellen Jungen und Mädchen entwickelt, und dann insofern einen Vergleich mit Heterosexuellen anstellen.

Ich verwende dafür einerseits die Untersuchungen, die ich zusammen mit *Moerings* (1970) und *Sanders* (1977) durchgeführt habe und andererseits eine rezente Untersuchung des sozio-sexuellen Entwicklungsprozesses bei Heterosexuellen (*Straver* 1986).

Durch Verknüpfung von Theorie und Untersuchungsergebnissen hoffe ich klarmachen zu können erstens, wo homosexuelle und heterosexuelle Entwicklung auseinanderlaufen und wo sie (bei günstigem Verlauf) wieder zusammenkommen; zweitens,

* aus dem Niederländischen von Maria Schreiber

Sozialwissenschaftliche Sexualforschung 2

welche Art von Problemen beide Kategorien während des Entwicklungsprozesses erfahren und mit welcher Hilfe sie diese Probleme bewältigen.

Die Untersuchung mit *Moerings* [2] umfaßte 77 homosexuelle junge Männer, die mit *Sanders* [3] 267 homosexuelle und 239 heterosexuelle junge Männer und Frauen. In beiden Untersuchungen wurde die Methode der retrospektiven Befragung angewandt.

2. Von der Faszination zur Beziehung - die heterosexuelle Entwicklung

Aus einer detaillierten Analyse einer Anzahl amerikanischer und skandinavischer Autobiographien von Jugendlichen, die ihre sexuell-relationale Entwicklung beschreiben, ergeben sich kurz zusammengefaßt einige interessante Punkte.

a) Mit der Literatur läßt sich die Entwicklung in der Jugendzeit (die Zeit zwischen Einsetzen der Pubertät und Anfang zwanzig) in vier Phasen einteilen.

Die erste Phase ist die Zeit, in der man überwiegend mit Geschlechtsgenossen verkehrt und in der man sich gegenseitig auf das Unterschiedliche und Interessante des anderen Geschlechts aufmerksam macht - durch demonstratives Verhalten, durch Gespräche über das andere Geschlecht, die eigene körperliche Entwicklung unter dem Aspekt der Geschlechtsunterschiede.

Die zweite Phase ist jene Zeit, in der individuelle Annäherungsversuche beginnen und erste unspezifische Körperkontakte entstehen.

Die dritte Phase ist durch kurzfristige Beziehungen gekennzeichnet, in denen Petting und häufig auch schon Geschlechtsverkehr ausprobiert und gelernt werden.

Die vierte Phase ist gekennzeichnet durch eine oder mehrere aufeinanderfolgende längerfristige Partnerbeziehungen, in denen relationale Erlebnisse entdeckt werden.

b) In diesem Verlauf macht man häufig eine stufenweise Kontaktkarriere durch, in der die Bedeutungszuweisungen und die Handlungskompetenz aus einer vorangegangenen Phase dazu benutzt werden, in komplexere Kontaktsituationen einzutreten, in denen man wieder Neues lernt, auf die Nase fällt und das Interesse verliert, um dann wieder einen neuen Kontakt einzugehen, der neue Möglichkeiten eröffnet.

Die spiralförmige Erweiterung von Bedeutungszuweisung und Interaktionskompetenz wird ermöglicht einmal durch die Antizipation des Erwachsenseins und den Wunsch, zu entdecken, was alles geht; zweitens den andauernden Austausch mit Altersgenossen, die auf dem gleichen Entwicklungsstand oder etwas weiter sind und verschiedene Informationsformen, Beispiele und Hilfestellungen geben; und schließlich durch einige eher allgemeine Bedingungen, auf die wir sogleich näher eingehen werden.

Naturgemäß gibt es auch Biographien, in denen die Karriere früher oder später stagniert, wo man sich festläuft, weil man wegen unangenehmer Erfahrungen zunächst genug hat oder weil man auf einem einmal erreichten Niveau von Bedeutungszuweisungen verharrt und davon noch mehr will.

c) Von Anfang an verläuft die Entwicklung bei Jungen und Mädchen etwas unterschiedlich. Deswegen entstehen später (vor allem bei Mädchen) große Spannungen, wenn es in Kontakten nicht gelingt, eine gemeinsame Wellenlänge zu finden. Hierüber aber gleich mehr.

Die Entwicklung bei Jungen, deren Beginn wir für diese Studie mit dem Einsetzen der Pubertät annehmen, ist durch das Bewußtsein gekennzeichnet, körperlich den erwachseneren Jungen und Männern immer ähnlicher zu werden. Indem man anderen, die weiterentwickelt sind, zu ähneln beginnt, vergleicht man die eigene Entwicklung mit der von Freunden, wobei das genitale Wachstum und die prinzipielle Fähigkeit, genital-sexuell zu funktionieren, einen wichtigen Platz einnimmt.

In erster Linie werden Mädchen interessant, weil man mit ihnen diese sexuellen Möglichkeiten realisieren könnte. Aber die Jungen werden darin gebremst, weil nicht so ohne weiteres jemand verfügbar ist.

In den sozialen Kontakten zwischen Jungen und Mädchen entdecken sie, daß sie „noch alles über den Umgang zwischen einem Jungen und einem Mädchen lernen müssen". Die Aufmerksamkeit und die Anstrengung verschieben sich dabei von der Beschäftigung mit dem eigenen Können - das unter anderem in der Selbststimulation wiederholt erlebt wird - hin zur Beschäftigung mit den Annäherungs- und Kontaktsituationen als einem manchmal schwierig zu bewältigenden Gebiet, das ziemlich verunsichern kann. Auch wenn sie später in Kontakten und länger anhaltenden Beziehungen viele neue Fähigkeiten entdecken, bleibt für Jungen die Selbstdefinition über genitale Fähigkeiten eine zentrale Bedeutungszuweisung und Zielstellung. Die sogenannte männliche Definition von Sexualität erfährt in dieser Periode ihren ersten Inhalt.

d) Bei Mädchen beginnt die Entwicklung eher mit der Entdeckung, daß ihre körperlichen Veränderungen eine starke soziale Bedeutung haben. Wenn ihre Brüste wachsen, stellen sie fest, daß Jungen und Erwachsene anfangen, sie anders zu betrachten. Mit ihrer körperlichen Erscheinung gewinnen sie an Bedeutung und werden interessant für Jungen, und das ist etwas völlig Neues angesichts deren vorheriger relativer Gleichgültigkeit. Die sexuelle Entwicklung steht dadurch bei Mädchen von Anfang an stark im Zeichen einer sozialen Entwicklung: Die Erfahrung, wie es ist, wenn andere Aufmerksamkeit zuwenden, die Entdeckung, wie man sich als Mädchen am besten verhält, aber auch, wie unsicher man ist in Bezug auf das eigene Erscheinungsbild und dessen Wert für andere.

Freundinnen zu bekommen ist dann oft zunächst wichtiger als einen Jungen, obwohl gerade das wiederum bei den Freundinnen wichtig ist und Prestige verschafft. Zu erleben, daß ein bestimmter Junge „dich bemerkt", kann dann bei der Unsicherheit und dem häufig mangelnden Selbstwertgefühl eine wichtige Stütze sein. Ferner kann die Erfahrung, in den Arm genommen, geküßt und gestreichelt zu werden, dazu führen, daß man häufig mit einem gewissen Erstaunen feststellt, daß dies auch körperlich erregt.

Bei Mädchen findet also die Entdeckung von Erregung und körperlichem Lustempfinden vielfach über einen doppelten Umweg statt: Zuerst das Erfahren von Aufmerksamkeit und Wertschätzung und dann Berührung auf anerkennende Art und Liebkosung. Hier bekommt nun die sogenannte weibliche Definition von Sexualität ihren ersten Inhalt und wirkt auch später im weiteren Entdeckungsprozeß während der Kontakt- und Beziehungskarriere fort.

e) Mit dieser unterschiedlichen Bedeutungszuweisung für Körperlichkeit, Geschlecht und Kontakt ist im Prinzip das Spannungsverhältnis benannt, mit dem Jugendliche im Verlauf ihrer weiteren Entwicklung zurecht kommen müssen. Die Analyse ergibt, daß zwei Hintergrundfaktoren eine wichtige Rolle dafür spielen, ob man eine gemeinsame Wellenlänge erreicht: Nämlich einerseits, ob die Umgebung eher sexualfeindlich oder positiv zu Körperlichkeit und Sexualität eingestellt ist; andererseits, ob in der Beziehung mehr Gleichheit zwischen den Geschlechtern besteht oder die männliche Definition von Sexualität ohne weiteres dominiert.

In einer Reihe amerikanischer Biographien ist das Umfeld sowohl sexual- als auch gleichheitsfeindlich im Hinblick auf die Beziehung zwischen den Geschlechtern. In solchen Situationen sehen Jungen das Mädchen eher als Person, mit der sie ihre Potenz und ihr Lustbedürfnis ausleben können; welche Erfahrung das Mädchen dabei macht, ist für sie zunächst weniger wichtig.

Bei Mädchen verstärkt sich in einer solchen Situation ihre Ängstlichkeit. Manchmal fliehen sie zu einer „Kompromißfigur", einem Jungen, der zwar weniger anziehend und interessant ist, dafür aber weicher und freundlicher. Manche versuchen auch den Zeitpunkt des ersten Geschlechtsverkehrs hinauszuzögern, bis sie sich der Bindungsbereitschaft des Jungen sicher sind in der unbestimmten Hoffnung, daß es dann schon anders und besser gehen wird.

In einer Reihe skandinavischer Biographien, wo die sozialen Beziehungen von Anfang an sexuell viel offener und gleichberechtigter sind, konnten die Mädchen für sexuelle Erfahrungen wesentlich offener sein und die Jungen sich wesentlich besser relational einstellen. Während die amerikanischen Jungen sich lange mit ihrem genitalen „Können" befassen, zeigen die Biographien der meisten skandinavischen Jungen, daß sie sich vor allem dem Vergnügen des Kontaktuellen überhaupt und der Entdeckung seiner verschiedenen Dimensionen widmen.

Dadurch, daß sie sich unverkrampft „miteinander intim verhalten", kommen Jungen *und* Mädchen dazu, „miteinander intim zu sein", wobei das gegenseitige emotionale Interesse der Motor wird für weitere relationale Entdeckungen und die Erweiterung der interaktionellen Fähigkeiten.

Auffallend in diesen Biographien, und zwar von Jungen und Mädchen, ist sicher, daß der Zeitpunkt des ersten Koitus vom Mädchen bestimmt wird und daß Jungen im allgemeinen die Wünsche des Mädchen berücksichtigen. Sexuelle Offenheit und Gleichheit der Geschlechter scheinen hier als allgemeine Bedingungen zu wirken, die gleichberechtigtes „Verhandeln" zwischen den Partnern ermöglichen.

Bekräftigt wird diese Analyse durch die vergleichende Untersuchung von *Christensen* und *Carpenter* (1962) bei Gruppen amerikanischer und dänischer Studenten. Je freier und offener die sexuelle Einstellung, desto geringer waren die Probleme und die Unzufriedenheit im Zusammenhang mit dem (ersten) Geschlechtsverkehr und desto weniger unterschiedlich war das Ausmaß sexueller Erfahrungen von Jungen und Mädchen. In der skandinavischen Situation sind, verglichen mit der amerikanischen, die Mädchen „sexueller" und die Jungen „relationaler".

3. Probleme der Entwicklung

Obwohl es noch keine Untersuchungen gibt, die systematisch die sexuell-relationale Entwicklung bei heterosexuellen Jugendlichen - einschließlich der darin erfahrenen Engpässe und Methoden, diese zu überwinden - auflistet, können wir verschiedenen Untersuchungen doch eine Reihe von Hinweisen entnehmen. Wir werden hier kurz drei solcher Engpässe besprechen.

a) Der Streit um Definitionen

Die bisherigen Ausführungen haben gezeigt, daß die sexuell-relationale Karriere relativ häufig durch Spannungen zwischen den Partnern gekennzeichnet ist, vor allem dann, wenn das männliche und das weibliche Verständnis sexuellen Erlebens sich gegensätzlich darstellt.

Trotz des optimistischen Modells, das anhand der skandinavischen Biographien konstruiert wurde, befürchte ich, daß Jungen und Mädchen (und Männer und Frauen) öfter mit einer solchen Divergenz zu kämpfen haben als sie es verstehen, auf derselben Wellenlänge zu operieren. Die Spannungen, die aus dem Auseinanderklaffen hinsichtlich Einstellungen und Erlebnissen entstehen, werden wohl eher stärker von Mädchen (Frauen) empfunden werden, weil die Divergenz häufig durch die soziale Selbstverständlichkeit einer Machtposition des Mannes entsteht, dessen Definition häufig dominiert und von den Mädchen (Frauen) selbst anfänglich übernommen wird. Aber auch Jungen (Männer) sind unzufrieden infolge des zunächst oft nicht richtig erkannten Erlebnisunterschiedes und des Unvermögens, damit richtig umzugehen.

Aus einer kleineren Untersuchung von *Komter* (1985) über Machtverhältnisse in sexuellen Beziehungen ging hervor, daß fast zwei Drittel der Frauen und die Hälfte der Männer sich ihre sexuelle Beziehung anders wünschen. Zum gleichen Ergebnis kommt eine breiter angelegte Untersuchung bei Eheleuten (s. unter anderem *Klem* und andere 1983).

Zwar ist es mit der gegenseitigen Anpassung in den letzten Jahren besser geworden, wie *Vennix* (1984) in einem Vergleich von Ergebnissen aus den Jahren 1971 und 1981 gezeigt hat, aber die heterosexuelle Beziehung scheint nach wie vor eine mühsame Angelegenheit. Eine Follow-Up-Studie bei einigen niederländischen Mädchen, in der wir das oben beschriebene Entwicklungsmodell näher auf die Probe gestellt haben, (s. *Rademakers* und *Straver* 1986) ergab ähnliche Ergebnisse: Relativ große Angst vor körperlichen Kontakten mit Jungen und die erst spät (und manchmal nie) in der Karriere erfolgende Entdeckung einer gegenseitig befriedigenden Anpassung.

Wenn der Verlauf schließlich doch befriedigend ist, hängt dies unter anderem für diese Mädchen damit zusammen, daß sie einerseits einen differenzierter denkenden und auftretenden Partner gefunden und selbst andererseits genügend Durchsetzungsvermögen entwickelt haben. Maßgeblich für das letztere sind sowohl Erfahrungen in der Karriere als auch solche außerhalb von Partnerbeziehungen, die ihr Selbstvertrauen erhöht haben (u. a. eine gute Freundin, positive Schul- oder Arbeitssituationen).

Die Untersuchung mit *Sanders* ergab, daß der erste Geschlechtsverkehr in vielen Fällen kein ungeteiltes Vergnügen war, weder für die Jungen noch für die Mädchen. 42% der Jungen und 71% der Mädchen fühlten sich nach dem ersten Beischlaf psychisch unbefriedigt; 7% der Jungen und 29% der Mädchen dachten damals „das mache ich vorläufig nicht mehr"; und 40% bis 48% der Jungen und Mädchen fühlten sich durch diesen ersten Geschlechtsverkehr erst recht verunsichert. Auch den Geschlechtsverkehr mit dem jetzigen Partner fanden Mädchen deutlich weniger häufig befriedigend und schön als die Jungen.

b) Unsicherheiten und Selbstzweifel

In der Untersuchung mit Sanders wurde nach Themen gefragt, über die man in der Jugendzeit nachgrübelte. Eine Reihe davon wurde von vielen genannt, manchmal als sehr bedeutend: Beispielsweise Unsicherheit, ob man für das andere Geschlecht anziehend genug ist; Unkenntnis darüber, wie man einen Kontakt herstellt oder wie man die eigenen Bedürfnisse dem Partner verdeutlicht; die Frage, ob sinnliche Bedürfnisse normal sind; Unlustgefühle wegen Selbstbefriedigung. Offenbar fällt die Kommunikation mit anderen hierüber oft schwer.

Über diese Grübeleien sowie über den ersten Geschlechtsverkehr und diesbezügliche Schwierigkeiten wollten die meisten (über 75%) nicht mit den Eltern bzw. einem Elternteil sprechen, was an sich nicht verwunderlich ist: Die jugendliche Entwicklung vollzieht sich größtenteils in einem gewissen Abstand zu den Erwachsenen und mehr im Anschluß an Gleichaltrige. Aber dies heißt nicht, daß man mit Freunden oder Freundinnen dann auch tatsächlich über diese Unsicherheiten und andere Schwierigkeiten sprechen kann. Von dieser heterosexuellen Gruppe geben gut 40% an, sie hätten nie mit Freunden/Freundinnen über solche Sachen geredet. Von den knapp 60%, die angeben, durchaus mit Freunden/Freundinnen gesprochen zu haben, kennen wir leider nicht den Umfang und die Qualität der Kommunikation.

Nach meiner Meinung darf man unterstellen - auch aufgrund anderer Forschungen -, daß heterosexuelle Jugendliche im allgemeinen viele Probleme in ihrer Entwicklung erfahren, über die sie oft allein mit sich selbst ins Reine kommen müssen (s. u. a. *Straver* 1984).

c) Zukunftsperspektive

Bei diesen heterosexuellen Jugendlichen in der Untersuchung mit *Sanders* zeigte sich größtenteils Ambivalenz in Bezug auf die Perspektive Ehe. Gut die Hälfte betrachtet sie zwar als eine verlockende Möglichkeit, aber daneben denkt man an andere: Fast drei Viertel nennen hier das Zusammenleben ohne Trauschein, während viele auch an das Alleinleben, aber mit einem festen Partner denken (37%) oder an ein Zusammenleben mit mehreren Personen (28%). Dieses Abweichen vom sozial Üblichen bedeutet meines Erachtens zum einen, daß einige heterosexuelle Jugendliche eine Identität entgegen den gesellschaftlichen Einstellungen entwickeln; zum anderen, daß dies im allgemeinen nur möglich ist, indem man Gleichgesinnte findet, ein eigenes „subkulturelles" Milieu. In beiden Punkten zeigen diese heterosexuellen Jugendlichen zumindest eine gewisse Übereinstimmung mit ihren homosexuellen Altersgenossen.

4. Von der Faszination über Unsicherheit und Konflikt zu Identität und Beziehung - die homosexuelle Entwicklung

In den meisten Studien über die homosexuelle Entwicklung werden die Ergebnisse anhand eines Phasen-Verlaufs interpretiert.

In der angelsächsischen Literatur finden sich hierfür einige Modelle, die zwar untereinander variieren, aber im Kern folgende vier Phasen enthalten:

a) Die Erkenntnis, daß man sich zu Personen des gleichen Geschlechtes hingezogen fühlt, führt zu der Erkenntnis, daß dies von anderen als „homosexuell" etikettiert wird mit vielfach (sehr) negativen Konnotationen;

b) Das Erleiden innerer Konflikte, aber auch Versuche homosexueller Kontakte;

c) Die Akzeptanz einer eigenen neuen Identität („ich bin homosexuell") und Beginn der Teilnahme am homosexuellen Milieu;

d) Das offene Erkennenlassen und der Beginn einer homosexuellen Beziehung (vgl. u.a. *Plummer* 1975, *Troiden* 1979, *Cass* 1979, *Coleman* 1982).

Im deutschen Sprachraum folgen unter anderem die Untersuchungen von *Dannecker* und *Reiche* (1974), *Schäfer* und *Schmidt* 1974 (vgl. *Schäfer* 1976), *Bohlander* und *Mönnich* (1980) einer gröberen Phasen-Einteilung. Das Gleiche gilt für unsere eigenen Studien (mit *Moerings* 1970, mit *Sanders* 1977).

Manche Studien orientieren sich zwar an einem Entwicklungsverlauf, teilen aber kaum Phasen ein (vgl. u.a. *Dank* 1971, *Lee* 1977, *Nelemans* 1977).

In diesem Kapitel werde ich das Phasen-Modell von *Vivienne Cass* (1979) besprechen, weil es meines Erachtens am meisten ausgearbeitet ist, auch die Dynamik in der Entwicklung zeigt und wie die Entwicklung in jeder Phase stagnieren kann. Später werde ich dieses Modell benutzen, um eigene Untersuchungsergebnisse wiederzugeben (vgl. Kap. 5).

Aufgrund ihrer professionellen Hilfeleistung als klinische Psychologin für homosexuelle Männer und Frauen steht für *Cass* die Frage im Mittelpunkt: Wie kommt jemand von einem kongruenten intra-personellen System („ich bin heterosexuell") zu einem anderen, ebenfalls kongruenten System („ich bin homosexuell")? Mit anderen Worten: Anfänglich zählt sich die Person (P) zur „normalen" Mehrheit. Nun muß sie feststellen und innerlich akzeptieren, daß es anders ist.

Die erste Phase

Obwohl *Cass* von der heterosexuellen Selbstdefinition ausgeht, geht sie auf diese erste Phase in der Jugendperiode nicht ein, sondern läßt die Entwicklung mit der „Identitäts-Verwirrung" beginnen, die entsteht, wenn der Jugendliche bei sich Verhaltensweisen und/oder Bedürfnisse erkennt, die seinem Selbstbild widersprechen. Die Verwirrung ergibt sich aus der Erkenntnis, daß solche Gefühle und Verhaltensweisen „nicht normal" sind und führt zu der Frage „wer oder was bin ich eigentlich?" Allmählich drängt sich die Erkenntnis auf, daß diese nicht normalen Bedürfnisse als Homosexualität etikettiert werden, und dies vergrößert die Verwirrung und Beunruhigung. Abhängig von der Frage, in welchem Maße P mit seinen Gefühlen und deren Benennung einverstanden sein kann, gibt es nun drei Wege:

Denkbar ist, daß P eigentlich keine großen Probleme erfährt. In diesem Fall wird sich die Energie, die durch die Beunruhigung mobilisiert wird, darauf richten, mehr Informationen zu sammeln (darauf achten, was andere sagen; beim Lesen auf Erzählungen über ähnliche Bedürfnisse und Verhaltensweisen).

Wenn man aber doch Probleme erfährt, was meist der Fall sein wird, wird man vorderhand versuchen, „normal" zu sein. P stürzt sich in Kontakte mit dem anderen Geschlecht, oder aber es entsteht zunächst eine Kontaktpause: Sowohl heterosexuelle als auch homosexuelle Aktivitäten werden vermieden. Wenn die letzteren dennoch unausweichlich werden, kann P in einem bestimmten Moment die Vermeidungs-Strategie aufgeben, der Weg für die weitere Entwicklung wird frei.

Die dritte Möglichkeit ist, daß P die äußerst negativen Einstellungen der Umgebung so internalisiert hat, daß er sich in der Verleugnung seiner homosexuellen Bedürfnisse verbeißt. Handlungen, zu denen man sich zwischenzeitlich hatte verführen lassen, werden als „Spielchen" oder vorübergehende Dummheiten abgetan und man bricht die Entwicklung ab.

Welchen Weg er auch wählt, der Jugendliche wird in dieser Phase wenig mit anderen über seine Gefühle und Bedürfnisse sprechen: Unruhe und Unklarheit sind meist noch zu groß.

Die zweite Phase

Wenn P die Entwicklung nicht mit rigider Selbstverleugnung abgebrochen hat, befindet er sich nun in der Situation „vielleicht bin ich homosexuell". Damit ist zwar die Beunruhigung aus der ersten Phase, die vor allem aus der Unklarheit über sich selbst resultierte, aufgehoben, aber dafür tritt jetzt eine andere auf. Die Inkongruenz zwischen dem bisherigen Selbstverständnis und einem anderen Selbst, das als homosexuell abgestempelt werden kann, verursacht ein Gefühl der Entfremdung von den umgebenden Altersgenossen und Erwachsenen, etwa so: „Ich bin anders als ihr". Gefühle des Alleingestelltseins und des Verlustes von bis dahin gehegten und sozial selbstverständlichen Zukunftsidealen (eine Familie gründen usw.) können vorherrschen. Die Erfahrung der Entfremdung zwingt dazu, Kontakte zu anderen zu suchen, denen gegenüber man seine Gefühle äußern und von denen man Ratschläge bekommen kann.

Auch in dieser Phase ist es wieder denkbar, daß man ein positives Gefühl für sich selbst entwickelt, vor allem, weil die früheren Gefühle der Unsicherheit und des „Andersseins" jetzt einen Namen haben („O.K., ich bin homosexuell"). Die Entfernung von den anderen, die durchaus erfahren wird, ist jetzt vor allem die Schuld dieser anderen, die einfach nichts verstehen. Man wird weiterhin vorläufig eine vorsichtige Strategie wählen: Dafür sorgen, daß die ablehnenden anderen nichts merken.

Meist jedoch verläuft die Situation anders. Man wird Schwierigkeiten haben mit der Stigmatisierung, homosexuell zu sein.

Zur Reduzierung dieses Stigmas „homosexuell" gibt es dann die Ausweichmöglichkeit: „Ich fühlte mich halt gerade zu diesem Mann oder zu dieser Frau sehr hingezogen, aber weiter ist es nichts", oder: „Ich glaube, daß ich leicht bi-sexuell bin", oder: „Dies ist einfach eine bestimmte Phase, die auch wieder vergeht". Eine andere solche Möglichkeit ist, daß man seine sexuelle Orientierung von sich weist: „Vielleicht bin ich so, aber ich möchte nichts damit zu tun haben".

In diesem Fall wird man professionelle Hilfe gegen die sexuelle Orientierung suchen. Wenn auch das nicht gelingt, beschließt man, ein anderes Leben zu führen; man sucht eine feste Beziehung mit einem Partner des anderen Geschlechts und strebt eine Ehe an.

Wenn das Verlangen zu stark ist und man sich selbst zu oft bei Handlungen erwischt, die nicht mit der eigenen Identität übereinstimmen, kann das - infolge der gewählten negativen Einstellung - zu einem Doppelleben führen. Man hält sich für heterosexuell oder auch für asexuell, aber leider sündigt man ab und zu wieder. Die hieraus entstehenden Spannungen entladen sich manchmal in erbitterter Bekämpfung der Homosexualität überhaupt. (Als Beispiel verweise ich auf die Autobiographie des amerikanischen Kongreßabgeordneten *Bauman,* 1986).

Die dritte Phase

Wenn man nicht die Entwicklung durch Verleugnung abgebrochen hat, erreicht man jene Phase, in der man versteht, daß es eine homosexuelle Identität gibt, ohne sie bereits wirklich als die eigene akzeptieren zu können. *Cass* spricht von einer „identity tolerance": Man erkennt zwar, daß man so ist, aber kann damit noch nicht wirklich einverstanden sein.

Diese Erkenntnis beseitigt jedoch teilweise die früheren Spannungen und macht den Weg frei für die Exploration homosexueller Kontakte. Das Spannungsverhältnis zu den anderen, die P noch immer als einen Heterosexuellen sehen (wollen), bleibt jedoch bestehen. Die naheliegendste Wahlmöglichkeit ist dann, sich selbst zunehmend von der bis dahin vertrauten Umgebung (Familie, Freunde) zu lösen und sich in der Freizeit auf homosexuelle Kreise zu orientieren. Dieses Milieu schafft dann Klarheit und bietet Hilfe für die weitere Entwicklung als Homosexueller. P fängt jetzt an, Homosexualität positiver zu sehen: „Es gibt ja noch viel mehr Homosexuelle und die kommen damit doch ganz gut klar". Das Milieu schafft also Vorbilder, bietet Informationen sowie die Möglichkeit, Kontakte und Beziehungen einzugehen.

Der Kontakt mit dem homosexuellen Milieu, das vielfach in Subkulturen organisiert ist, kann sich aber ganz unterschiedlich auswirken. Für manche ist er eine Befreiung, die zur Selbstakzeptanz führt. Für andere ist er eine Möglichkeit, das Doppelleben in bestimmter Form zu realisieren, was eben nicht zur Selbstakzeptanz führt. Wiederum für andere könnte es eine positive Bedeutung haben, aber die dortigen Einstellungen und Verhaltensweisen sind soweit von dem entfernt, was man sich für sich selbst wünscht, daß man sich abwendet und neuerlich in die Isolation und manchmal auch zur Verleugnung kommt.

Die vierte Phase

Angenommen, man hat sich nicht abgewendet und das Milieu nicht für ein Doppelleben benutzt, wird man jetzt zu einem positiven Selbstbild kommen. Jetzt wird man bewußt damit anfangen, sein Leben neu einzurichten: Eine eigene Welt aufzubauen mit Hilfe der neuen Kontakte, gestützt durch die Einstellungen und Legitimationen, die dieses Milieu anbietet. Aus dieser neuen Position heraus hat man auch genügend persönliche Sicherheit aufgebaut, um Außenstehende über die eigene Homosexualität zu informieren, zunächst meist sehr selektiv und allmählich umfassender, je nach dem, was die Situation erlaubt (Familie, Arbeit und dergleichen mehr).

In dieser Phase fängt man auch häufig eine persönliche Beziehung an. Für viele homosexuelle Männer und Frauen ist dies der vorläufige Endpunkt ihrer Entwicklung: Die Spannungen haben sich größtenteils gelöst und dort, wo es sie noch gibt, sind sie von der Außenwelt verursacht.

Die fünfte Phase

Abhängig aber von der Art des homosexuellen Milieus, das man vorgefunden (oder gesucht) hat, kann eine neue Dynamik entstehen. In dem Maße, wie das Milieu betont, daß Homosexualität für diejenigen, die so sind, eine völlig normale Sache zu sein hat und die gesellschaftliche Abwehr keinen rechtfertigenden Grund besitzt, wird man eine neue Inkongruenz erfahren zwischen der jetzt als positiv empfundenen homosexuellen Identität und der negativen Einstellung der Umgebung. Diese Inkongruenz erzeugt Zorn gegen die Außenwelt, verbunden mit Stolz auf die eigene Identität.

Was von der Gesellschaft als Schimpfworte gemeint waren (Schwuler, Warmer etc.), wird zur stolzen Selbstbezeichnung. Durch die Entwicklung einer eigenen Ideologie grenzt man sich von der Außenwelt ab, d.h. von allen anderen, sowohl von den Heterosexuellen und ihrem traditionellen Verständnis von Geschlechtsrollen und Ehe als auch von anderen Homosexuellen, für die das Ziel bereits erreicht ist, wenn sie irgendwo ungestört mit ihrem Freund oder ihrer Freundin zusammenleben können.

Die schroffen Gegensätze, die man jetzt sieht, führen einerseits zu einem sozialen und politischen Aktivismus und andererseits dazu, daß man öffentlich seine Homosexualität bekundet. Reagiert die Umgebung negativ, betrachtet man das als das Erwartete. Reagiert die Umgebung aber akzeptierend oder sogar zustimmend, kann dies zu einer neuen Diskrepanz führen: Zur Frage nämlich, ob man nicht teilweise übertrieben gehandelt hat. Dies kann zu einer weiteren Entwicklung führen.

Die sechste Phase

Während die fünfte Phase vor allem durch eine große Enttäuschung durch die anderen, der „Erleuchteten" durch die „Dummen", gekennzeichnet war, ist man jetzt in der Lage, etwas mehr zu relativieren und besser zwischen verschiedenen Kategorien in der Gesellschaft zu unterscheiden. Man kann auch eher erkennen, wo die eigenen Bedürfnisse und Bestrebungen mit denen von anderen übereinstimmen, die auch für soziale Veränderungen eintreten, wenn auch vielleicht auf eine ganz andere Art. Dies schafft auch die Möglichkeit, die Tatsache der eigenen Homosexualität zu relativieren: Sie ist lediglich *ein* Aspekt des eigenen Lebens neben vielen anderen, die ebenso oder eigentlich noch wichtiger sind.

Zusammenfassend können wir feststellen, daß das Modell von *Cass* pro Phase jeweils drei verschiedene Phänomene aufzeigt.

Erstens die mehr oder weniger gedachten Situationen, in denen wenig Probleme tatsächlich erfahren werden und in denen der Jugendliche gleichsam von selbst sich zu einem selbstbewußten Homosexuellen entwickeln kann, weil die homosexuelle Identität mehr oder weniger konfliktfrei an die eigenen Bedürfnisse und Verhaltensweisen anknüpft und die Umwelt wenig Widerstand spüren läßt.

Zweitens jene häufig vorkommenden Situationen, in denen solche Probleme gerade erfahren werden, d.h. ein Konflikt oder eine Inkongruenz zwischen Selbstbild und homosexueller Identität besteht, und wo die Beunruhigung, die aus der Konfliktsituation resultiert, zu weiterem Suchen zwingt.

Drittens die ziemlich häufigen Situationen, in denen der Konflikt oder die Inkongruenz so groß sind, daß der Jugendliche sie nicht bewältigen kann und er sich entweder auf eine heterosexuelle Identität zurückzieht oder, was bei *Cass* weniger gut herausgearbeitet ist, in einer ambivalenten Position verharrt und ein Doppelleben führt.

Warum bestimmte Jugendliche sich zurückziehen oder verharren, hat *Cass* zwar in etwa angedeutet: Die Umwelt ist zu abweisend, die gängigen Normen sind so zwingend internalisiert, daß der Jugendliche sie nicht überwinden kann. Dieser erklärende Teil ist aber nicht sehr ausgearbeitet, aber das war auch nicht die Aufgabe, die *Cass* sich gestellt hatte. (Aufgrund unserer Untersuchungen - s. weiter unten - werden wir versuchen, hierzu etwas mehr zu sagen).

Man kann sagen, das erklärende Element ihres Modells liegt in der angewandten Theorie über Kongruenz und Inkongruenz, zwischen Selbstbild, Verhaltensweisen und Bedürfnissen und der Perzeption der Reaktionen anderer darauf, woraus sich Gefühle von Konsonanz und Dissonanz ergeben. Das Modell von *Cass* ist also sowohl deskriptiv als erklärend und erhebt sich damit meines Erachtens über die rein deskriptiven (und häufig summarischen) Modelle anderer Autoren.

Daß ihr Modell nicht die Anerkennung gefunden hat, die es meines Erachtens verdient, könnte daran liegen, daß die meisten Forscher zu stark dem Erbe des Behaviorismus verhaftet sind. Dann sucht man beispielsweise isolierte Verhaltensvariablen der Gegenwart und versucht diese mit ebenfalls isolierten Umweltvariablen der Vergangenheit in einen gewissen (wahrscheinlichen) Zusammenhang zu bringen. Die Betrachtung der Entwicklung als Prozeß wird von relativ wenigen Sozialforschern versucht.

5. Niederländische Forschungsergebnisse

Um unsere Forschungsergebnisse in einen verständlichen Zusammenhang zu bringen, verwende ich den *Cass*'schen Phasenverlauf als Rahmen, verbreitere ihn jedoch durch meine Skizze der jugendlichen Entwicklung.

Phase 0

Der Beginn der Entwicklung in der Jugendzeit

Diese Phase fehlt bei *Cass*. Doch auch für homosexuelle Jungen und Mädchen beginnt die Entwicklung - abgesehen von den vorangegangenen Lernprozessen in der Kindheit - mit dem Einsetzen der Pubertät und der sich daraus ergebenden Phase des „Mitmachens" mit den anderen Jungen und Mädchen. In dieser Phase werden Bedeutungen zugewiesen für die körperlichen Veränderungen, die man bei sich selbst und bei anderen feststellt. In dieser zeitlichen Periode bilden sich zwei Dimensionen von Sexualität, die männliche und die weibliche. Wir werden noch sehen, daß sich dieser Unterschied in der Entwicklung in mehrfacher Hinsicht auswirkt.

In dieser Phase werden jene Jugendlichen, die sich später als homosexuell erfahren, im allgemeinen Prozeß mitmachen wie alle anderen auch, wie Interesse für das andere Geschlecht und allmähliche Annäherungsversuche. Für die späteren Homosexuellen werden in dieser Phase, genau wie bei den späteren Heterosexuellen, eine Reihe von Unterschieden zwischen den Entwicklungen von Jungen und Mädchen auftreten. Für die homosexuellen Mädchen wird in dieser Phase im allgemeinen noch wenig Veranlassung bestehen, sich „anders" zu fühlen als die anderen. Wenn sie wie die anderen ihrem eigenen Geschlecht (Entwicklung der Mädchenrolle) und dem anderen Geschlecht Aufmerksamkeit schenken (Interesse wecken und bekommen), wird das in dieser Periode für sie vor allem ihre wertvolle Position als Mädchen und damit ihr Selbstvertrauen festigen.

Für die homosexuell orientierten Jungen werden der Vergleich mit anderen Jungen und die damit manchmal verbundenen genitalen Spielchen in dieser Periode vor allem eine Bekräftigung ihrer Männlichkeit bedeuten. Vor allem für Jungen, die in ihrer Freizeit viel mit Gleichaltrigen verkehren und sich weniger an ihrem Zuhause orientieren, wird dafür Gelegenheit bestehen. Auch wenn solche Gruppen von Jugendlichen im allgemeinen rigide Einstellungen hinsichtlich Jungen- und Mädchenrollen hegen, wie Beobachtungen ergeben (vgl. u.a. *Hazekamp* 1985), bildet dies zunächst kein Problem. Die genitalen Spielchen werden im allgemeinen als eben nur Spiel und vorübergehend wegrationalisiert. Aber hierdurch wird die männliche Definition von Sexualität akzentuiert und verschärft.

Ein Teil dieser Jungen (ebenso wie der Heterosexuellen) beteiligt sich weniger an Gruppen. Bei ihnen werden die homosexuellen Gefühle länger latent bleiben und ihr Ausbruch wird sich eher darin zeigen, daß sie sich in einen anderen Jungen verlieben. Das geschieht aber häufig erst später. Unsere beiden Untersuchungen ergeben, daß die meisten Jungen zwar in der ersten Periode solche sexuellen Spielkontakte mit anderen Jungen gehabt haben, aber dachten, daß sie nicht schaden könnten, zu diesem Alter gehörten und auch wieder vorbeigehen würden und dergleichen mehr. Bei Mädchen finden wir kaum solche Aktivitäten. Retrospektiv sehen diese Jungen ihre diesbezüglichen Aktivitäten, die nach ihren Angaben etwa mit dreizehn Jahren stattfanden, als Anfangszeichen ihres homosexuellen Verlangens, aber es ist eindeutig, daß sie das damals noch nicht erkannten.

Beide Untersuchungen zeigen auch, daß Jungen und Mädchen in diesem Alter (und später) sich mehr oder weniger stark ausgeprägt am Umgang mit dem anderen Geschlecht beteiligten.

Phase 1
Das Gefühl, anders als andere zu sein

Cass beschreibt diese Phase als diejenige einer großen Identitäts-Verwirrung: Man weiß nicht so recht, wer oder was man ist.

In ihrer Beschreibung vermischt sie jedoch zwei Dinge, die man meines Erachtens besser getrennt betrachtet. Zu dieser Verwirrung zählt sie nämlich auch schon die Erkenntnis, daß die eigenen Gefühle und Bedürfnisse von der Umwelt als homosexuell abgestempelt werden, wodurch der Unterschied zu der darauffolgenden Phase verwischt wird. In unseren beiden Untersuchungen haben wir die zwei Phasen so beschrieben:

Zunächst kommt die Erkenntnis oder das Gefühl, „anders als andere zu sein", wobei man noch nicht weiß, was das ist; dann erst wird man sich bewußt, daß dieses „Anderssein" von der Gesellschaft als Homosexualität abgestempelt wird, mit allen negativen Folgen. Die Bedeutung dieser Unterscheidung besteht darin, daß für die meisten Jugendlichen die Gefühle von Beunruhigung und Unlust sich in beiden Subphasen deutlich unterschiedlich darstellen mit durchschnittlich einigen Jahren Abstand voneinander.

Wir beschränken uns hier auf das Gefühl „anders zu sein als andere".

Das Gefühl, „anders" zu sein, wurde von *Moerings* Probanden an sehr unterschiedlichen Situationen festgemacht. Manche geben an, daß sie sich in jener Zeit nicht sehr für Mädchen interessierten; andere, daß sie zwar viel Umgang mit Mädchen hatten, aber sich immer wieder nach Jungen umschauten; wieder andere, daß die sexuellen Spielereien mit anderen Jungen sie sehr erregten; und manche geben einfach an, daß sie zwar bemerkten, daß irgendetwas mit ihnen los war, aber nicht wußten, was.

Der zeitliche Beginn dieses Gefühls variiert bei den meisten Befragten zwischen dem zwölften und dem sechzehnten Lebensjahr (bei einigen davor oder danach), entsprechend meiner Einteilung also sowohl in der ersten Phase des „Mitmachens" als auch in der zweiten Phase der individuellen Annäherungen und des Beginns von intensiverem Petting. Insgesamt geben gut drei Viertel der Befragten an, derartiges erfahren zu haben; bei *Sanders* sind es 60%. Bezüglich der Jungen stimmen die Altersangaben mit den Angaben bei *Moerings* überein; bei den Mädchen variieren sie weit mehr und umfassen größtenteils den Zeitraum zwischen dreizehn und Anfang zwanzig.

Auch der Anlaß ist für die Jungen und Mädchen nach dieser Untersuchung deutlich verschieden. Während es bei knapp der Hälfte der Jungen ein sexueller Kontakt war und beim Rest eine Verliebtheit, ist bei den Mädchen dieses Verhältnis 20% zu 80%. Ferner ergeben beide Untersuchungen, daß diese Erfahrungen das Mitmachen beim heterosexuellen Annäherungsspiel nicht verhindern.

Was bedeuten nun diese Ergebnisse, wenn man dazu noch die Tatsache nimmt, daß 25% bis 40% nichts darüber angeben, daß sie sich „anders" gefühlt hätten? Wenn wir die sexuellen Kontakte betrachten, dann müssen diese allmählich eine andere Bedeutung bekommen haben, als sie am Anfang der Pubertät hatten. Diese Sex-Kontakte müssen eine starke Anziehung zu einer bestimmten Person enthalten haben, also ein emotionales Element, wodurch sie eine andere Qualität hatten als die der anderen Jungen und Mädchen in jenem Alter.

Das gilt in noch stärkerem Maße für Verliebtheit. Gerade diese emotionale Komponente bewirkt, daß man diese Bedürfnisse kaum noch wegrationalisieren kann. Deshalb vermute ich auch, daß das ausgeprägte Gefühl, „anders" zu sein, bei den meisten nicht mit zwölf bis dreizehn Jahren einsetzt, sondern etwas später, nämlich dann, wenn sich bei Jugendlichen aufgrund ihrer generellen Entwicklung individuelle Annäherungen und Verliebtheitsgefühle einstellen. Daß ein Teil dieser untersuchten Zielgruppen keine besondere Phase des „Andersseins" erfahren hat, wird meines Erachtens daran liegen, daß sich diese Jugendlichen in eine Person des eigenen Geschlechts erst in einem Alter verliebten, in dem man sich der gesellschaftlichen Etikettierung bereits bewußt ist, so daß sie sogleich einen Zusammenhang herstellen konnten. In der Zeit davor hat man dann vor allem bei heterosexuellen Spielen mitgemacht oder - wie ziemlich viele Jugendliche in diesem Alter - am Rande zugesehen, weil man für ein eindeutiges Handeln noch nicht weit genug war.

Insgesamt bedeuten die Unlust- oder Spannungsgefühle aber offenbar in dieser Periode noch keinen wirklichen Konflikt.

Phase 2
Das Erkennen der Etikettierung

Cass beschreibt diese Phase dahingehend, daß man erkennt, daß die eigenen Verhaltensweisen und Bedürfnisse von der Umwelt als „homosexuell" etikettiert werden. Dies schafft Gefühle von Außenseitertum, von Verlust gehegter Zukunftsbilder u. dergl. m.

Unsere Untersuchungen zeigen, daß das Bewußtwerden der gesellschaftlichen Etikettierung für weitaus die meisten Jungen und Mädchen einen großen Schock bedeutet hat. Die von *Cass* signalisierten Beunruhigungs- und Unlustgefühle finden wir in beiden Untersuchungen in hohem Maße wieder. Weil diese negativen Gefühle bereits oft beschrieben und von *Cass* hinreichend zusammengefaßt wurden, werde ich darauf nur kurz eingehen.

Ein interessanter Punkt in der Untersuchung mit *Moerings* scheint zu sein, daß die negativen Gefühle bei ungefähr zwei Dritteln dieser Jungen vor allem eine sozial bezogene Angst erkennen lassen (die Angst, von anderen zurückgewiesen zu werden u. ä.) und bei einem Drittel eine mehr auf die eigene Person bezogene Angst (Einsamkeit, Minderwertigkeitsgefühle). - Auf diesen Unterschied werde ich später in einem anderen Zusammenhang noch zurückkommen.

Daneben halte ich zwei andere Punkte bei *Sanders* für interessant. Einmal, daß die Mädchen dieses Bewußtwerden insgesamt weniger problematisch erlebten als die Jungen. Zum anderen, daß ein kleiner Teil der Jungen und Mädchen (20% bzw. 30%) sich erleichtert und befreit fühlte, weil es bedeutet, „zu wissen was los ist", aber auch „zu erkennen, was ich will und was ich machen kann" (d. h. sich auf die Suche nach

Gleichgesinnten begeben). Meines Erachtens meint *Cass* diese letzte Kategorie, wenn sie von solchen Personen spricht, für die die Situation nicht sehr negativ scheint, die ihre Entwicklung gleichsam ungestört fortsetzen können.

Einige Fragen sind jetzt: Wodurch wird man sich bewußt, in welchem Alter und wie verhält sich dieses Bewußtwerden zur Entwicklung generell?

In Bezug auf das Alter ergibt sich nach *Moerings,* daß das Bewußtsein der Etikettierung nur bei einer kleinen Gruppe vor dem fünfzehnten Lebensjahr auftrat, bei den meisten (70%) vor dem siebzehnten und bei einigen erst sehr spät, nämlich nach ihrem einundzwanzigsten Lebensjahr.

Nach *Sanders* werden die meisten Jungen sich des gesellschaftlichen Namens für ihre Gefühle zwischen dem vierzehnten und siebzehnten Lebensjahr bewußt, die meisten Mädchen zwischen dem siebzehnten und einundzwanzigsten, aber bei den meisten einige Jahre nach dem Auftreten des Gefühls, anders zu sein, tatsächlich also in der mittleren bzw. zweiten Periode der Adoleszenz. Das ist die Periode, in der die heterosexuellen Altersgenossen anfangen, mit etwas länger dauernden und ein größeres persönliches Engagement verlangenden Beziehungen zu experimentieren.

Dies ist wohl kein unwichtiges Ergebnis, wenn wir jetzt die Gründe für das Bewußtwerden der Etikettierung betrachten.

Auf diese letzte Frage werden von den von *Sanders* Befragten vor allem einige Informationsquellen genannt (zu hören, daß andere über Homosexualität sprechen, darüber zu lesen u.ä.) und daneben die Bekanntschaft mit anderen Homosexuellen und dem Milieu. Nach *Moerings* werden ferner häufig genannt sexueller Kontakt, sich verlieben, sich hingezogen fühlen. In Wirklichkeit sind dies die gleichen Ursachen, die früher das Gefühl, anders zu sein, geweckt haben, aber sie werden jetzt wahrscheinlich heftiger erlebt, rufen deswegen mehr Inkongruenz hervor und führen vermutlich deshalb zu der expliziten Erkenntnis, homosexuell zu sein. - Bei *Moerings* gab die Mehrheit der Befragten auch an, daß die Erkenntnis nur allmählich einsetzte.

Man kann meines Erachtens deshalb davon ausgehen, daß die Information zwar oft der Anlaß für das Erkennen sein wird, daß aber die Ursache in Wirklichkeit in einem Prozeß liegt, den die Person durchmacht, d.h. sowohl dem, der in ihr selbst als auch jenem, der jetzt in homosexuellen Kontakten abläuft. Faktisch sind die Jugendlichen mit einem Prozeß der Klärung von Gefühlen und Kontakten beschäftigt, der mehr oder weniger parallel zum Prozeß der heterosexuellen Jugendlichen in dieser Periode verläuft.

Phase 3
Das Erkennen der sexuellen Orientierung

Nach *Cass* ist dies die Phase, in der man gleichsam zu sich selbst sagt, „ich bin zwar homosexuell, aber ich weiß nicht, ob ich das überhaupt möchte". Man erkennt zwar, aber akzeptiert noch nicht („identity tolerance"). Dieses Spannungsverhältnis führt zu allen möglichen Suchprozessen, kann aber auch zu ganz anderen Ergebnissen führen, etwa dem Versuch, die Homosexualität als nicht vorhanden zu betrachten oder aus seinen Gedanken zu verbannen.

Bei der Besprechung unserer Forschungsergebnisse wird der Akzent auf den Suchprozessen liegen, weil wir wenig Informationen über die Verdrängungsprozesse besitzen. Jungen und Mädchen, die ihre Homosexualität verleugnen oder soweit es geht zu verdrängen suchen, gibt es auf dem Rekrutierungsfeld einer derartigen Untersuchung (Homo-Treffs) kaum. Allerdings sind unter unseren Probanden einige Jugendliche, die auch jetzt noch hier erheblich mehr Schwierigkeiten haben als die anderen. Nach *Sanders* sagen 20%, daß sie auch jetzt noch soziale Ängste empfinden (Angst vor Abweisung und Ähnliches), während 13% zum Zeitpunkt der Untersuchung auch noch nie mit jemandem über ihre Homosexualität gesprochen hatten. Wir dürfen unterstellen, daß diese Jugendlichen sich nach wie vor in der dritten Phase befinden. Dasselbe gilt für etwa ein Drittel der durch *Moerings* Befragten. In jedem Fall aber berichten die meisten Befragten von ihren Suchprozessen in dieser Phase.

An erster Stelle richten sich Suchprozesse an verschiedene Informationsmedien. Bei *Sanders* begann gut ein Viertel in dieser Periode mehr über das Thema zu lesen, während gut ein Drittel das Lesen in Kombination mit Gesprächen nennt. Auf die allgemeiner gestellte Frage, welche Informationsmedien Bedeutung für sie gehabt haben, nennen die Befragten in der Untersuchung von *Moerings* vor allem die Aufklärungsbücher, die etwa zu jener Zeit in Holland erschienen und die in der Tendenz eindeutig positiv waren; daneben werden Romane und Radiosendungen genannt. Aber ein Drittel der Befragten sagt, daß die von ihnen gelesenen Bücher eher eine negative Bedeutung gehabt hätten.

In zweiter Linie gelten solche Prozesse der Suche nach einem Gesprächspartner, um zu erfahren, ob Chancen für eine gewisse soziale Akzeptanz bestehen. Nach *Sanders* stellte sich heraus, daß nur wenige bereits in der vorangegangenen Phase des „sich anders Fühlens“ mit jemandem über ihre unklare Situation sprechen wollten und noch weniger Jungen und Mädchen dies auch tatsächlich getan haben. Nach dem Erkennen der eigenen Sexualpräferenz wollten und taten die meisten es aber: 40% innerhalb eines Jahres, 22% innerhalb von zwei Jahren und 26% warteten länger als zwei Jahre. Hier zeigt sich ein deutlicher Unterschied zwischen Jungen und Mädchen: Von den letzteren hatte gut die Hälfte schon innerhalb eines halben Jahres mit jemandem gesprochen, um sich mehr Klarheit zu verschaffen; von den Jungen weniger als ein Drittel. Bei *Moerings* finden wir ähnliche Ergebnisse, allerdings dauert es, bis es zu einem ersten Gespräch kommt, bei einem Teil noch wesentlich länger (11% erst nach vier Jahren). Dies spiegelt die Schwierigkeiten und Ängste wieder, die oben im Zusammenhang mit dem Erkennen der sexuellen Orientierung beschrieben wurden, und zeigt auch, daß die Phase des Erkennens manchmal lange dauert.

Was sich in dieser Periode genau abgespielt hat, ist aus unseren Untersuchungen schwierig zu rekonstruieren. Hat man manchmal längere Zeit versucht, die sexuelle Orientierung zu verleugnen oder zu verdrängen, oder hat man dies zwar nicht getan, war aber einfach ratlos? Weiter unten wird sich zeigen, daß dann auf andere Weise geforscht wurde (über homosexuelle Kontakte und auch über Beziehungen).

Wer waren die ersten Gesprächspartner? Bei *Sanders* nennt knapp die Hälfte einen heterosexuellen Freund oder eine heterosexuelle Freundin (Eltern werden kaum genannt), und 37% einen homosexuellen Freund oder eine homosexuelle Freundin oder Bekannte(n). Bei *Moerings* sind die Ergebnisse etwas anders; ca. die Hälfte führte in dieser Zeit das erste Gespräch mit einem heterosexuellen oder homosexuellen Freund, während relativ viele mit einem professionellen Helfer (Arzt, Psychologe, Psychiater) gesprochen haben. Die Eltern werden auch hier kaum benannt. Von diesen Professionellen reagierten 22% ausgesprochen negativ und rieten, gegen die sexuelle Orientierung anzukämpfen; 18% gaben den Rat, sie zu akzeptieren; der Rest empfahl Nachdenken oder überwies an jemand anderen, was überwiegend also eine geringe Beratungskompetenz bedeutet, wobei dies auch für einen Teil der heterosexuellen Freunde/-innen gilt. Nicht wenige Jugendliche reagierten hierauf so: „Das Gespräch hat überhaupt nichts gebracht", und sagen damit auch, daß sie in dieser Periode derart von ihren Gefühlen überzeugt waren, daß Leugnen und Verdrängen keinen Sinn mehr gehabt hätte. Von denjenigen, die sich auch jetzt noch schwertun mit der Situation oder lange Zeit gebraucht haben, darf man jedoch meines Erachtens annehmen, daß sie in der Inkongruenz steckengeblieben sind. Diese Art, mit der Inkongruenz umzugehen, hat *Cass* nicht vorgesehen.

Als dritte Form von Suchprozessen kann die Suche nach homosexuellen Kontakten und Beziehungen genannt werden. Was sich vorhin schon zeigte, nämlich, daß ein beachtlicher Teil der Gesprächspartner homosexuell war, macht deutlich, daß die Jugendlichen in dieser Periode den Weg zu spezifischen Begegnungsstätten wie Bars und Clubs finden, sowie über zufällige Begegnungen andere Homosexuelle zu kontaktieren wissen. Darüber finden wir bei *Sanders* für diese Zeit keine näheren Angaben, während sich bei *Moerings* zeigt, daß fast alle in dieser Zeit (im ersten Jahr nach dem Erkennen der homosexuellen Orientierung) mit sexuellen Kontakten angefangen haben. Die Partner lernte man in öffentlichen Begegnungsstätten, bei homosexuellen Freunden oder über die Sozietät junger Homosexueller kennen, der man sich in dieser Periode zu nähern beginnt. Dies gilt auch für jenes Drittel der Befragten, das auch jetzt noch (zum Zeitpunkt der Untersuchung) sich deutlich schwer tut mit der eigenen Sexualpräferenz. Man könnte annehmen, daß man diese sexuellen Kontakte braucht, sozusagen als „sexuelles outlet", aber das trifft die Situation nicht richtig, denn in der Zeit vor dem Bewußtwerden hatte man solche Kontakte weit weniger, einige hatten überhaupt keine.

Ein anderes wichtiges Ergebnis ist, daß etwa die Hälfte innerhalb von zwei Jahren nach dem Bewußtwerden eine längere homosexuelle Beziehung beginnt. Die Interviews haben ergeben, daß sowohl die sexuellen Kontakte als auch die Beziehungen eine wichtige Rolle für das Klarwerden und die darauffolgende Akzeptanz gespielt haben. Es ist also nicht so, wie manche Autoren (vgl. u.a. *Coleman* 1982) annehmen, daß man zunächst allein, gleichsam im Dialog mit sich selbst, zur Selbstakzeptanz kommt und erst danach zu homosexuellen Kontakten und Beziehungen. Es ist vielmehr umgekehrt: In den Interaktionen verdeutlicht man sich selbst und durchläuft eine Entwicklung - man lernt neue Bedeutungszuweisungen, Kompetenz und Selbstvertrauen - ebenso, wie ich sie früher für die heterosexuelle Entwicklung beschrieben habe.

Als vierte Form von Suchprozessen ist der Umgang mit dem anderen Geschlecht in dieser Periode anzusehen. Auch hierüber finden wir Ergebnisse bei *Moerings*. Wie oben dargelegt, ist die Hälfte dieser Jungen vor dem Erkennen ihrer Sexualorientierung mit Mädchen ausgegangen. Diese Zahl wird danach nicht geringer, im Gegenteil, und die Kontakte selbst werden viel intensiver. Die meisten haben in dieser Zeit freundschaftliche Kontakte zu Mädchen; ein Drittel übt Petting aus und ein kleiner Teil hat über längere Zeit eine Liebesbeziehung mit einem Mädchen einschließlich Geschlechtsverkehr.

Daß man diese Aktivitäten nicht nur als Mitlaufen mit den Altersgenossen und schon gar nicht als „Verdrängung" verstehen darf, sondern vor allem auch als Exploration begreifen muß, ergibt sich daraus, daß es gerade diejenigen sind, die später zu einer positiven Selbstakzeptanz kommen, die in dieser Periode häufigere und intensivere heterosexuelle Kontakte und Beziehungen gehabt haben.

Phase 4
Akzeptanz

Wie sich der Übergang vom Bewußtwerden zur Akzeptanz genau vollzieht, ist naturgemäß in Untersuchungen schwierig zu erheben. Auch *Cass* liefert darüber keine Informationen. Sie lokalisiert in dieser Phase die Informierung der Außenwelt über die eigene homosexuelle Orientierung und das Eingehen einer persönlichen homosexuellen Beziehung. Ich fand, daß es genügend Gründe dafür gab, beides - jedenfalls teilweise - zu der Phase davor zu rechnen, wenn auch unsere Untersuchungen zeigen, daß beide Phänomene in dieser Phase stark zunehmen. Vor allem das Informieren der Eltern findet meist erst jetzt statt. Bei *Moerings* zeigt es sich erstens, daß beide Elternteile, vor allem der Vater, ziemlich oft zurückhaltend oder negativ reagieren; zweitens, daß diese Reaktion für den Sohn keine ausgesprochene Enttäuschung ist, weil sie eigentlich positiver ausfällt als erwartet; drittens, daß die Haltung des Vaters und der Mutter danach positiver wird und die Beziehung zu ihnen - vor allem zum Vater - besser ist als zuvor.

Hier ist meines Erachtens deutlich, daß die selbstbewußte Einstellung des Jugendlichen vor der Kommunikation kommt und daß sie der Grund für die positive Veränderung ist. Dies wird noch durch die Tatsache unterstrichen, daß bei gleicher Reaktion beider Elternteile Jugendliche mit hoher Selbstakzeptanz ein besseres Verhältnis mit dem Vater erreichen als diejenigen, die sich auch jetzt noch mit ihrer Sexualorientierung schwertun. Die Entwicklung homosexueller Jugendlicher zu Selbstakzeptanz und einer neuen Identität vollzieht sich in sexuellen Interaktionen und eigenen Explorationen. Eltern stehen weitgehend außerhalb dieser Entwicklung in der Jugendperiode. Das gleiche gilt übrigens für die heterosexuellen Jugendlichen.

Phasen 5 und 6
Die aktive Teilnahme an der Homosexuellen-Bewegung

Dieser Punkt ist hier nur relevant, soweit er für den Entwicklungsprozeß Bedeutung hat, wie auch *Cass* meint. Diese Teilnahme kann eine weitere Festigung der Identität, einschließlich des Selbstvertrauens bedeuten und helfen, die Inkongruenz zwischen der neuen Identität und der gesellschaftlichen Abwehr zu überwinden oder wenigstens besser zu ertragen. Obwohl die meisten von *Moerings* Befragten und ein etwas geringerer Teil bei *Sanders* sich an Emanzipationsgruppen beteiligen, ist aus diesen Untersuchungen nicht ersichtlich, welche Rolle dies in ihrer Entwicklung gespielt hat.

Wohl aber können wir etwas aussagen über den Zusammenhang zwischen Selbstakzeptanz und dem Bekunden der homosexuellen Orientierung nach außen. Um diese zwei Dimensionen zu messen, wurden in beiden Untersuchungen Skalen benutzt [4], und obwohl diese zwei Aspekte in der Faktorenanalyse jeweils eigene Faktoren liefern und damit also als Dimensionen deutlich voneinander zu trennen sind, stehen sie dennoch nach beiden Untersuchungen in einem deutlichen Zusammenhang. Nach *Sanders* beträgt der Zusammenhang zwischen den Faktoren -42, nach *Moerings* besteht bei 48% der Befragten ein positiver Zusammenhang. Daneben haben 21%, die sich zwar offen zu ihrer Orientierung äußern, damit aber immer noch persönlich große Schwierigkeiten („over-reacting"), und 31% haben zwar keine Probleme mit ihrer Selbstakzeptanz, zeigen aber ihre Orientierung nicht offen („under-reacting"). „Over-reacting" gibt es mehr bei Personen, die sich aus den homosexuellen Studentenarbeitsgruppen rekrutieren; „under-reacting" mehr bei den Besuchern von homosexuellen Jugend-Sozietäten. Diese Ergebnisse scheinen zu bedeuten: Erstens: Eine stabile Selbstakzeptanz kann häufig nicht realisiert werden, wenn man nicht gleichzeitig lernt, sich anderen zu offenbaren, und umgekehrt kann das offene Eingestehen die Selbstakzeptanz verstärken und stabilisieren. Zweitens: Gleichzeitig ist aber offenkundig, daß die Art des homosexuellen Milieus „over-reacting" und „under-reacting" fördern kann. Das erste bedeutet dann, sich selbst zu „überschreien", wobei sich noch herausstellen muß, ob das sich in der weiteren Entwicklung positiv auswirkt. Das zweite beinhaltet vielleicht eine Verstärkung der Ängstlichkeit und Schüchternheit, die sich wahrscheinlich genauso wenig günstig auf den weiteren Verlauf auswirkt. Über das Erreichen einer gewissen Abgeklärtheit, die *Cass* in Phase sechs lokalisiert, haben wir aus unseren Untersuchungen keine Ergebnisse. Es könnte ein Thema für weitere Forschungen sein, ob nun bestimmte homosexuelle Milieus zu der von *Cass* erwähnten Relativierung beitragen.

6. Homosexuelle und heterosexuelle Entwicklung im Vergleich

Wahrscheinlich stellt das Material unserer beiden Untersuchungen eine etwas begrenzte, allerdings eher positive Selektion dar - wie viele andere Untersuchungen bei Homosexuellen allerdings oft im negativen Sinn, namentlich dann, wenn man aus einer sozial randständigen Subkultur rekrutiert (vgl. *Harry* 1986). Im vorliegenden Fall ist das selektive Moment nicht weiter schädlich, da es nicht unser Ziel ist, ein Bild von „den" holländischen Jungen und Mädchen zu zeichnen, sondern eine nähere Analyse möglicher Entwicklungsprozesse und der Faktoren, die darin positiv und negativ wirken. Glücklicherweise haben wir in der Untersuchung mit *Sanders* zwei gut vergleichbare Gruppen, die nicht nur hinsichtlich Alter und Bildungsniveau übereinstimmen, sondern auch hinsichtlich ihrer Einstellungen, beispielsweise in Bezug auf die gewünschte zukünftige Lebensform. Dies ermöglicht einen Vergleich von strukturellen Merkmalen der Entwicklungsprozesse, was in diesem und im nächsten Kapitel behandelt wird.

Aus Platzgründen kann ich hier nur einige wichtige Punkte ansprechen, die in den vorangegangenen Beschreibungen nur ungenügend ausgeführt werden konnten.

a) Die stützende Rolle eines Milieus von Altersgenossen
In dieser Hinsicht sind Homosexuelle deutlich im Nachteil. Zwar mögen einige heterosexuelle Freunde oder Freundinnen in einer bestimmten Periode für sie als Zuflucht fungieren, im allgemeinen fehlen ihnen aber die stützenden Funktionen, die die Jugendszene heterosexuellen Jugendlichen bietet, wie Angebot von Verhaltensmodellen und Handlungsanweisungen, eine gemeinsame Zukunftsperspektive und das tägliche Feedback von Erfahrungen.

Im allgemeinen müssen homosexuelle Jugendliche ihre Identität größtenteils losgelöst von ihrer natürlichen Umgebung finden und sich selbst ein neues Milieu suchen, das ähnliche Funktionen erfüllen kann.

b) Die Suche nach einem alternativen Milieu
Wie bereits erwähnt, hat der Kontakt mit anderen homosexuellen Jungen oder Mädchen eine wichtige Funktion für die Entwicklung. Zurückblickend sehen 40% der von *Moerings* Befragten homophile Altersgenossen als die wichtigsten positiven Gesprächspartner; 23% nennen den ehemaligen oder jetzigen Beziehungspartner.

Daneben erfüllen andere Homosexuelle eine Vorbildfunktion: Für fast 60% haben diese durch ihre Lebensweise einen positiven Einfluß ausgeübt. Demgegenüber sind jedoch 18% der Meinung, daß diese anderen Homosexuellen nicht nur günstig auf sie gewirkt haben und 12% geben an, daß deren Vorbild ausgesprochen ungünstig gewesen sei.

Auch nach *Sanders* wirkt das homosexuelle Milieu nicht immer in wünschenswerter Weise. Gut drei Viertel seiner Befragten streben beispielsweise eine feste Partnerbeziehung bei gemeinsamer Wohnung an (und nur wenige eine promiskuitive Lebensform), aber gleichzeitig sagen 56%, daß die Ausgeh- und Kontaktmöglichkeiten für homosexuelle Jugendliche vor allem sexuell orientiert und wenig personengerichtet seien. In dieser letzten Hinsicht wird der Unterschied zu den heterosexuellen Jungen und Mädchen evident (von ihnen bezeichnen nur 21% ihre Kontaktmöglichkeiten als vor allem sexuell orientiert).

Die soziale Randständigkeit, die weitgehend die homosexuelle Subkultur kennzeichnet, kann meines Erachtens leicht zu einer, wie *Goffman* (1963) es nennt, „spoiled identity" führen, d.h. zur Aneignung jener Identität, welche die abweisende und ablehnende Umwelt homosexuellen Männern zuschreibt, nämlich ausschließlich sexuelle Ausrichtung, gekünsteltes Verhalten, chaotische Lebensweise.

Daß soviele dieser Jugendlichen aus beiden Untersuchungen es fertigbringen, dieser „spoiled identity" zu entgehen, bedarf der Erklärung (vgl. Kap. 8). Allgemein kann man aufgrund unserer Untersuchungen sagen, daß diese Jugendlichen es geschafft haben, ein einigermaßen funktionierendes alternatives Milieu zu finden. Ob dies allerdings repräsentativ ist für die homosexuellen Jugendlichen, ist zu bezweifeln.

c) Die Rolle von Zuflucht bei Erwachsenen
Auch wenn sich die Entwicklung der heterosexuellen *und* homosexuellen Jugendlichen vor allem in ihrem eigenen Kreis und damit also außerhalb der Erwachsenenwelt vollzieht, bedeutet das nicht, daß sie völlig auf sie als Stütze verzichten können. Es

besteht ja das Bedürfnis nach allgemeiner Hilfe und Orientierung auf Abstand, wozu gehört, daß man auch über Erfahrungen und Zielsetzungen mit vertrauten Erwachsenen in mehr allgemeinen Kategorien reden kann.

Homosexuelle Jungen und Mädchen brauchen in den Phasen des Erkennens und der Akzeptanz ihrer sexuellen Gefühle Erwachsene, von denen sie akzeptiert werden und die ihnen für eine eigene Entwicklung Raum lassen. Diesbezüglich besteht scheinbar ein gewisses Defizit bei homosexuellen Jugendlichen: Bei *Moerings* geben 10% der Befragten an, ein Gespräch mit den Eltern (einem Elternteil) habe ihre Entwicklung positiv beeinflußt; 60% haben im Laufe der Zeit Rat bei einem Professionellen (Psychologe oder Psychiater) gesucht, häufig auf Wunsch der Eltern, aber lediglich 21% geben an, dieses Gespräch habe einen positiven Einfluß gehabt. Aber bei einem Vergleich von heterosexuellen mit homosexuellen Jugendlichen stellt sich nach *Sanders* heraus, daß die heterosexuellen Jungen und Mädchen ebenso wenig mit ihren Eltern über ihre Beziehungen oder ihre sexuellen Erfahrungen sprechen wie die homosexuellen.

Von einem relativen Defizit kann hier also keine Rede sein. Das Fehlen eines Unterschieds deutet meines Erachtens darauf hin, daß auch vom heterosexuellen Jugendlichen die Identitätsentwicklung selbst und im eigenen Kreis geleistet werden muß, mit Sicherheit dann, wenn er eine eher alternative Lebensweise anstrebt. Wohl aber fällt es den letzteren leichter als den homosexuellen Jugendlichen, über die gewünschte Lebensweise mit den Eltern in allgemeiner Form zu sprechen.

Insgesamt meine ich, daß wir uns hüten sollten vor der leichtfertigen Annahme, daß die homosexuelle Entwicklung in jeder Hinsicht schwieriger sei als die heterosexuelle.

d) Das Lernen aus Interaktionserfahrungen

Unsere Ergebnisse liefern Hinweise, daß die Entwicklung in diesem Punkt nicht sehr unterschiedlich verläuft, außer, wenn der Prozeß in der Phase des Erkennens und der Akzeptanz stark verzögert wird oder der homosexuelle Jugendliche in unvollständiger Akzeptanz stecken bleibt und es aus solchen Gründen eigentlich kaum oder erst viel später zu Kontakt- und Beziehungserfahrungen kommt. Offenbar haben homosexuelle und heterosexuelle Jugendliche gemeinsam, daß beide zunächst mit Kontakten und Verliebtheiten experimentieren und die Suche nach sowie die Realisierung von längerdauernden Partnerbeziehungen erst später erfolgen.

Häufig folgen bei beiden Gruppen auch mehrere Beziehungen aufeinander, bevor es zu einer stabileren Beziehung kommt. Unterschiede bestehen insofern, als es homosexuellen Jungen und Mädchen - übrigens aus verschiedenen Gründen - häufiger an ausreichend guten Kontaktmöglichkeiten mangelt. Nach *Sanders* liegt ein Unterschied, allerdings ein positiver, darin, daß bei homosexuellen Jungen und Mädchen der Streit um Definitionen im sexuellen Kontakt (s. Kap. 3) entfällt.

e) Ausmaß und Qualität der Beziehungsform

Bei *Sanders* ergibt sich dazu, daß je etwa 80% der Befragten aus der heterosexuellen und homosexuellen Gruppe in den letzten eineinhalb Jahren (vor der Untersuchung) eine emotional bedeutsame Beziehung gehabt hatten, wobei diese bei 50% zum Untersuchungszeitpunkt noch andauerte. Die Antworten auf Fragen nach dem sexuellen

Erleben zeigen keine Unterschiede zwischen der heterosexuellen und der homosexuellen Gruppe, mit Ausnahme einer geringeren psychischen Befriedigung bei den heterosexuellen Mädchen.

Auch in der Kommunikation mit dem Partner gibt es offenbar keine Unterschiede. Bei *Moerings* finden wir, daß ein Drittel der Homosexuellen, die ihre Sexualstruktur noch nicht voll akzeptieren können, und gut die Hälfte derjenigen, die sie voll akzeptieren, zum Zeitpunkt der Untersuchung eine feste Partnerbeziehung hatten. Andererseits besteht ein auffallender Unterschied zwischen diesen beiden Gruppen entsprechend dem Grad, in dem sie ihre Homosexualität akzeptieren: Bei denen mit geringerer Akzeptanz ist die Dauer der gegenwärtigen Beziehung geringer, und sie haben auch wesentlich öfter kurzfristige Beziehungen gehabt, die inzwischen wieder abgebrochen wurden, als diejenigen mit hoher Akzeptanz. Gerade diejenigen mit einer geringen Akzeptanz geben viel öfter als Grund für den Besuch von Homo-Sozietäten die Suche nach einem festen Beziehungspartner an. Offensichtlich sind sie weniger geeignet für eine längere Partnerbeziehung, weil sie immer noch mit sich selbst uneins sind.

f) Die Entwicklungsdauer

Wie bereits mehrfach erwähnt, kann das Festigen und Stabilisieren der homosexuellen Identität (Akzeptanz) ein langwieriger Prozeß sein. Nach *Moerings* grübelt von den Jugendlichen unter zwanzig Jahren fast die Hälfte viel über ihre Sexualität, während dies von den über fünfundzwanzigjährigen nur noch ein geringer Prozentsatz tut (16%). Umgekehrt erfahren von den Älteren gut die Hälfte und von den Jüngeren sogar die meisten wenig Probleme mit ihren homosexuellen Bedürfnissen. Mit anderen Worten: Auch im dritten Lebensjahrzehnt haben viele dieser Jugendlichen noch mehr oder weniger Schwierigkeiten mit ihrer sexuellen Orientierung. Obwohl wir hier keine genauen Vergleiche mit der heterosexuellen Entwicklung anstellen können, scheint es, daß homosexuelle Jugendliche bedeutend mehr Zeit brauchen.

Zusammenfassend möchte ich hier die Schlußfolgerung ziehen, daß wir sicherlich in mancher Hinsicht von relativen Defiziten für die homosexuellen Jugendlichen sprechen müssen, meines Erachtens jedoch nicht von einer völlig andersartigen Entwicklung. Diejenigen, die Akzeptanz und Offenheit erreichen können, sind ab diesem Zeitpunkt in ihrer persönlichen Entwicklung nicht mehr oder weniger benachteiligt (in sozialer Hinsicht ist das vielfach natürlich etwas anderes).

7. Homosexuelle Jungen und Mädchen im Vergleich

Wie dargelegt, beginnen homosexuelle Mädchen ihre Entwicklung im allgemeinen etwas später als die Jungen, und außerdem ist für sie häufiger eine Verliebtheit als ein sexueller Kontakt der Anlaß, sich anders zu fühlen und zur Erkenntnis der homosexuellen Orientierung zu gelangen. Ich vermute, daß diese Verzögerung mit der anfänglich stärkeren Beschäftigung mit der weiblichen Identität zu tun hat.

Dies könnte auch erklären, warum Mädchen später die Phase des Bewußtwerdens doch etwas weniger schwer fällt als Jungen. Wenn die Entwicklung der weiblichen

Identität erfolgreich verläuft und damit unter anderem das Selbstvertrauen zunimmt, kann dies auch eine gewisse Stärke und Widerstandsfähigkeit schaffen. Dies scheint mit dem, was wir in Kapitel 8 besprechen werden, übereinzustimmen.

Ferner finden Mädchen nach den Ergebnissen von *Sanders* in der Phase des Bewußtwerdens mehr Hilfe in ihrer Umgebung, vor allem, weil sie leichter über ihre Sexualorientierung sprechen können als Jungen mit ihren Eltern, vor allem der Mutter, und mit Freundinnen.

Während Jungen in der Akzeptanzphase durch die sexuelle Ausrichtung der Begegnungsstätten bei der Suche nach einem Beziehungspartner größere Probleme haben, ergeben sich diese für Mädchen vor allem daraus, daß es für sie zu wenig solche Begegnungsstätten gibt (vgl. *Sanders*).

Auch das Lernen aus Kontakt- und Beziehungserfahrungen wird bei Jungen und Mädchen unterschiedlich sein. Jungen beginnen mit einem weitaus mehr genitalen Verständnis von Sexualität, Mädchen viel mehr mit einem kontaktuellen (vgl. Kap. 2).

Abhängig von der Art von homosexuellen Kontakten, die Jungen später eingehen, und der Art des homosexuellen Milieus, das sie vorfinden, kann die männliche Definition von Sexualität entweder noch verstärkt und dominant werden, oder aber man lernt, sie als Teil einer umfassenderen relationalen Gemeinsamkeit zu sehen.

Mädchen werden zunächst sich gegenseitig in der weiblichen Definition von Sexualität bestärken und so früher oder später, stärker oder schwächer, lernen, die genitalen Lustaspekte zu erleben. Eine breit angelegte Untersuchung über heterosexuelle und homosexuelle Beziehungen unter Erwachsenen (*Blumstein* und *Schwarz* 1983) ergab, daß bei homosexuellen Männern in ihren Beziehungen die Frequenz des Geschlechtsverkehrs am höchsten, bei homosexuellen Frauen am geringsten war, und die der verschiedenen Kategorien heterosexueller Paare (verheiratete und unverheiratete) dazwischen rangierte.

Wenn die männliche Definition von Sexualität auch in einer Beziehung weiterhin im Selbstverständnis der Partner dominiert, wird ein größeres Bedürfnis nach sexuellen Kontakten außerhalb der Beziehung bestehen, was wir in Untersuchungen bei homosexuellen Männern häufig antreffen (vgl. u. a. *Bell* und *Weinberg* 1978, *Dannecker* und *Reiche* 1974); bei homosexuellen Frauen weit weniger oder fast gar nicht.

In einer eindrucksvollen Untersuchung der Beziehungsbiographien homosexueller Mädchen haben *McWhirter* und *Mattison* (1984) gezeigt, wie diese den Wunsch nach „extra-maritalen" sexuellen Kontakten in ihre Beziehung integrieren können.

8. Positive und negative Umweltbedingungen

Welche Ursachen gibt es nun dafür, daß manche Jugendliche zur Selbstakzeptanz und Offenheit kommen und andere nicht, daß dies manche viel Zeit und Mühe kostet und andere gar nicht oder viel weniger? Haben diejenigen mit einer hohen Akzeptanz in den Phasen des Bewußtwerdens und der Akzeptanz positive Reaktionen von ihrer

Umwelt bekommen oder hatten sie eine andere Persönlichkeitsstruktur, weshalb sie die problematische Situation besser bewältigen konnten?

Die Untersuchung mit *Moerings* ergibt, daß diejenigen, die sich zum jetzigen Zeitpunkt noch schwer tun, ihre Sexualorientierung nach außen hin zu zeigen (die Niedrigmanifestierten), öfter angeben, daß die Gespräche mit Vertrauenspersonen enttäuschend gewesen seien, daß das homosexuelle Milieu einen negativen Einfluß ausgeübt habe, und daß sie öfter professionelle Hilfe in Anspruch genommen hätten, wobei der Grund dafür „Unsicherheit über ihre Homosexualität" gewesen sei.

Die Hochmanifestierten berichten öfter, daß sowohl die erste als auch spätere Vertrauensperson positiv reagiert, heterosexuelle Freunde eine positive Rolle gespielt und daß sie positive Gespräche mit ihrem (Ex-)Partner geführt hätten. Hier sind Hintergrundfaktoren von Bedeutung. So hatten die Niedrigmanifestierten öfter ein geringeres Bildungsniveau und/oder übten einen minderqualifizierten Beruf aus, die Väter hatten öfter einen ähnlichen Status. Und wie wir aus anderen Untersuchungen wissen, neigen Menschen mit niedrigem Bildungsniveau und Beruf mehr zu rigiden Auffassungen über Geschlechtsrollen und dazu, die Homosexualität abzulehnen. Auch wurde von den Niedrigmanifestierten öfter eine kirchliche Bindung genannt. Nach *Sanders* ergab sich darüber hinaus, daß die Niedrigmanifestierten deutlich mehr Angst davor hatten, daß die Gesellschaft ihre homosexuelle Lebensweise nicht akzeptieren würde.

Insgesamt bedeutet dies, daß die Umwelt sicherlich für den Grad der Schwierigkeit von Selbstakzeptanz und Selbstmanifestation eine Rolle spielt. Diese Erklärung befriedigt jedoch nur teilweise, denn es gibt auch eine ganze Reihe von Hochmanifestierten, die den selben sozialen Hintergrund haben. Warum können sie ihre Situation trotzdem besser bewältigen?

Diesbezüglich hat *Sanders* meines Erachtens einen wichtigen Beitrag geleistet. Gestützt auf Studien von *Rosenberg* und anderen (1965) über „self-esteem" als wichtigen Faktor in der Entwicklung von Jugendlichen hat er den Grad von Selbstakzeptanz und Selbstmanifestation mit Werten einer Selbstachtungs-Skala und einer Reihe von Teildimensionen auf dieser Skala korreliert. Ferner wurde der Grad der Selbstachtung in Beziehung gesetzt zu einigen anderen Aspekten des sozialen und persönlichen Funktionierens, wodurch ein Vergleich mit der heterosexuellen Zielgruppe und zwischen Jungen und Mädchen möglich wurde. Die wichtigsten Ergebnisse sind:

a) Bei allen Gruppen (Heterosexuelle und Homosexuelle, Jungen und Mädchen) besteht ein deutlicher Zusammenhang zwischen hoher Selbstachtung und den folgenden Aspekten: Sich allgemein wohlfühlen in der eigenen Situation, sich sicherer bewegen in Kontaktsituationen, geringere Kritikempfindlichkeit, geringere Selbstablehnung.

b) Bei den homosexuellen Gruppen (Jungen und Mädchen) ergibt sich darüber hinaus ein deutlicher Zusammenhang zwischen Selbstachtung und Akzeptanz von homosexuellen Bedürfnissen sowie dem häufigeren Erkennenlassen der Homosexualität gegenüber heterosexuellen Freunden/Freundinnen.

Bei den homosexuellen Mädchen ist dieser letztgenannte Zusammenhang besonders bemerkbar. Außerdem geht bei ihnen höhere Selbstachtung öfter damit einher, daß sie

Eltern (Mutter!) in die eigenen Gefühle und Präferenzen einweihen, sowie damit, daß sie weniger oft eine heterosexuelle Beziehung als Deckmantel suchen.

Zusammenfassend ist festzustellen, daß in den Punkten, in denen die Gruppen vergleichbar sind, dieselben Zusammenhänge bestehen. Selbstachtung ist also sowohl für Hetero- als auch für Homosexuelle ein wichtiger Faktor, um die Schwierigkeiten beim Festigen einer Identität und Aufbauen einer befriedigenden Lebensweise zu bewältigen. Daß bestimmte Zusammenhänge bei homosexuellen Mädchen noch etwas bedeutsamer sind als bei Jungen zeigt, wie wichtig es für Mädchen ist, genügend Selbstvertrauen zu entwickeln.

Woher kommt die Selbstachtung? Im Anschluß an *Coopersmith* (1967) hat *Sanders* die Erziehung in den Mittelpunkt gestellt und einerseits allgemeine Bedingungen untersucht, wie die Wärme des Familienklimas, und andererseits die sexuelle Erziehung danach, ob sie eher rigide oder bestätigend und entgegenkommend war, und gelangte zu folgenden Ergebnissen:

a) Die Erfahrung eines warmherzigen (und weniger rigide reglementierenden) Elternhauses in der Kindheit geht einher mit höherer Selbstachtung, größerem Selbstvertrauen und Vertrauen in andere Menschen.

b) Je mehr Eltern als offen gegenüber Körperlichkeit und Sexualität eingeschätzt werden, umso mehr wächst bei allen jugendlichen Zielgruppen die Zuneigung zu ihnen. Insbesondere zeigt sich, daß homosexuelle Jungen und Mädchen dann ihre Eltern relativ häufiger in ihre Bedürfnisse und Erfahrungen einweihen.

Insgesamt bedeutet dies, daß bestimmte Hintergrundfaktoren - vor allem im Elternhaus - eine bedeutende Rolle für die Erleichterung der Suche nach einer eigenen Identität spielen. Dies sowohl über das Erwerben von Selbstachtung als auch über das Erfahren eines unterstützenden Klimas während der Entwicklung. Hier bestehen im Prinzip die gleichen Zusammenhänge bei heterosexuellen und homosexuellen Jugendlichen. Dies unterstreicht meines Erachtens noch einmal die eingangs aufgestellte Hypothese, wonach sich die homosexuelle Entwicklung nicht wesentlich von der heterosexuellen unterscheidet und sie im Prinzip auch nicht soviel schwieriger sein müßte.

Anmerkungen

[1] Die repräsentative Untersuchung „Sexualität in den Niederlanden", die 1968 durchgeführt wurde, ergab, daß zumindest 170000 verheiratete Personen (60000 Männer und 110000 Frauen) sich als mehr oder weniger stark ausgeprägt homosexuell bezeichneten. Dies sind 2,3% der verheirateten Männer und 4% der verheirateten Frauen. Eine Wiederholung der Untersuchung im Jahre 1981 ergab merkwürdigerweise, daß dieser Prozentsatz sich relativ wenig verringert hatte (Tielman 1981). Vermutlich haben in diesem Jahr einige Personen ihre schwächere oder stärkere homosexuelle Neigung zugegeben, die das 1968 noch nicht getan hatten.

[2] Für die Untersuchung mit *Moerings* wurden 190 junge Männer im Alter von 16 bis 26 Jahren aus der homosexuellen Studentenarbeitsgruppe in Utrecht und aus den Besuchern der homosexuellen Jugendlichen-Sozietäten Zoos und Appollo in Amsterdam und Rotterdam rekrutiert. Mit dieser Gruppe wurde die Selbstakzeptanz- und Selbstmanifestations-Skala entwickelt (s. dazu *Straver* u.a. 1981). Danach wurden aus diesen 190 Personen drei Gruppen für ein Intensiv-Interview ausgewählt, zu ungefähr gleichen Teilen Hoch-, Niedrig- und Mittelmanifestierte. (n=77)

[3] Für die Untersuchung mit *Sanders* wurden 159 homosexuelle Jungen und 97 Mädchen im Alter von 18 bis 26 Jahren rekrutiert; drei Viertel über homosexuelle Treffs und ein Viertel über die Adreßkartei des COC. Alle wurden vor dem Interview persönlich angesprochen. Im Anschluß daran wurden 133 heterosexuelle Jungen und 106 Mädchen ebenfalls über die persönliche Ansprache aus verschiedenen Treffs rekrutiert, wobei auf eine Übereinstimmung der Merkmale „Alter" und „Bildung" mit der Homosexuellen-Gruppe geachtet wurde. Die Ausfallquoten variierten in den verschiedenen Subgruppen von 25 bis 40%. Im Anschluß an das mündliche Interview wurde ein schriftlicher Fragebogen mit einigen Skalierungen vorgelegt (u. a. „self-esteem").

[4] Siehe *Straver* u. a. 1981

Literatur

Baumann, R. E. The gentleman from Maryland; the conscience of a gay conservative. Arbor House, 1986.

Bell, A. P., Weinberg, M. S. Homosexualities; a study of diversity among men and women. London, Beazley, 1978.

Blumstein, Ph., Schwarz, P. American couples; money, work and sex. New York, Morrow, 1983.

Bohlander, Ch., Mönnich, H. Zur psychischen Verarbeitung des coming out bei männlichen Homosexuellen. Die Bedeutung von Entwicklungskonflikten für das Selbstbild. Berlin, Technische Universität, Psychologisches Institut, 1980.

Cass, V. C. Homosexual identity formation: a theoretical model. J. of Homos. Vol 4 (1979), no. 3, 219-235.

Christensen, H. T., Carpenter, G. R. Value-behavior discrepancies regarding premarital coitus in three western cultures. Amer. Sociol. Rev. Vol 27 (1962), 66-74.

Coleman, E. Developmental stages of the coming out process. J. of Homos. Vol 7 (1982) no. 2/3, 31-43.

Coopersmith, S. The antecedents of self-esteem. S. Francisco, Freeman & Cie, 1967.

Dank, B. M. Coming out in the gay world. Psychiatry, Vol 34 (1971), 180-197.

Dannecker, M., Reiche, R. Der gewöhnliche Homosexuelle. Eine soziologische Untersuchung über männliche Homosexuelle in der Bundesrepublik. Frankfurt a. M., Fischer, 1974.

Goffman, E. Stigma. Notes on the management of spoiled identity. New Jersey, Prentice-Hall, 1963.

Harry, J. Sampling gay men. J. of Sex res. Vol 22 (1986) no. 1, 21-34.

Hazekamp, J. L. Rondhangen als tijdverdrijf. Amsterdam, V. U. uitgeverij, 1985.

Klem, B., Frenken, J., Vennix, P. Onvrede in relaties. Een onderzoek onder 650 gehuwden. Zeist, NISSO, 1983.

Komter, A. De macht van de vanzelfsprekendheid. Relaties tussen vrouwen en mannen. Den Haag, VUGA, 1985.

Lee, J. A. Going public: a study in the sociology of homosexual liberation. J. of Homos. Vol 3 (1977) no. 1, 49-78.

McWhirter, D. P., Mattison, A. M. The male couple. How friendships develop. New Jersey, Englewood Cliffs, 1984.

Moerings, M. Homofiele jongeren in relatie tot hun omgeving. Zeist, NISSO, 1970.

Nelemans, W. Leeftijd, duur en wijze van bewustwording van de homofiele gerichtheid. Tilburg, IVA, 1977.

Plummer, K. Sexual stigma: an interactionist account. London, Routledge & Kegan paul, 1975.

Rademakers, J., Straver, C. J. Van fascinatie naar relatie. Het leren omgaan met relaties en sexualiteit in de jeugdperiode; een ontwikkelingsdynamische studie. Zeist, NISSO, 1986.

Rosenberg, M. Society and the adolescent self-image. Princeton, Princeton Univ. Press, 1965.

Schäfer, S. Sexual and social problems of lesbians. J. of Sex. Res. Vol 12 (1976) no. 1, 50-69.

Sengers, W. Homoseksualiteit als klacht. Een psychiatrische studie. Hilversum, Brand, 1969. Sex in Nederland. Utrecht, Spectrum, 1969.

Straver, C. J., Moerings, M., Sanders, G. u. a. Messung und Erklärung von Selbstakzeptierung bei jugendlichen Homosexuellen. In: W. Schulte (Hrsg.) Soziologie in der Gesellschaft. Referate der 20. Deutschen Soziologentage, Bremen 1980. Universität Bremen 1981.

Straver, C.J. Lernziel: Partnersuche. Probleme von Jugendlichen beim Aufbau sexueller Beziehungen. München, Deutsches Jugend-Institut, 1984.
Straver, C.J. De trapsgewijze interactie-carrière. Een systematisch onderzoek naar de dynamiek in de ontwikkeling. In: Rademakers en Straver, 1986.
Tielman, R.A.P. Nederlanders over seks II. Homologie 1981, no. 5, p. 3.
Troiden, R.R. Becoming homosexual: a model of gay identity acquisition. Psychiatry 42 (1979) no. 4, 362-373.
Vennix, P. Ontwikkelingen in heteroseksuele relaties. Een vergelijkende analyse. Zeist, NISSO, 1984.

Haftehen in Schleswig-Holstein und Hamburg

Reinhard Wille, Heike Johannsen, Peter Heidemann

Zum Jahresbeginn 1977 trat ein neues Strafvollzugsgesetz in Kraft, das - erstmalig in der deutschen Rechtsgeschichte - dem Gefangenen Urlaub aus dem Strafvollzug als „reguläre Lockerungsmaßnahme“ zubilligt. Diese Rechtswohltat appelliert an den Bestraften, die gewährten Kontakte zur Außenwelt für seine sozialintegrierte Zukunft einzusetzen. Er kann und soll selbständig und unkontrolliert seine Chancen in der Arbeitswelt erkunden und insbesondere seine privat/familiären Bindungen aufrechterhalten und festigen oder neue Beziehungen vorbereiten und erproben. Deshalb überrascht nicht die Beobachtung der Justizvollzugsbeamten, daß nicht nur Partnersuche einen anderen Stellenwert in der JVA erhält, sondern auch in der Haft geschlossene Ehen häufiger werden. Diese Ehen im Spannungsfeld zwischen partieller Entrechtung und Diskriminierung des Strafgefangenen einerseits und der im Grundgesetz verankerten Schutzgarantie für Ehe und Familie (Art. 6) andererseits sind besonderen Belastungen ausgesetzt, einmal durch die ohnehin problematische Biographie zumindest eines der Partner, zum anderen durch die haftbedingt erhebliche Einschränkung der Kontaktmöglichkeiten vor allem auch im sexuellen Bereich, die durch eine Urlaubsgewährung zwar gemildert, aber keineswegs aufgehoben wird. Es stellt sich daher die Frage, ob eine unter den besonderen Belastungen der Strafhaft geschlossene Ehe überhaupt bestehen kann und unter welchen Voraussetzungen diese Partnerschaften während und nach der Haftstrafe „funktionieren“.

Daraus erweiterte sich unser Interesse auf die Entstehungsgeschichte dieser Ehen und die Motivation zur Eheschließung, die tatsächlichen Kontaktmöglichkeiten und die Verarbeitung der auferlegten Trennung, die Realität des Sexuallebens, den Einfluß der Ehe auf die kriminologische Prognose und das Schicksal dieser Partnerschaften überhaupt.

Zur Methodik

Da die Thematik der „Knastehen“ auch in der interessierten Öffentlichkeit teils durch restriktive Vorurteile, teils durch romantisierende Mythen belastet ist, setzten wir uns in dieser empirischen Untersuchung das Ziel, alle zwischen 1972 und 1981 in Schleswig-Holstein geschlossenen Ehen zu untersuchen, von denen sich (zumindest) ein Partner zum Zeitpunkt der Heirat in Straf- oder Untersuchungshaft befand. Eine geringgradige regionale Ausweitung des Explorationsbereiches nach Hamburg ergab sich später durch bestehende Vollzugsgemeinschaft zwischen den beiden Bundesländern. Von den uns durch Vorgespräche mit Anstalts- und Bewährungshelfern bekannt

Sozialwissenschaftliche Sexualforschung 2

gewordenen 83 Eheschließungen, die diese Bedingungen erfüllen, konnten wir 34 in diese Untersuchung einbeziehen; bei 23 dieser 34 Ehen war es uns möglich, unsere Idealvorstellung zu realisieren und beide Partner zu befragen. In die übrigen 11 Partnerschaften konnten wir durch Einzelinterviews (mit 8 Männern und 3 Frauen) Einblick gewinnen.

Haftehen
Ausgangskollektiv

83 bekanntgewordene Haftehen
34 erfaßt; davon
- 23 Paare: Interview mit Mann und Frau
- 8 Paare: Interview nur mit Mann
- 3 Paare: Interview nur mit Frau

31 Männer
26 Frauen interviewt

Diese Reduzierung des Ausgangskollektivs erklärt sich vor allem durch erfolglos gebliebene Recherchen nach Adressen (N=41), Verlegung des Wohnsitzes in entferntere Bundesländer (N=3) und in erstaunlich geringer Zahl (N=5) durch Verweigerungen.

Wesentliches Instrument der Untersuchung war das halbstandardisierte Interview mit dem Probanden; ergänzende Informationen konnten durch Aktenstudium und durch Gespräche mit dem Anstaltspersonal gewonnen werden.

Zum kriminologischen Hintergrund

Die kriminologische Belastung zumindest eines, meist des männlichen Partners, ist ein konstituierendes Merkmal unseres Kollektivs. Alle 31 männlichen und 5 der weiblichen Probanden befanden sich zum Zeitpunkt der Heirat in Haft. Bei den Männern dominierten Gewaltdelikte; Einmal- bzw. Bagatellstraftäter sind deutlich in der Minderheit, die große Mehrheit hatte bereits vor Beginn der eigentlichen Heiratshaft Straftaten mit gravierender Ahndung und in z.T. erheblicher Zahl begangen. In drei Fällen wurde wegen Mordes die Höchststrafe ausgesprochen; bei 4 Probanden stand Sexualdelinquenz im Vordergrund; drei von ihnen wurden wegen mehrfacher, einer wegen einmaliger Vergewaltigung verurteilt.

Die Dauer der eigentlichen Heiratshaft variiert bei den Männern zwischen einigen Monaten und lebenslänglich; in 8 Fällen standen bei der Eheschließung die Strafzumessung noch nicht fest; die Heirat fand während der Untersuchungshaft statt. 15 der 31 männlichen Probanden waren zum Zeitpunkt des Interviews bereits aus der Heiratshaft entlassen, 10 von ihnen verbüßten jedoch wegen erneuter Straftaten eine weitere Haftperiode.

Die fünf inhaftierten Frauen blieben mit einer Ausnahme in ihrer Kriminalität gewaltfrei. Alle waren bereits vor der Heiratshaft strafrechtlich aufgefallen, 4 davon mit bis zu 3 Vorverurteilungen; die 5. Frau dieser Gruppe fällt mit 14 Vorstrafen aus diesem

Rahmen. Die Dauer der Heiratshaft lag zwischen 17 Monaten und 5 Jahren; zum Untersuchungszeitpunkt befanden sich alle 5 Frauen wieder in Freiheit. Diese biographischen Daten kontrastieren extrem mit denen der übrigen 21 interviewten Frauen; 18 waren unbestraft, keine jemals inhaftiert und nur bei dreien waren Vordelikte wie leichter Diebstahl, Körperverletzung, verbotene Prostitution und kleinere Betrugsvergehen bekannt.

Kontaktaufnahme und Vorgeschichte der Haftehen

Entgegen der landläufigen Vorstellung, die Haftehen mit langjährig oder gar lebenslänglich Inhaftierten assoziiert, die hinter Gittern mit - aus was für Gründen auch immer - heiratswilligen Frauen Kontakte aufnehmen, kannten sich die Eheleute bei 23 der 34 erfaßten Ehen bereits *vor* der Inhaftierung; in den übrigen 11 Fällen erfolgte die erste Kontaktaufnahme während der Haft, inklusive 4 der 5 Paare, bei denen *beide* Partner zum Heiratstermin inhaftiert waren.

Vorbekanntschaft

23 vorher gekannt
  davon
  20 schon in Zweiergemeinschaft
11 während der Haft kennengelernt
  davon
  4 beide inhaftiert
  7 Annoncen und Briefkontakt

Auffällig ist der hohe Anteil von „Kurz- und Mittelstrafigen" in der Gruppe der Paare, die sich bereits vor Haftantritt kennengelernt hatten. Als Erklärung dafür bieten sich zwei Überlegungen an: Einmal erleichtert die relative Überschaubarkeit der Strafdauer die Aufrechterhaltung sozialer Kontakte und Bindungen, zum anderen liegt in dieser Gruppe die Hoffnung auf Vollzugsvorteile durch die Legalisierung einer ohnehin bestehenden Zweierbeziehung nahe.

Anders und mehr den oben erwähnten Klischeevorstellungen entsprechend ist die „voreheliche" Situation bei den 7 langjährig Verurteilten. Nur in einem Falle lebten die späteren Hafteheleute schon vor der Verurteilung in einer Paarbeziehung, während fünf Verurteilte nicht und einer nur von früher her und sehr locker die spätere Ehefrau kannten. In dieser Gruppe läßt sich durchgehend die Tendenz erkennen, daß nach dem teils aktiv herbeigeführten, teils passiv erlittenen Abbruch aller sozialen Beziehungen eine erste Phase der inneren Umstellung und Lethargie folgte, aus der dann aber mit zunehmender Stabilisierung Kontaktwünsche erwuchsen und zu entsprechenden - individuell sehr verschiedenen - Aktivitäten führten, ohne dabei primär auf eine Eheschließung abzuzielen.

Von den 23 Hafteheleuten, die sich bereits länger kannten, unterhielten 20 schon vorher eine mehr oder weniger intensive Zweierbeziehung, die häufig jedoch bereits in diesem Stadium durch ein Defizit an gemeinsamen Zielen und Wertvorstellungen, an Problembewußtsein und Kommunikation gekennzeichnet war.

Der Begriff „Zweierbeziehung" suggeriert eine personale Bindung und spezifische Wir-Bildung, die tatsächlich bei vielen Paaren aufgrund einer unsteten und dissozialen Lebensführung, weiterhin aufgrund von Alkoholmißbrauch und mangelhafter Impulskontrolle - vor allem bei Männern -, beidseitiger emotionaler Indifferenz und zunehmender Lieblosigkeit, häufig noch verstärkt durch permanenten materiellen Notstand, nie oder unvollständig eingetreten ist. Es drängt sich auf, daß in diesem sozialen und personalen Umfeld „der Gang zum Standesamt" einen anderen Stellenwert besitzt als im (besitz-)bürgerlichen Milieu.

Das folgende Fallbeispiel hat zwar keinen exemplarischen Charakter, kann aber als Extremvariante verdeutlichen, welch fast bizarre Realität eine außergewöhnliche Paarbeziehung bei entsprechender Struktur der Partner zeigen kann; es ist die Entstehungsgeschichte einer Ehe mit ungewöhnlicher Ambivalenz von Zuneigung und Haß, die auf Seiten der Frau zur emotionalen und sexuellen Abhängigkeit geführt hatte und es ihr erschwerte, sich schließlich aus dieser für sie nachteiligen Beziehung zu lösen:

Der 39jährige Arbeiter und Analphabet T. hatte bereits eine gescheiterte Ehe mit den daraus resultierenden Verpflichtungen für 4 Kinder hinter sich, als er vor mehr als 10 Jahren seine spätere Ehefrau in einer Gaststätte ansprach. Man verbrachte mehrere Nächte miteinander, ging dann aber wieder eigene Wege. Bei einer zufälligen Wiederbegegnung drei Jahre später - T. hatte in der Zwischenzeit zusammen mit wechselnden Partnerinnen über 60 kleinere Einbruchdiebstähle begangen und so seinen Lebensunterhalt bestritten - wurde die alte Beziehung wieder aufgefrischt und durch gemeinsames Wohnen vorübergehend stabilisiert. T. brachte seine neue Freundin dazu, als Prostituierte - für sie eine neue Erfahrung -, „anzuschaffen", schickte sie erst auf den Autostrich und machte dann in einem Ausländerlager Termine für sie ab. Über den erzielten Erlös kam es wiederholt zu Streitigkeiten, die aus seiner Forderung resultierten, sie sollte sämtliches Geld an ihn abliefern, und der er auch gelegentlich durch Schläge oder Drohungen mit einem Messer Nachdruck verlieh. Unterbrochen wurde die Partnerschaft durch die Verhaftung von T. wegen der oben erwähnten Diebstähle; während des folgenden 2jährigen Gefängnisaufenthaltes hatte man keinerlei Kontakte mehr zueinander, knüpfte dann aber sofort nach seiner Entlassung an die Zeit vorher an und hielt die Beziehung auch nach der erneuten Inhaftierung aufrecht, wenn auch in seinen Augen nicht in ausreichendem Maße. In einem Brief aus dem Gefängnis bittet er sie um häufigere Besuche und stellt ihr dabei gleichzeitig sexuelle Aktivitäten mit anderen Männern frei, ein Standpunkt, den T. auch im Interview vertritt: „Wenn ich im Knast bin, kann sie ruhig bumsen gehen; sie darf die Kerle bloß nicht mit in die Wohnung bringen. Da bin ich empfindlich, auch wegen der Nachbarn!" Noch während der Untersuchungshaft macht er den Vorschlag zu heiraten; sie stimmt nach einigem Zögern zu, erscheint aber nicht zum angesetzten Termin in der JVA, weil ihr inzwischen wieder Zweifel an der Richtigkeit ihrer Entscheidung kommen. Nach Intervention des Anstaltspfarrers kommt es dann 2 Monate später zur Eheschließung; wenige Tage darauf findet die Gerichtsverhandlung statt, bei der die Strafe für T. zur Bewährung ausgesetzt wird, eine Entscheidung, die nach seiner Meinung wesentlich durch die Heirat beeinflußt ist.

Von den 11 Paaren, die sich erst während der Haft kennengelernt hatten, fand man in 4 Fällen Gelegenheit, in gemischtgeschlechtlich belegten Anstalten Kontakt zueinander aufzunehmen; eine Probandin lernte ihren späteren Mann zufällig während eines Urlaubes in einer Diskothek kennen, eine weitere führte im Rahmen ihrer beruflichen Tätigkeit ein Interview mit einem Inhaftierten, dessen Person und Situation sie derart faszinierten, daß sie sich daraufhin intensiv um ihn bemühte und sich daraus eine tiefere Beziehung entwickelte.

Die übrigen 5 Paare lernten sich über Zeitungsannoncen bzw. durch Adressenvermittlung kennen. Vor allem in dieser Gruppe mit indirektem Erstkontakt wird ein Trend zu schnellen Entschlüssen deutlich, der auf der männlichen Seite häufig mit Verschleierungsversuchen über das wahre Ausmaß der Kriminalität einherging. In 4 dieser 5 Fälle wurde die jeweils zuerst als einzige kontaktierte Frau zur Partnerin und Ehefrau, eine statistisch zu unwahrscheinliche Kumulation von „Liebe auf den ersten Blick", als daß nicht hinter diesem Verhalten andere Gründe gesucht werden sollten. Mögliche Erklärung ist die hohe Erwartungshaltung für das Gelingen des Unternehmens „Bindung nach draußen", die kombiniert mit der Angst vor Enttäuschung und dem Gefühl, den sich hier bietenden „Rettungsanker" festhalten zu müssen, zu einer Idealisierung der möglichen Partnerin führt.

Bei den Frauen wird die generelle Tendenz deutlich, dem Partner einen Vertrauensvorschuß entgegenzubringen. Trotz vager Auskünfte über die kriminelle Vergangenheit führt die Angst vor Enttäuschung zum Verzicht auf weitere Nachforschungen; Scheinbegründungen und Ausweichverhalten werden dankbar angenommen. Trotz der überwiegend unzureichenden Kommunikationsmöglichkeiten verging bei 10 der 11 Paare zwischen Erstkontakt und Heirat weniger als 1 Jahr.

Motivation

Bei der Motivationsanalyse in der *Männergruppe* wird vor allem die dominierende Rolle erhoffter Vorteile für den weiteren Strafvollzug deutlich; intendiert wird in der Regel eine größere Chance auf Entlassung nach ⅔ der Strafzeit, aber auch Verbesserung der individuellen Besuchs- und Urlaubsregelung sowie weitere Vollzugslockerungen.

In der Gruppe der *Untersuchungs*gefangenen liegen prozeßtaktische Vorteilserwartungen durch die Eheschließung besonders nahe. In der Regel steht hier die Hoffnung auf mildere Strafzumessung bzw. Aussetzung der Strafe zur Bewährung im Vordergrund; der Faktor „eheliche Bindung" scheint auch nach unserem Eindruck im Bewußtsein vieler Juristen eine günstigere Legal- und Sozialprognose nahezulegen. Erwartungsgemäß antworteten 6 der 8 Untersuchungshäftlinge in diesem Sinne.

Die sich hier aufdrängende Frage, ob derartige Vorteilsüberlegungen der Gefangenen grundsätzlich als „Mißbrauch", d.h. bewußte Täuschung zum einen des Justiz- und Anstaltsapparates und zum anderen der jeweiligen Partnerin gewertet werden muß, ist letztlich eine Frage der Definition. Eindeutiger Mißbrauch liegt u.E. erst dann vor, wenn der Gefangene entweder die infolge der Heirat gewährten Vollzugslockerungen nutzt, um neue Straftaten zu begehen oder sich der weiteren Strafverbüßung zu entziehen - dies ist in unserem Untersuchungskollektiv nur einmal vorgekommen -, oder wenn er seine tatsächliche Ehemotivation der Partnerin gegenüber bewußt verschweigt. Bei kritischer Beurteilung aller 34 Ehen sind zwei eindeutige und zwei vermutete Fälle derartigen Mißbrauches der Partnerin zu konstatieren, so daß unter Einbeziehung eines Falles von Mißbrauch der Justiz - die Ehefrau verhalf zur Flucht ins Ausland - sich insgesamt eine Mißbrauchsquote von $5/34$ = ca. 15% ergibt.

Kehren wir nach diesem Exkurs zurück zur Ehemotivation, so steht „Partnerbindung" zahlenmäßig an zweiter Stelle der angegebenen Ehegründe.

In erläuternden Gesprächen thematisierten sich die Erwartungen der Probanden an die „Partnerbindung" auf zwei Ebenen: Objektiv erhofft man sich von der Legalisierung der Beziehung mehr Stabilität nach innen und außen; subjektiv will man die mitunter quälende Ungewißheit über das nicht kontrollierbare Verhalten der Partnerin in Freiheit verringern. Gerade der zweite Aspekt wendet sich gelegentlich ins Gegenteil; das durch die Eheschließung entstandene Gefühl des „Besitzanspruches" verstärkt in einigen Fällen die Eifersucht.

Unserem Eindruck nach scheinen auch allgemeingültige und weitverbreitete Impulse bei der Entscheidung zur Eheschließung eine wichtige Rolle zu spielen. Zu nennen wäre hier das Bedürfnis nach Legitimation einer Verbindung gegenüber der Umwelt oder das von *O'Neill* erwähnte Streben nach „Struktur und Form" als „Grundbedingung" der Existenz (*O'Neill* 1981, S. 12f.).

Diese recht abstrakten Motivationsgrundlagen können natürlich von verbal Ungeübten - und dazu sind die Mehrzahl unserer Probanden sicherlich zu zählen - nur schwer formuliert werden; dies erklärt zumindest teilweise die „Sprachlosigkeit" einiger Probanden auf die entsprechenden Fragen. Gerade die Strukturlosigkeit, ja das Chaos der bisherigen Lebensgeschichte vieler Betroffener läßt diesen eher hypothetischen Überlegungen zusätzliches Gewicht zukommen.

In der *Frauengruppe* dominiert bei den 21 nicht inhaftierten Probanden die Fürsorgemotivation, die zusammen mit dem in enger Nachbarschaft dazu stehenden „Rettungsmotiv" eine altruistische, auf Hilfe und Umsorgen ausgerichtete Haltung der Frauen gegenüber dem Partner ausdrückt. Innerhalb der zunächst einheitlich erscheinenden Gruppe mit uneigennütziger und vorwiegend partnerbezogener Motivation sind bei genauerer Analyse aber doch bedeutsame Unterschiede zu erkennen. Bei der Mehrheit bezieht sich dieses Verhalten vor allem auf die *konkrete* Situation und den jeweiligen Partner; für den zahlenmäßig kleineren Anteil stellen Altruismus und Fürsorge ein *allgemeines* Lebensprinzip dar. Diese Frauen schaffen sich immer wieder und vielfach unbewußt Probleme und Schwierigkeiten, bei deren Überwindung sie eine tiefe Befriedigung und Bestätigung finden. Extrem formuliert kann hier von einer personal getragenen „Trümmerfraumentalität" gesprochen werden, die der Persönlichkeitsstruktur vieler biographisch gescheiterter Inhaftierter mit niedriger Frustrationstoleranz, geringer Ausdauer und häufig ausgeprägtem Egoismus komplementär ist und damit entgegenkommt. Die mit deutlichem Abstand folgenden Faktoren „Kinderversorgung" und „Partnerbindung" spielen zahlenmäßig eine nur geringe Rolle, wohingegen fast die Hälfte der Frauen über ein (mit)entscheidendes Drängen des Partners auf eine baldige Eheschließung berichteten, dies jedoch in keinem Fall als grundsätzlich negativ bewerteten.

Bei den 5 verurteilten Probandinnen war „Einsamkeit" als Grundlage der Entscheidung zur Eheschließung neben „Mitleid" und „Langeweile" am stärksten vertreten. Die „trotzige" Durchsetzung des Ehewunsches gegenüber der ablehnend eingestellten Anstaltsleitung wurde angesichts der subjektiv empfundenen Entrechtung in wesentlichen Bereichen von den Gefangenen als eine Demonstration der noch verbliebenen Autonomie, ja als Akt oppositioneller Selbstbehauptung angesehen. Neben dieser emotionalen Komponente wurden analog zur Männergruppe von 3 Frauen spontan praktische Überlegungen in Form erhoffter Haftvorteile als wichtige Entscheidungshilfe zur konkreten Eheplanung genannt.

Kontaktmöglichkeiten während der Haft

Die adäquate Festigung bzw. Aufrechterhaltung der Bindung zwischen den Partnern stellt sicher - besonders bei längeren und unabsehbaren Reststrafen - eines der Hauptprobleme der „Knastehen" dar; als ungestörte und intensivste Kontaktmöglichkeit kommt dem Hafturlaub dabei besondere Bedeutung zu. Vor allem zwei Gruppen waren von einer Urlaubsverweigerung seitens der Vollzugsbehörden betroffen: Einmal die langstrafigen Probanden, zum anderen die Gefangenen mit ebenfalls inhaftierten Partnern.

Urlaubsgewährung bedeutet nicht nur Ausweitung und Öffnung der Außenkontakte des Gefangenen, sondern setzt diesen auch besonderen Anforderungen aus und dient daher gleichzeitig der „Erprobung" von Belastungsfähigkeit und Selbstverantwortlichkeit (*Kerner* 1982, S. 450). Der neuralgische Punkt des Hafturlaubes liegt in seinem determinierten Ende; die Überwindung des inneren Widerstandes gegen die Rückkehr in die Anstalt aus der vorübergehenden Re-Privatisierung des Lebensraumes verlangt Willenskraft und Selbstdisziplin. Wir hatten generell eine Überforderung der Probanden mit resultierender Urlaubsüberziehung bzw. zwangsweiser Rückführung in die Haft erwartet; tatsächlich sind uns in der Gruppe der 26 Paare mit Urlaubsgewährung nur 3 derartige Fälle bekannt geworden (11,5%). Da in der Regel während einer Haftperiode mehrere Urlaube gewährt wurden, ist der tatsächliche prozentuale Anteil dieser Negativbeispiele an der Gesamtzahl der gewährten Urlaube noch geringer. Zum Vergleich sei hier die Mißerfolgsquote von 3% im gesamten Bundesgebiet aus dem Jahre 1979 angeführt (*Kerner* a. a. O., S. 452).

Zur Sexualität

Da heterosexuelle Kontakte in bundesdeutschen Gefängnissen offiziell nicht erlaubt sind und nur ganz selten inoffiziell geduldet werden, ist ein auch nur intermittierendes eheliches Sexualleben für die Probanden unseres Kollektivs durchaus keine Selbstverständlichkeit. Voraussetzungen sind entweder Urlaubsgewährung oder Entlassung bei noch intakter Ehe. Trotz dieser Einschränkungen hat bei 27 Paaren zumindest zeitweise eine diese Bezeichnung auch verdienende vita sexualis stattgefunden; 5 Paare nutzten darüberhinaus sich bietende Gelegenheiten innerhalb der Gefängnismauern zum Austausch flüchtiger und heimlicher Aktivitäten in Form von Petting, aber in Einzelfällen auch als Fellatio und Koitus.

Die angespannte Erwartungshaltung beider Partner mit sexuellem Leistungsdruck läßt vermuten, daß im Hafturlaub vermehrt sexuelle Funktionsstörungen auftreten. Tatsächlich klagten 8 Hafturlauber über eine singulär oder auch wiederholt auftretende

Erektionsschwäche; 5 davon rationalisierten die tatsächlich angstbesetzte Verunsicherung mit übermäßigem Alkoholgenuß, die 3 übrigen Probanden konnten offen über ihre situativ bedingte psychische Belastung mit resultierender Versagensangst berichten.

Von den 13 Frauen mit Orgasmusstörungen äußerten sich 4 in gleicher Weise; ausgeprägte Erwartungshaltung und hohe Selbstansprüche verhinderten offensichtlich die notwendige Entspannung und Gelassenheit. 5 Probandinnen gaben ausschließlich ihrem Ehemann die Schuld an ihrer passageren Anorgasmie und beklagten sich ebenso wie eine weitere Ehefrau mit Dyspareunie über die Rücksichtslosigkeit ihres Partners.

Insgesamt beurteilen jedoch über 70% der Frauen ihr eheliches Sexualleben positiv; die von 40% der Probandinnen als zu hoch empfundene Koitusfrequenz fließt offenbar nicht immer als Negativfaktor in die Gesamtbilanz ein.

In der Männergruppe liegt die Zufriedenheitsquote mit über 90% noch höher, knapp $1/6$ der Probanden klagt allerdings über „zu wenig Geschlechtsverkehr“ und damit über aus ihrer Sicht mangelnde Bereitschaft der Partnerin, dem haftbedingt verstärkten Koitusbedürfnis entgegenzukommen.

Diese Problematik veranlaßte uns, die unmittelbar Betroffenen zu sexuellen Kontaktmöglichkeit innerhalb der Haftanstalt zu befragen:

Akzeptanz der „Liebeszelle“

Männer	Frauen
24	12
(77,4%)	(46,2%)

Fast 80% der Männer stimmten der hypothetischen Möglichkeit zum Geschlechtsverkehr in der Anstalt uneingeschränkt zu, und immerhin auch fast die Hälfte der Haftehefrauen konnten dieser Vorstellung vor allem positive Seiten abgewinnen.

Bei dieser hohen Akzeptanz der „Liebeszelle“ ist allerdings zu berücksichtigen, daß dabei die konkrete Ausgestaltung nicht angesprochen wurde.

Haftehe und Rückfälligkeit

Ein für die Justizbehörden und die Öffentlichkeit wichtiges Kriterium bei der Bewertung von Haftehen ist die Legalbewährung, also wieviel der Probanden nach ihrer Entlassung aus der Heiratshaft rückfällig werden:

Vor allem in der Männergruppe liegt die Rückfallquote mit über 70% ($10/14$) recht hoch. Dies wird noch dadurch unterstrichen, daß nur in einem Fall die Ehe zum Zeitpunkt der erneuten Straffälligkeit bereits gescheitert war. Die Ehe, zumindest die im Gefängnis geschlossene Ehe, ist kein Kriminalprophylaktikum.

Bei den Frauen ist aufgrund der kleinen Zahl keine Aussage möglich. Erwähnt sei hier, daß von den 5 ehemals inhaftierten Probandinnen 2 erneut strafrechtlich aufgefallen waren.

Rückfallquote der Männer	Rückfallquote der Frauen
14 Entlassene; davon	5 Entlassene; davon
10 erneut straffällig	2 rückfällig

Schicksal der Haftehen

Legt man bei der wichtigen, vielleicht aber doch aus einer allgemeinen Skepsis überbewerteten Frage nach der Stabilität der Haftehen lediglich die tatsächliche Scheidungsquote zugrunde, so ergäbe sich mit 5/34 Scheidungen ein falsches Bild.

Denn weitere 9 Ehen, also ingesamt 14, müssen auch in der Eigenbeurteilung der Eheleute definitiv als gescheitert angesehen werden. Von den verbleibenden 20 Paaren bezeichnen 15 ihre Beziehung als intakt und 5 als gefährdet.

Diese Selbstbeurteilung erscheint aus der Sicht der Interviewer eindeutig zu euphemistisch. In diesen als subjektiv als gefährdet bezeichneten Ehen ist durchgehend ein Mangel an menschlicher Kommunikation zu beobachten, deren tiefere Ursache in fehlender Offenheit, Defiziten bei Problemerkennung und Problembewältigung sowie intrapsychischer Unausgeglichenheit zu suchen sind, so daß nicht nur aus der Drittperspektive, sondern auch von mindestens einem der Eheleute die Prognose als ausgesprochen ungünstig gestellt werden muß.

Eheschicksal

Aus der Sicht der Eheleute	Aus der Sicht des Interviewers
15 (44%) intakt	5 (14,7%) stabile Ehen
5 (14,7%) gefährdete Ehen	15 (44%) praktisch gescheitert
14 (41,2%) gescheitert	14 (41,2) gescheitert

Die Ursachen der Instabilität der gescheiterten oder in Kürze scheiternden Ehen sind individuell vielschichtig, basieren aber meist auf dem motivationalen Dissens bei dem zu oft überstürzten Eingehen der Ehe. Die nahezu unausbleibliche Ent-Täuschung und der endgültige Bruch ereignet sich in 2/3 schon während der Heiratshaft; ebenfalls in 2/3 der Fälle geht die Initiative zur Trennung von der Ehefrau aus.

Wenden wir uns schließlich der vermeintlich positiven Seite der Bilanz zu, so muß zunächst kritisch bemerkt werden, daß der Begriff „intakt" Stabilität und damit insgesamt eine zu positive Beurteilung suggeriert. Zum einen muß angesichts der zum Teil erst kurz bestehenden Ehen - über 40% dieser Gruppe waren zum Zeitpunkt der Untersuchung jünger als ein Jahr - die endgültige Beurteilung der Stabilität dieser Verbindungen äußerst vorsichtig erfolgen, zum anderen hält auch hier die subjektive Sicht der Partner nur teilweise einer kritischen Außenbeurteilung stand.

Unsere Erfahrungen unterstreichen den allgemeinen Grundsatz: „audiatur et altera pars", also daß man eine günstige Prognose nur stellen kann, wenn man die Probleme beider Partner kennt und beide Eheleute angehört hat. Diese Prämisse liegt nur in 10 der 15 als intakt bezeichneten Ehen vor, so daß unser überwiegend guter Eindruck von den restlichen 5 Paaren mit der nötigen Vorsicht gelesen werden muß. Aber auch bei den 10 von beiden Partnern als intakt angesehenen Paarbeziehungen können nur 5 hinsichtlich ihrer Stabilität und Zukunftschancen positiv beurteilt werden; in 3 Fällen erscheint die Prognose zweifelhaft, und zweimal ließ die fehlende personale Beziehung und emotionale Kühle bei ungünstigen äußeren Rahmenbedingungen trotz gegenseitiger Beteuerung wenig Stabilität erwarten.

Gemeinsame Merkmale der Ehen mit *günstiger* Prognose waren eine tragfähige emotionale Bindung, eine vernunftbetonte, in ihrer Persönlichkeit eher stabile und selbst nicht kriminelle Partnerin, eine überschaubare Strafdauer des Mannes, ausreichende sozioökonomische Rahmenbedingungen und die Tatsache, daß man sich bereits vor der Heiratshaft kennengelernt hat. In allen 5 Beziehungen erschien darüberhinaus die Frau ihren männlichen Partnern hinsichtlich praktischer Vernunft, realistischer – wie *Alexander Mitscherlich* sagt – „kluger Gefühle", Ausgeglichenheit und persönlicher Reife überlegen, eine Konstellation, die von den Männern verbal zwar gelegentlich infrage gestellt, insgesamt jedoch bereits verinnerlicht und akzeptiert wird.

Als Resümee können wir festhalten, daß mindestens 15% der von uns untersuchten Haftehen bei kritischer Bewertung relative Stabilität und Konstanz erwarten lassen, daß aber auf der anderen Seite bei einem großen Teil der unter diesen Bedingungen geschlossenen Verbindungen – nach unserer Einschätzung ca. 40% – das Eherisiko von vornherein so groß war, daß ein Scheitern vorprogrammiert schien.

Als wesentliche Ergebnisse unserer empirischen Untersuchungen über 34 Haftehen in Schleswig-Holstein und Hamburg möchten wir hervorheben: Mißbrauch in Form einer rein vordergründigen Motivation mit Täuschung von Partner(in) und Justiz hat nicht die in der Öffentlichkeit allgemein vermutete quantitative Bedeutung. Zwar spielt auch bei den meisten der von uns interviewten Inhaftierten die Hoffnung auf Vorteile durch die Heirat im Rahmen der Ehemotivation eine entscheidende Rolle; derartige Überlegungen halten wir jedoch aus der Lebenssituation des Strafgefangenen heraus für nachvollziehbar und grundsätzlich nicht illegitim. Die Forderung nach Eheverboten für Inhaftierte vor dem Hintergrund einer angeblich sehr hohen Mißbrauchsquote scheint daher obsolet, zumal prinzipiell das Recht jedes Geschäftsfähigen, eine Ehe einzugehen, zu jenen Grundrechten gehört, die durch das Strafvollzugsgesetz nicht eingeschränkt werden.

Der Anteil der intakten und stabilen Haftehen ist erwartungsgemäß gering. Zieht man aber zum Vergleich nicht die Ehestabilität der Normalpopulation heran, sondern die Subpopulation der Straffälligen (etwa die Studien von *Wittmann* und *Gareis*), so relativiert sich die ungünstige Prognose erheblich.

Wenden wir uns abschließend der Frage zu, welche Veränderungen wünschenswert und realisierbar sind, um die Bedingungen für potentiell Heiratswillige bereits im Vorfeld der Eheschließung zu verbessern, so steht an erster Stelle die Schaffung ausreichender Kontaktmöglichkeiten, um den Partnern Gelegenheit zu geben, sich gegenseitig in Gefühlen, Wünschen und Vorstellungen so intensiv wie möglich zu erfahren und diese Erfahrungen auch im Umgang miteinander zu überprüfen.

Ein in diesem Zusammenhang immer wieder geäußerter Wunsch der Probanden betrifft die Überwachung der Besuche; man möchte gern ungestört sein und empfindet die Anwesenheit von Vollzugsbeamten bzw. anderer Gefangener und Besucher als belastendes Ärgernis. Bei diesem nachvollziehbaren Wunsch geht es einmal um die Möglichkeit zärtlicher Körperkontakte – die Äußerung eines Probanden steht dabei stellvertretend für viele: „Man kann sie (die Partnerin; Anm. d. Verfasser) sonst nicht anfassen!“ -, zum anderen um die Chance zu einem von Zuhörern freien Gespräch, um zumindest für die Dauer der Besuchszeit die für jede, gerade auch für eine neu entstehende Partnerschaft wichtige Atmosphäre der Privatheit und Intimität schaffen zu können. Wir meinen, daß unbewachter Besuch ein Mittel sein kann, um Vertrauen zwischen den Partnern aufzubauen und Mißtrauen abzubauen sowie einer Entfremdung und späteren Enttäuschung vorzubeugen, und halten die Einrichtung ungestörter Kontaktmöglichkeiten deshalb für notwendig und durchaus realisierbar, soweit nicht im Einzelfalle relevante Sicherheitsbedenken und Grundregeln zwischenmenschlicher Diskretion dagegen sprechen. Auch *Bengsohn* argumentiert in diese Richtung, schränkt jedoch seine Vorstellungen nur auf „förderungswürdige Vorhaben“ nach der Heirat ein, geht dann aber konkret einen Schritt weiter: „Man muß dann auch dafür sorgen, daß die Ehe in geschlechtlicher Hinsicht innerhalb der Anstalt vollzogen werden kann“. (S.169) Uns erscheint es dagegen wichtig, derartige Verbesserungen der Kontakt- und Kommunikationsmöglichkeiten nicht an das Kriterium „Ehe“ zu binden, um nicht vorschnelle Heiratsentschlüsse zu begünstigen. Gerade deshalb halten wir auch die Forderung von *Gareis* nach „verlängerter Besuchszeit für Ehefrau und Kinder“ und nach „großzügig gewährtem Urlaub für Verheiratete“ (8. S.212) in dieser Spezifizierung für zweischneidig, da durch eine derartige Priviligierung die Schließung von Zweckehen geradezu provoziert würde. Nicht das Kriterium „Ehe“, sondern die erreichte Stufe der Vollzugslockerungen unter Einbeziehung der Qualität der personalen Beziehung zum jeweiligen Besucher sollte entscheidend sein für die Öffnung und Verbreiterung der Kontaktmöglichkeiten des Gefangenen.

Literaturverzeichnis

Bengsohn, J.: Die Eheschließung in der Justizvollzugsanstalt unter besonderer Berücksichtigung der Rechtsstellung des Gefangenen, Diss., Marburg 1975.

Calliess, R.-P., Müller-Dietz, H.: Strafvollzugsgesetz; München, Beck'sche Verlagsbuchhandl., 1979, 2. Aufl.

Dahrendorf, R.: Gesellschaft und Demokratie in Deutschland; München, Piper, 1968.

Gareis, B.: Der Strafvollzug in seiner Relevanz hinsichtlich der ehelich-familiären Bindungen und Beziehungen der Strafgefangenen; in: Zeitschrift für Strafvollzug und Straffälligenhilfe *4,* 207-212 (1978).

Heuer, G.: Problem Sexualität im Strafvollzug; Stuttgart, Klett-Cotta, 1978, 1. Aufl.

Jürgens, H. W.: Die Ehe in der Sicht der Bevölkerungswissenschaft; in: Die neue Ordnung in Kirche, Staat, Gesellschaft, Kultur *2,* 139-146 (1976).

Kaiser, G., Kerner, H.J., Schöch, H.: Strafvollzug; Heidelberg, C.F. Müller Juristischer Verlag, 1982, 3. Aufl.

Lauritzen, C.M.: Die Kriminalität der Frau; Diss., Kiel 1972.

O'Neill, G. u. N.: Die offene Ehe; Reinbek, Rowohlt, 1981, 2. dtsch. Aufl.

Prodöhl, D.: Gelingen und Scheitern ehelicher Partnerschaften; Göttingen, Hogrefe, 1979.

Rupp, S., Schwarz, K., Wingen, M.: Eheschließung und Familienbildung heute; Deutsche Gesellschaft für Bevölkerungswissenschaft, Selbstverlag 1980.

Schüler-Springorum, H.: Strafvollzug im Übergang; Göttingen, Schwartz, 1969.

Volckart, B.: Maßregelvollzug; Neuwied/Darmstadt, Luchterhand, 1984.

Wiesnet, E.: Familiäre Probleme des Gefangenen aufgrund seiner sozialen Schädigung; in: Zeitschrift für Strafvollzug und Straffälligenhilfe *4,* 212-217 (1978).

Willi, J.: Die Zweierbeziehung; Reinbek, Rowohlt, 1976, 5. Aufl.

Wittmann, H.-J.: Zur Bedeutung der Ehe für die Bewährung von Straffälligen; Zeitschrift für Strafvollzug und Straffälligenhilfe *4,* 204-208 (1980).

Teil V:
‚Weiblichkeit‘ zwischen Erleben, Wissenschaft und Dogma

Das sexuelle Erleben der Frau: Entfaltung und Beschränkung

Gertrud Annette Schmid

Als ich eingeladen wurde, über das „sexuelle Erleben der Frau“ zu sprechen, habe ich erst eine Abwehr gespürt und gezögert, eine Zusage zu machen, einfach deshalb, weil ich trotz vieler Erfahrungen in der langen Zeit meines Frauseins immer noch Hemmungen bei mir feststelle. Meine archaische und anerzogene Zurückhaltung in puncto Sexualität - oder sagen wir mal lieber: in bezug auf eine Aussage über sexuelle Konflikte - aufzugeben und zu überwinden fällt mir heute noch nicht leicht.

Beinahe jede Aussage über Liebe, Sexualität und die Beziehungen zwischen den Geschlechtern ist zum Teil auch persönliches Bekenntnis. Wenn ich von bestimmten Patienten spreche, ist auch von dem die Rede, was ich selbst erlebt habe. Wenn ich mich jetzt zu sozialen und psychischen Konflikten im sexuellen Erleben einer Frau äußere, komme ich nicht umhin, auch etwas über mich selbst mitzuteilen. Das heißt nicht, daß die Probleme, die ich anschneide, rein subjektiv sind. Meine Phantasien über Sexualität und Liebesbeziehungen sind jedoch nur möglich über meine ganz persönlichen Erfahrungen, sie sind aber auch eine Legierung mit der Erfahrung meiner Patienten und versuchen sich mit dem Unbewußten solcher Konflikte auseinanderzusetzen. Die Beschäftigung mit dem Thema Sexualität hat also etwas mit meiner eigenen Geschichte zu tun.

Als 1960 *Masters und Johnson* die Ergebnisse ihrer experimentellen Laboruntersuchungen mitteilten, war ich unangenehm berührt von dem Bild, die romantische Liebe mit „nur“ reinem Sex vertauscht sehen zu müssen, und es war eine bedrohliche Vorstellung, meine Phantasie von der Geborgenheit und der Sicherheit der wahren romantischen Liebe auf das weibliche Genitale schlechthin zu reduzieren. Vielleicht machte mich der Stimulus der eigenen Betroffenheit zur Protagonistin und zur Anwältin für Geschädigte.

Die Behandlung des Themas „Entfaltung und Beschränkung des sexuellen Erlebens der Frau“ macht erforderlich, sich damit zu beschäftigen, was eingeschränkt wird und was zu entfalten ist. Es müßte bestimmt werden, worin die sexuelle Erlebnisfähigkeit der Frau besteht, was sie als Stimulation braucht und welche Möglichkeiten es für sie gibt, jahrhundertealte Defizite auf diesem Gebiet einigermaßen auszugleichen.

Es ist nicht zufällig, daß Wissenschaftler sich fast immer mit den Defekten der sexuellen Erlebnisfähigkeit der Frau beschäftigt haben und positive Bestimmungen fehlen. Auch die Reduktion sexuellen Erlebens auf physiologische Vorgänge hat die Frauen nicht wesentlich glücklicher gemacht.

Sozialwissenschaftliche Sexualforschung 2

Offenbar ist für Frauen die wissenschaftliche Darstellung der Sexualität viel mehr mit ihrem eigenen körperlichen und sinnlichen Erleben verbunden, während Männer mehr dazu neigen, dieses Thema zu rationalisieren.

Es wird sicher noch einige Zeit dauern, bis Frauen auf einem sexualwissenschaftlichen Kongreß offen zu dem Thema „positive Potenzbestimmung der Frau" Stellung nehmen können. Über Höhepunkte der weiblichen Sinnlichkeit zu schreiben oder zu diskutieren, bedeutet immer noch ein erhebliches Wagnis. Empirische Einzelfallschilderungen erscheinen neuerdings auf dem Markt und in Frauenläden findet man entsprechende Literatur, aber die meisten Frauen schämen sich noch, offen ihre Neugier und ihr Verlangen nach Erfüllung ihres sexuellen Begehrens zuzugeben. Sich lustvolle Phantasien einzugestehen und sich dazu zu bekennen, ist immer noch degoutant und allenfalls möglich, wenn Frauen unter sich sind. Hier wird deutlich, wie sehr Frauen unter diesem Defizit leiden und wie groß die fast unüberwindliche Schwierigkeit ist, eine befriedigende Sexualität zu praktizieren oder gar bis zur Ekstase erotisierende Situationen zuzulassen.

Die Scham ist noch nicht vorbei, und Unterwerfungslust als Variante der Dominanzlust hat eher einen betrüblichen und zur Rebellion verführenden Aspekt; die stimulierende Wirkung der männlichen Macht muß auf Grund des ideologischen Wissens oft verleugnet werden und sexuelle Erlebnisse, die durchaus ein unvergeßliches erotisierendes Spannungsfeld zwischen Mann und Frau sein könnten, enden dann in einer freudlosen Niederlage oder einem unbewußten Konflikt.

Über das sexuelle Erleben der Frau zu sprechen, ohne die Existenz des Mannes und die daraus resultierende Wechselbeziehung zu berücksichtigen, wäre eine totale Verleugnung. Die Stellung der Frau in der heutigen Gesellschaft kann nur als vorläufiges Resultat einer Protestreaktion auf die jahrtausende alte Passivität und Unterdrückung der Frau angesehen werden, sie ist keinesfalls ein ideales oder endgültiges Ziel der Frauenbewegung.

Seit der Antike beobachtet man den Kampf: Sexualität der Frau versus Sexualität des Mannes:

Hera und *Zeus* stritten einmal um die Frage, ob nun die Lust der Frau oder die des Mannes intensiver sei, wobei jeder der Gatten behauptete, daß seine eigene Lust geringer sei als die des anderen. Schließlich wählten sie *Teiresias* zum Schiedsrichter, der zuerst Mann, dann Frau, dann wieder Mann gewesen war. Als *Teiresias* versicherte, daß die Lust der Frau neunmal stärker sei als die des Mannes, bestrafte ihn *Hera* ob dieser Enthüllung mit Blindheit [1].

Seit der Antike neigt also die Frau zu der Behauptung, ihre sexuellen Bedürfnisse seien belanglos, und sie tue dem Mann einen altruistischen Gefallen, wenn sie in den Koitus einwillige. Sie will dafür aber die ganze Persönlichkeit des Mannes in Besitz nehmen, verlangt „Geborgenheit", „Treue" und „wahre Liebe": nur so ist sie bereit, mit ihrem Körper als Währung zu bezahlen. Das ist eine der möglichen Modalitäten der Sexualität. Die Frau „löst" gleichzeitig zwei intrapsychische Konflikte: die als Schweinerei erlebte bzw. primitive Sexualität - so hat sie es in ihrer Kindheit gelernt - wird in ihrer Phantasie aufgewertet und kann mit Lust erlebt werden. Darüber hinaus kann sie ein Stück Verantwortung für eine lustvolle animalische Sexualität an den

Partner delegieren, in dem sie ihn emotional in die Pflicht nimmt; das Alibi einer „wahren Liebe" ist für sie Voraussetzung für eine Belohnung in Form der Lust.

Im griechischen Mythos und auch im klassischen Griechenland ist Frauenfeindlichkeit unübersehbar. Die Vulva war ein böses Omen, obwohl die Komplementarität von Baubo/Vulva und Baubon, der im griechischen Mythos den Godemiché bezeichnet, nicht unbekannt war [2]. Baubon ist ohne Baubo wertlos, beide bedingen sich gegenseitig - obwohl vollkommen voneinander unterschieden -, es sei denn, man betrachtet Baubo/Phallus als „Lückenbüßer". Man sah es bei den alten Griechen als sittlich wertlos und geistig unbedeutend an, sich mit heterosexuellen Liebesbeziehungen zu befassen, und *Plato* und *Aristoteles* erklärten übereinstimmend, die Frau sei dem Mann körperlich und geistig unterlegen [3].

Betrachtet man die Sitten primitiver Gesellschaften, die das Sexualverhalten regeln, so wird deutlich, daß sexuelle Bindungen, die aus Liebe entstehen, eher abgelehnt werden. Wenn Liebe auftritt, wurde sie manchmal strenger reglementiert als Sexualität. Leidenschaftliche individuelle Bindungen galten offenbar als Bedrohung der Wertvorstellungen und der Autorität des Stammes, d.h. der Gesellschaft. Es geht hier nicht um die Mentalität des Menschen, sondern um das Denken in Stammeskategorien [4].

Im Stammesdenken wurde die Arbeitsteilung zwischen den Geschlechtern in erster Linie nach den unterschiedlichen körperlichen Fähigkeiten von Mann und Frau vorgenommen. Somit wurde die stärkere Körperkraft des Mannes und das Bedürfnis der Frau nach Schutz in der Zeit der Schwangerschaft und der Kinderaufzucht zur Rechtfertigung für dic ungleiche Stellung der Geschlechter und der Unterordnung der Frau. Die Frau mußte sich den Regeln des Stammes unterwerfen, sie kann keinesfalls ihre eigenen sexuellen Bedürfnisse realisieren.

Entscheidenden Einfluß für unsere Entwicklung in Deutschland haben die Industrialisierung und der Kapitalismus. Es setzte sich zwar allmählich eine lustfreundlichere Auffassung der Geschlechterbeziehung durch, jedoch die Sexual- bzw. Frauenfeindlichkeit, die die ganze abendländische Kultur durchdrang, blieb unvermindert erhalten.

Als Geburtsjahr der ersten deutschen Frauenbewegung wird 1865 angenommen [5]. Seitdem ist der Kampf der Frau um die Gleichberechtigung mit dem Mann ein ständiges Hin und Her zwischen Verfechterinnen und Kritikerinnen dieser Entwicklung. Frauenrechtlerinnen fordern die Erschließung aller Berufsarten für das weibliche Geschlecht, zu denen wissenschaftliches Studium die Voraussetzung bildet. Als dann deutlich wurde, daß es nur wenigen hervorragenden Frauen gelang, den Konkurrenzkampf mit dem Mann zu bestehen, zeigte sich das Janusgesicht dieser Unabhängigkeits- und Gleichberechtigungsbestrebungen. Die Vertreterinnen der „Durchschnittsfrau" wehrten sich öffentlich dagegen, wenn männliche und weibliche Geistes- und Berufsleistungen als ebenbürtig hingestellt werden würden.

Man wollte den Männern gern den Vorrang überlassen, sofern eben nur die spezifisch weiblichen Leistungen im Haus den männlichen als gleichwertige und vor allem aber als gleichberechtigte Arbeit an die Seite gestellt würden. Dieser Taktik: „Wir Frauen wollen ja gar nichts anderes als nur Frauen sein", bedienten sich solche Frauen, die zwar die männliche Rolle für sich beanspruchten, aber die Empfindung nicht los wurden, daß das weibliche Geschlecht bei Gegenüberstellung männlicher und weiblicher Geistes- und Berufsleistungen trotz guten Willens doch stets in einer weniger erwünschten Weise abschneidet. Diese Einengung auf „Unterwerfungslust" perpetuierte die bisherigen Verhältnisse und hat zur Folge, daß Sexualität nur routinemäßig praktiziert wird.

Sexualität und der Umgang mit ihr ist als Ausdruck bestehender gesellschaftlicher Wohl- oder Übelstände zu sehen. *Freuds* Erkenntnisse basieren auf seiner Auseinandersetzung mit der damaligen viktorianischen Gesellschaft.

Reichs Forderung nach einer Befreiung der Frau aus ihrer Passivität und Unterdrükkung und seine Bemühungen um eine „gesunde" Heterosexualität lassen sich auf dem Hintergrund der chronischen Arbeitslosigkeit und der potentiell revolutionären Situation seiner Zeit erklären. Wenn man angesichts des Massenleidens nur existieren kann durch den Handel mit dem eigenen Körper, wird sich diese Form der Währung auch gesellschaftlich und politisch niederschlagen. Eine Erweiterung der sexuellen Möglichkeiten besteht nur dann, wenn gesellschaftliche Voraussetzungen vorhanden sind.

Allerdings haben Frauen im Verlauf ihrer jahrhundertelangen Bevormundung durch den Mann gelernt, Schleichwege zu entdecken und entwickelten Lösungsversuche ihre Malaise über ihre Körpersprache, die sich als unbewußte Verweigerung in funktionellen Sexualstörungen wie Libidoverlust, Orgasmusstörungen und Vaginismus ausdrükken.

Diese Störungen sind zum Teil das Resultat des bestehenden Macht-Ohnmachtverhältnisses bzw. als unbewußte Abwehrreaktionen und Ängste aufzufassen.

Psychoanalytisch werden Bedingungen der frühkindlichen pubertären und postpubertären Sozialisation als mögliche Ausgangspunkte für die Entwicklung sexueller Funktionsstörungen betont. Dabei wird davon ausgegangen, daß Orgasmus, Lust und beim Mann die Erektion unbewußt blockiert werden und nicht auftreten dürfen, weil sie im Zusammenhang stehen mit frühkindlichen, auf Sexualität bezogenen Ängsten. Bei der Entwicklung solcher Ängste vermutet man Inzest- und Kastrationsängste ebenso wie starke Bindungen an den gegengeschlechtlichen Elternteil, sog. ödipale Beziehungsmuster. Eine weitere Hypothese ist die Nichtbewältigung der symbiotischen Beziehung zur Mutter, die zum Wunsch führt, im Erwachsenenalter diese in der Beziehung zum Partner wiederherzustellen. Verlustängste wecken die Lust am Verzicht, an der Verweigerung, um den erwarteten Verlust erträglicher zu machen. In ihrem Buch: „Die andere Stimme", in dem es um Bindungsdrang und Bindungsängste geht, beschreibt *Carol Gilligan* die eigenständige Moral der Frau [6].

Während das Leitbild männlicher Ich-Entwicklung auf die Ausformung eines möglichst autonomen Individuums abzielt, tendieren Frauen zum Primat von menschlichen Beziehungen. Den Grund sieht sie darin, daß in unserer Kultur die frühkindliche Fürsorge fast immer in den Händen der Mütter liegt. Der Junge muß sich zur Ausbildung der eigenen geschlechtlichen Identität während der ersten Kinderjahre im Gegensatz zur Mutter definieren, sich also von ihr absetzen, während Mädchen sich mit der Mutter identifizieren können und so „das Erlebnis ihrer Identitätsbildung mit dem Erlebnis einer Bindung verschmelzen". Frauen schrecken daher vor männlichen Beziehungsformen, die soziale Beziehungen nach bestimmten überindividuellen Kriterien regeln, zurück, während sie selbst dazu tendieren, menschliche Beziehungen unabhängig von Form, Inhalt oder Regeln einzugehen. Die Unterschiede der Erziehung schlagen sich also auch in unterschiedlichen Verhaltensidealen nieder: Männer verknüpfen Gefahr häufiger mit enger persönlicher Bindung und erwarten, daß Gefahr durch Intimität entsteht; Frauen verbinden Gefahr mit unpersönlichen Leistungssituationen und damit verbundener Isolierung. Die Furcht, allein gelassen zu werden, wenn sie durch ihren Erfolg herausragen oder von den anderen abgesondert werden, läßt sie oft eine Erfolgsverhinderungsstrategie entwickeln. Nur so erwarten sie sich unmittelbar Nähe und übersehen dabei, daß dieses Bedürfnis nach Fremdbestimmung eine echte Autonomieentwicklung und Verantwortungsgefühl verhindert. Allerdings gibt es noch einen anderen Aspekt in der von *Carol Gilligan* vertretenen Auffassung. Das kleine Mädchen erfährt ja die Mutter als stark, übermächtig und oft invasiv, so daß daraus die negative Identifikation mit der Mutter und starke Ängste resultieren. So kommt es dann, daß die angehende Frau lernt, ihre Macht heimlich auszuüben. Eine adäquate partnerschaftliche Beziehung in einem gegenseitigen Wechselspiel ist dann ausgeschlossen und die Verhaltensweisen der Frau sind eher das Resultat einer ständigen Rebellion und nicht ein eigenständiges, verantwortungsbewußtes Fühlen und Handeln.

Die Begriffe Macht und Ohnmacht, Impotenz oder Omnipotenz spielen hier (überhaupt) eine Rolle, was ich an einem Beispiel erläutern will.

Vor nicht allzu langer Zeit erlebte ich in einer meiner Selbsterfahrungsgruppen einen Streit, der auf dem Hintergrund ausgetragen wurde, daß sich sowohl weibliche als auch männliche Gruppenteilnehmer zu den Unterdrückten rechnen. Ausgegangen war die Auseinandersetzung an der Feststellung der Frauen, sie seien ja wohl noch immer die Ohnmächtigeren und der Forderung, das müsse sich jetzt ändern. Einer der Männer konterte dagegen, daß das ja kaum der ideale Ausgangspunkt für eine konstruktive Verständigung sein könne. Erst dann sei die Entwicklung eines freiwilligen Machtabbaus, sowohl in der Gruppe als auch im Alltag, möglich, wenn der Wunsch nach Gleichberechtigung nicht zur Kampfansage wird.

Nur so ist es zu verstehen, wenn die Frauenbewegung als Politikum den Geschlechterkampf im Bett nach sich zieht. Es wird höchste Zeit, daß die Frauen begreifen, was sie haben und sich nicht über den Mann definieren.

Offene oder versteckte Ablehnung des Partners, Ekel und Widerwillen entwickeln sich oft in der Atmosphäre eines Geschlechterkampfes zwischen beiden Partnern, wo Dominanzprobleme schließlich im Bett ausgetragen werden.

Der Mann entzieht sich der Zärtlichkeit durch seinen Besitzanspruch, der dann bei der Frau das Gefühl der Abwehr bestärkt; die Frau reagiert durch ihre Reaktionsstörung (Vaginismus, Anorgasmie) und signalisiert damit in der Körpersprache, daß sie sich seinen Machtansprüchen widersetzt. Dabei ist nicht eindeutig klar, ob diese gestörte Interaktion als Folge eines unbewußten Konflikts aufgefaßt werden kann oder ob nicht auch das ideologisch verbrämte Wissen, sich solche Symptome schuldig sein zu müssen, dabei eine Rolle spielen.

Eine dritte Möglichkeit bleibt ihr, indem sie durch eine ganz bestimmte Verhaltensweise bei dem Partner Funktionsstörungen induziert, was mit einem weiteren Beispiel erklärt werden soll.

In einer seit zwanzig Jahren bestehenden nicht sehr harmonischen Ehe kommt es immer wieder zu Streitigkeiten, weil die sehr selbstunsichere und ichschwache Ehefrau die Art und Weise ihres Mannes, ihr „Dinge" aufzuoktroyieren, nicht nur schlecht ertragen kann, sondern dagegen geradezu einen Haß entwickelt hat. Auf sexuellem Gebiet beklagt sie das mangelnde Vorspiel beim Koitus und die fehlende Zärtlichkeit. In der sexuellen Kommunikation entzieht sie sich zwar nicht verbal, wird aber zunehmend „trockener", d.h. das Eindringen des Mannes bereitet ihr Schmerzen und sie zeigt ihm das auch durch ihr schmerzverzerrtes Gesicht. Seine Lust, mit ihr sexuell zusammen zu sein, reduziert sich mehr und mehr, schließlich reagiert er mit der ersten Erektionsstörung. Die Ehefrau reagiert nach einigem Manipulieren darauf mit den Worten: „Du siehst doch, daß es nicht mehr geht". Im folgenden war eine weitere geschlechtliche Vereinigung nicht mehr möglich, das Ehepaar verzichtete bereits seit sechs Jahren auf jegliche sexuelle Kommunikation, wodurch sich die schon vorher beobachtete Beziehungsstörung erheblich verstärkte und es zu dramatischen Auseinandersetzungen kam.

Im eben beschriebenen Fall verzichtet der Mann von sich aus auf weitere Versuche, durch sexuelle Annäherung ein zweites und weiteres Mal die Kränkung bzw. die Angst vor dem Versagen (den sogenannten Selbstverstärkungsmechanismus) erfahren zu müssen. Die Erwartungsangst vor der Störung induziert das Versagen, dies wiederum erhöht die Erwartungsangst; eine intakte Funktion ist dann nicht mehr möglich. Gesteigert wird dieser Mechanismus durch Insuffizienzgefühle und ängstliche Selbstbeobachtung. Es kommt zu einer Vermeidung sexuell stimulierender Zonen und der Mechanismus verstärkt sich noch weiterhin.

Die Erektionsschwäche des Mannes war nur vordergründig eine Reaktion auf die Abfuhr seiner Frau, die sagt: „Du siehst doch, daß es nicht mehr geht". Aber wieso geht denn für sie nichts mehr? Weil er nicht nur beim Koitus, sondern auch in allen übrigen Situationen unfähig ist, ihr Zärtlichkeit und Achtung entgegenzubringen. Gerade das war es aber, was ihr schon seit der frühesten Kindheit in ihrem Elternhaus gefehlt hatte. Als Nachkömmling von 10 Kindern, war sie das Kleinste und nie Ernstgenommene. Sie war es gewohnt, von den Eltern als etwas benutzt zu werden, was diese für sich selbst benötigten: ein Spielzeug zur eigenen Macht- und Potenzdemonstration. Genau das wiederholte sich nun in ihrer Ehe. Der Mann war unfähig, sich in sie und ihre Wünsche hineinzudenken. Er befriedigte nur seine eigenen Bedürfnisse. Auf sexuellem Gebiet äußerte sich das in der fehlenden Zärtlichkeit, dem mangelnden Vorspiel mit Haut- und Körperkontakt. Eindeutig ging es hier nicht um Potenzprobleme im engeren Sinne, sondern darum, sich in den anderen einfühlen zu können und ihm Zärtlichkeit und Achtung zu erweisen.

Wir versuchen deshalb, in unseren Paartherapien die Wahrnehmungsmöglichkeit für das eigene und für das Verhalten des Partners zu erweitern und aktuelle Verhaltensweisen in der Sitzung „hic et nunc" anzusprechen. An einem dritten Beispiel soll das erklärt werden.

Ein 40jähriger Mann bekommt nach einem Unfallschock eine totale Erektionsstörung und ist seit drei Jahren nicht mehr in der Lage, sein Glied einzuführen. Die bis dahin offenbar harmonische Ehe steht nun unter dem Druck des Geschehens. Beide Ehepartner werden depressiv und vermeiden sexuell stimulierende Situationen. Die bis dahin sexuell sehr aktive Frau gibt ihrem Mann immer wieder zu verstehen, daß er froh sein kann, sie zur Frau zu haben; eine andere wäre schon längst untreu geworden, hätte sich einen potenteren Mann genommen. Der Ehemann wendet sich in dieser Zeit mehr und mehr beruflichen Interessen zu. Man lebt nebeneinander her und geht sich aus dem Weg.

Zu Beginn der Therapie fällt auf, daß sie ihre Bereitschaft, ihm zu helfen, betont; ohne danach befragt worden zu sein, sagt sie immer wieder, wie sehr sie ihn doch liebt. Gleichzeitig fällt aber von Zeit zu Zeit der Zusatz: „als er noch ein Kerl war". Sie meint damit die Zeit vor dem Unfall und vor dem Auftreten der Erektionsstörung. Ein Versuch, ihr aufzuzeigen, wie sehr sie ihn damit „klein" macht, scheitert zunächst an ihrer etwas verlegen vorgebrachten Ausrede: „Er weiß doch, wie es gemeint ist. Ich meine es doch gar nicht so". Er selbst kann ihr nach der Intervention, „sie mache ihn klein", endlich einmal sagen, daß ihn das ärgert. Mit der Zeit lernt er, sich dagegen zu wehren und verbietet ihr, so mit ihm umzugehen. Sie kann jetzt wahrnehmen, daß ihre Liebe doch eine sehr egoistische ist. Gleichzeitig mit der Fähigkeit, sich gegen ihr „liebevoll kastrierendes Verhalten" wehren zu können, wird es ihm nun möglich, mit ihr wieder eine befriedigende Sexualität zu praktizieren.

Die Voraussetzung für eine befriedigende sexuelle Begegnung ist also, daß das sexuelle Erleben nicht durch Konflikte, Schuldgefühle, Entfremdung vom Partner und ähnlichen Beeinträchtigungen geschmälert wird. Nur so kann das Gefühl erfahren werden, daß das Leben von Wert ist, und daß wir selbst einen Wert darstellen in der sinnlich erlebten Bestätigung durch die Lust und die Freude am Sexualakt. Beim Geschlechtsverkehr wird unsere eigenen Person unmittelbar zur Quelle, zum Vermittler und zur Verkörperung von Genuß. Sexualität ist die höchste Form der Selbstdurchsetzung. An den Beispielen wird deutlich, wie schwer es dem Menschen in der heterosexuellen Paarung fällt, die unerbittliche Existenz zweier Geschlechter zu akzeptieren, die, obwohl vollkommen voneinander verschieden, sich gegenseitig bedingen, da weder Vulva noch Phallus ohne das komplementäre Geschlecht Funktion und Sinn zu haben scheinen. Das gegenseitige körperliche Bedienen ist jedoch nur ein Aspekt, der für eine menschliche Beziehung Gültigkeit haben kann. Eine darauf reduzierte Begegnung zwischen Mann und Frau kann nicht die Lösung des Macht-Ohnmachtkonfliktes sein, andererseits kann die Tatsache nicht übersehen werden, daß leidenschaftliche, gefühlsmäßige sexuelle Bindungen häufig durch Konflikte auf dem Hintergrund unserer psychischen Entwicklung gestört oder zerstört werden.

Die Frauen sind heutzutage in einem argen Dilemma: Sie wissen nicht, sollen sie sich freuen über das Erreichte oder trauern über den Verlust ihrer ursprünglichen Naivität und Zurückhaltung. Sie sind hin- und hergerissen zwischen ihren archaischen und anerzogenen Abhängigkeits- und Geborgenheitswünschen und andererseits den emanzipatorischen Bestrebungen, von denen sie sich die ersehnte Gleichberechtigung versprechen. Diese Verunsicherung macht sich sowohl in sozio-kultureller als auch im begrenzten familiären Bereich bemerkbar: Ohnmacht und Unterwerfungshandlung einerseits, Macht und Dominanzstrebungen andererseits.

Lou Andreas-Salomé formuliert das in ihrem Buch „Die Erotik" so: „Selbst wo ein Weib sich in einem Einzelwerk ebenso stellen wollte (wie der Mann), würde es ihr nur zum Teil gelingen, während sie zum anderen Teil sich im Zwiespalt oder im Verkümmern fühlen würde. Daher ist die prinzipielle geistige und praktische Konkurrenz mit dem Mann - dies Beweiserbringen ihrer gleichwertigen Leistungsfähigkeit in jedem isolierten Einzelberuf -, ein wahres Teufelswerk, und der äußerliche Ehrgeiz, der dabei geweckt wird, ungefähr die tödlichste Eigenschaft, die das Weib sich anzüchten kann. Eben die Abwesenheit dieses Ehrgeizes macht ihre natürliche Größe aus: die sichere Gewißheit, daß es eines solchen Beweis-Erbringens nicht bedarf, um als Weib die höchste Selbstberechtigung zu fühlen" [7].

Die Lust der Frau an diesem Sieger-Verliererspiel, ihr Begehren, mit dem Mann zu rivalisieren und schließlich doch zu dominieren, ist von vielen Autoren und weniger von Autorinnen teils verhüllt und teils verschleiert beschrieben worden. Der Hintergrund für diese geschlechtliche Gegenüberstellung beschränkte sich in den meisten Fällen auf den gesellschaftlich-politischen Bereich, wobei der sexuelle Aspekt dieses Dilemmas sorgfältig vermieden wurde. Bei der Untersuchung dieses Problems stellt man fest, daß es eher Männer waren, die sich dieses Themas angenommen haben und nur wenige Frauen, die den Mut hatten, sich dazu zu äußern. Und noch etwas fällt auf: daß die Berichte der Frauen, im Gegensatz zu denen der Männer, völlig diametral abgehandelt werden. Das weniger betroffene männliche Geschlecht neigt eher zu einer kompromißbereiten Darstellung und Verleugnung der Brisanz dieses Konfliktes, während die Frauen sich scheinbar völlig offen dafür oder dagegen aussprechen. Was anderes bleibt ihnen übrig, wenn sie nicht in ihrem uralten Konflikt: „darf sie, oder darf sie nicht" gefangen bleiben wollen.

Stärke und Schwäche sind relative Begriffe. Stärke ausüben kann nur der, dem sich ein anderer als schwächer anbietet. Das Böse in Gestalt der Frau eignet sich hervorragend für dieses Arrangement. Die authentische Kraft der Frauen, sich aus männlichen Rollenzuweisungen befreien zu können, ist ein Protest, die aus der sexuellen Zwangsmoral resultierenden Ängste zu überwinden. Für die Macht ihrer sexuellen Anziehungskraft, die die Frau auf den Mann ausübt, wird sie in allen patriarchalischen Gesellschaften gehaßt und gefürchtet. Um das männliche Selbstbewußtsein, das sie so sehr erschüttert, wieder herzustellen, gibt es nur eine Möglichkeit: sie zu entwürdigen. Der Körper der Frau wurde zu ihrem Schicksal. Weibliche Urteilskraft und auf sich selbst gerichtete Empfindungen, wie Sehnsucht nach Entfaltung und persönliche Freiheit oder gar nach eigener Lust, wurde geleugnet oder verboten. Damit die Frau als Geschlechtswesen das gleiche Recht bekommt wie der Mann, muß sie zuerst in sich selbst einen Wandel der Gesinnung vollziehen [8]. Wäre es nicht zu einfach, *Freuds* Theorie vom Penisneid der Frau als Auslöser für die bisherige Entwicklung der versuchten Emanzipation zu übernehmen? Die Medaille hat ja wohl eine Kehrseite; einmal in der Fähigkeit bzw. der Unfähigkeit des Mannes, seine Potenz jederzeit beweisen zu müssen, und zum anderen sein Neid auf die Frau als Lebens- und Nahrungsspenderin; nicht nur das Besitzdenken des Kapitalismus veranlassen den Mann, das Weib zum völligen Eigentum zu machen. Der Wunsch nach Abwertung der Frau und Beschneidung ihrer Eigenbestimmung geistert von der Antike über die jüdisch-christliche Religion bis heute durch die Geschichte.

Leute, die man beneidet, kann man zerstören, indem man sie verkrüppelt *(Cooper)* [9]. Der Mythos vom sogenannten „schwachen Geschlecht" ist eine uralte Crux. Die

Geschichte von der Vertreibung aus dem Paradies wird in der christlichen Religion als Teufelswerk *Evas,* ihren Verführungskünsten und ihrem Bündnis mit dem Bösen ausgegeben. Zwar hat *Adam* seine Strafe erhalten, wegen der vorübergehenden Schwäche: „er solle von nun an arbeiten, im Schweiße seines Angesichts". So hat er jedoch gleichzeitig eine Arbeitskraft zur Seite, die sich in der Folge durch alle Zeiten als sehr brauchbar erwies - *Eva.* Bei *Goethe* heißt es: „Dienen lerne beizeiten das Weib nach ihrer Bestimmung ..." Damit Liebe und Sexualität wieder erfunden wird, ist keine Veränderung in gesellschaftlich zu beobachtenden Haltungen, sondern eine Veränderung im Sein erforderlich, die gesellschaftlich sichtbar wird *(Cooper).* Menschen, denen eine solche Veränderung möglich ist, manifestieren einen Übergang von einem besitzergreifenden zu einem stolzen nicht-räuberischen Sein, das Beziehung in voller Autonomie ausleben kann. Wir werden in der Kindheit auf alles mögliche vorbereitet, speziell lernen wir zu funktionieren, uns anzupassen und in Abhängigkeit zu leben. Was man am wenigsten lernt ist, daß es durchaus etwas wie Autonomie gibt.

Jedoch sind emanzipatorische Strebungen immer wieder geprägt durch patriarchalische Verhaltensweisen mit umgekehrten Vorzeichen.

Das tradierte Rollendenken, der Stammhalterwunsch, „der Vater hat das Sagen", „der Herr im Haus", all das sind Begriffe, die in der Frau ein Stück Selbsthaß entstehen lassen, weil sie sich unwert fühlen muß. Sich selbst hassen heißt aber auch, verletzlich zu sein anderen gegenüber und sich schützen müssen gegen vermeintliche Anfeindungen. Sie muß dann entweder in die Defensive oder in die Offensive gehen. Das Opfer-Täter-Schema ist perfekt. Entweder ich verweigere mich in meiner Rolle als Frau mit entsprechenden sexuellen Funktionsstörungen, oder ich mache Karriere wie der Mann und mache ihn damit impotent. Wenn nicht gelernte oder nicht erworbene Autonomie ihren Niederschlag findet in der sexuellen Verweigerung oder auf der oralen Ebene in gestörtem Eßverhalten, wie Magersucht oder Bulimie (eine häufige psychische Erkrankung junger Mädchen), sind das ebenso selbstzerstörerische Mechanismen, wie die Sucht mit umgekehrtem Vorzeichen, die Macht des Mannes zu boykottieren.

Gibt es eine Lösung für das Dilemma: wer ist oben, wer ist unten; kann es nur Täter und Opfer geben, Macht und Ohnmacht? Wo bleiben eigentlich die Begriffe Liebesfähigkeit, Sinnlichkeit und Lust? Das Abgeben von Macht könnte auch ein Gewinn sein in Form des Privilegs einer liebe- und lustvollen Beziehung gegenseitiger Wertschätzung.

Woher kommt es, daß es vielen Frauen heute so schwer fällt, ihr Frausein zu akzeptieren? Daß sie weibliche Attribute ablehnen und Begriffe wie Hingabe, Erotik und Lust mit negativem Vorzeichen besetzen? Psychoanalytisch betrachtet lebt das kleine Mädchen zunächst in enger symbiotischer Bindung zur Mutter. Etwa um das sechste Lebensjahr herum erfolgt dann eine vorläufige Ablösung, indem das Kind die sexuellen Zärtlichkeiten des gegengeschlechtlichen Elternteils, also des Vaters, begehrt. Diese sogenannte ödipale Konstellation wird zur Zeit der Pubertät gelöst in der erneuten Zuwendung und Identifikation mit der Mutter und einer anschließenden endgültigen reifen Ablösung. Oft wird diese Phase aber nicht überwunden, und es werden in späteren Partnerbeziehungen immer wieder symbiotische Bedürfnisse eine überwiegende Rolle spielen.

Erotik, Lust und Sex haben in einer derartigen Beziehung keinen Raum, werden als bedrohlich erlebt und es resultiert Angst vor totalem Selbstverlust. Im Gegensatz dazu verläuft die Entwicklung des männlichen Kindes meist unkomplizierter. Ist die symbiotische Bindung mit der Mutter aufgelöst und die Identifikation mit dem Vater gelungen, kann der geschlechtsreife Junge dann die Familie verlassen, ohne wie die Frau ständig symbiotische Beziehungen anzustreben.

In der bürgerlichen Gesellschaft der Vergangenheit bis in die Gegenwart kam es der Struktur der Frau mit ihrem Bindungsdrang und ihren Verlustängsten sehr entgegen, daß sie dem Mann zu folgen hatte, „wohin er auch immer ging", wollte sie nicht den Ausschluß als Person aus der Gesellschaft riskieren. Zwar geht sie dann mit unterdrückter Wut ins Bett oder sie akzeptiert passiv ihren Zustand, aber sie empfindet dies Ausgeliefertsein als bedrückende Bedingung, die auf Zerstörung ihrer Persönlichkeit und Autonomie zielt. Sexualität wird dann von ihr mit Aggressivität und repressiver Gewalt gleichgesetzt; wo sie gezwungen ist, sich gehorsam zu unterwerfen, auf ihre Autonomie zu verzichten und ihre Hoffnung aufzugeben. Diese Art von unterwürfiger Sexualität steht in totalem Widerspruch zur lustvollen Sexualität; lustvolle Sexualität heißt nicht, daß ein Penis in einer Vagina masturbiert, sondern, daß es mehr Dinge gibt, die zwei Körper, Menschen zusammen tun können. Der Augenblick der erotischen Vereinigung ist eine gegenseitige kreative Aggressivität, der Ekstase, der aber auch auf gegenseitigem Vertrauen beruht, er ist ein zentraler Ausgangspunkt von Autonomie und Freiheit in den menschlichen Beziehungen, eben diesem höchsten Maß an Selbstdurchsetzung.

Anmerkungen

[1] *Devereux, G.:* Baubo. Die mythische Vulva. 1. Auflage, Syndikat Verlag, Frankfurt/M. 1981, Ausgabe: Taschenbücher Syndikat EVA; Bd. 63, Frankfurt/M. 1985, S. 91.

[2] *Devereux, G.:* a. a. O., S. 8.

[3] *Branden, N.:* Liebe für ein ganzes Leben. Psychologie der Zärtlichkeit. Titel der deutschen Erstausgabe „Verliebt für ein ganzes Leben", Rowohlt Verlag, Reinbeck bei Hamburg 1982, 17.–23. Tausend, Oktober 1985, S. 27.

[4] *Branden, N.:* a. a. O., S. 22.

[5] *Eberhard, E. F. W.:* Die Frauenemanzipation und ihre erotischen Grundlagen. Universitäts-Verlags-Buchhandlung, Wien und Leipzig, Einleitung S. 12.

[6] *Gilligan, C.:* Die andere Stimme. Lebenskonflikte und Moral der Frau. Aus dem Amerik. von Brigitte Stein. Piper Verlag, München 1984.

[7] *Andreas-Salomé, L.:* Die Erotik. Matthes & Seitz Verlag, München 1979, S. 23/24.

[8] *Plack, A.:* Die Gesellschaft und das Böse. Eine Kritik der herrschenden Moral. München 1967.

[9] *Cooper, D.:* Von der Notwendigkeit der Freiheit. 1. Auflage Roter Stern: Frankfurt/M. 1976, 3. Auflage: Basel-Stroemfeld Roter Stern: Frankfurt/M. 1980, S. 115, 180.

Die Marienverehrung als frauen- und sexualfeindliche Ideologie

Demosthenes Savramis

I

Wenn katholische und orthodoxe Kirchenmänner und Theologen sich mit der verifizierbaren These konfrontiert sehen, daß die katholische und die orthodoxe Kirche *frauenfeindlich* sind, versuchen sie, diese Beschuldigung mit der Argumentation zu entkräften, daß zu den Heiligen dieser Kirchen auch Frauen gehören, sowie, daß *Maria* eine sehr wichtige Rolle sowohl im theologischen Denken als auch im kirchlichen und volksreligiösen Bereich des Katholizismus und der orthodoxen Kirchen spiele. Diese Argumentation ist aber deshalb falsch, weil auch dann, wenn Theologie und Kirche die Frau nicht verteufeln, sondern sie als *Heilige* verehren, wir auf eine Minderbewertung der Frau stoßen.

Dies zeigt sich in eklatanter Weise im Falle *Marias* bzw. in ihrer *Verehrung*. Denn - um es vorwegzunehmen - die *Marienverehrung* und die *„Mariologie"* negieren und entwerfen das weibliche Geschlecht und die Sexualität in dreifacher Hinsicht: Erstens durch die *Hervorhebung* der Jungfräulichkeit auf Kosten des geschlechtlichen Lebens des Menschen schlechthin und der Frau speziell; zweitens durch die einseitige Orientierung des Frauenideals an der *Mutterschaft* und drittens dadurch, daß *Gehorsam, Unterwerfung* und *Demut* als *Haupttugenden der Frau* metaphysisch legitimiert werden. Deshalb ist die Marienverehrung nicht in der Lage, die Vermännlichung der Kirchen und des sogenannten christlichen Abendlandes zu vereiteln. Im Gegenteil: Die Verehrung Marias und die Mariologie liefern die ideologische und metaphysische Legitimation der Entartung des Christentums zu einer reinen Männerreligion.

Wie die Kirchenväter die Verehrung Marias mit einem grenzenlosen Frauenhaß verbinden konnten, zeigt sich am besten am Beispiel *Augustins* [1]. Zwar meint er, daß durch die Mutter Jesu das ganze weibliche Geschlecht geehrt werde. Zugleich aber trägt er entschieden dazu bei, daß die Polarisierung der Geschlechter auf Grund der Verteufelung der Frau eine nie dagewesene theologische Legitimation erfährt. Denn er stellt *Eva* als Symbol des *Unheils Maria* gegenüber, die als *Mutter Jesu Christi* die Menschen von dem von der Frau bzw. *Eva* verursachten Unheil befreit, indem sie Jesus Christus geboren hat.

Dabei versteht Augustin unter Menschen *primär* die Männer. Infolge seiner Überzeugung, daß durch die Frau das Gift kam, durch Christus aber das Heil, versucht er nachzuweisen, daß die *wichtigste Funktion Marias* die *Wiederherstellung des Mannes* war. Denn die Frau konnte die Sünde des von ihr getäuschten und verführten Mannes nur dadurch wieder gutmachen, daß sie Christus gebar. Mit anderen Worten meint

Sozialwissenschaftliche Sexualforschung 2

Augustin, daß Christus als *Mann* kam, um dem männlichen Geschlecht den Vorrang zu geben. Zugleich wurde er von einer Frau geboren, um das weibliche Geschlecht zu trösten bzw. damit auch die Frauen Hoffnung auf Christus haben können.

Trotzdem bleiben die Frauen nach wie vor eine große Gefahr für die Männer. Denn - wie *Augustin* meint - „Nichts vermag den Mann von seiner festen Burg eher herabzustürzen als die Frau". Folglich soll der Mann die Frau *meiden*. Ist dies nicht möglich, dann muß er sie *beherrschen*. „Du bist der Herr" sagt *Augustin* zu den Männern. Und er fügt hinzu: „Gott hat beide geschaffen ... Eure Mägde sind eure Frauen, ihr seid die Herren eurer Frauen." Diese Ansichten *Augustins*, daß nämlich der Mann die Frau beherrschen und (oder) meiden soll, beeinflußten und beeinflussen noch heute - offen oder versteckt - die Träger und Präger des *Katholizismus*, so daß die Marienverehrung und die Mariologie sich leicht in eine frauenfeindliche Ideologie umfunktionieren lassen.

II

Die Umfunktionierung der Marienverehrung und der Mariologie in eine sexualfeindliche Ideologie wurde durch die Hervorhebung der Jungfräulichkeit Marias auf Kosten des geschlechtlichen Lebens schlechthin und der Ehe speziell ermöglicht. Vor allem bewirkte diese Überbewertung der Jungfräulichkeit Marias eine Diskriminierung und Verteufelung aller Frauen, die natürlich leben bzw. ihre sexuellen Bedürfnisse bejahen und befriedigen wollen. Diese Frauen gelten nach wie vor als gefährlich, und sie werden oft als der Teufel bezeichnet, der den Mann verführt, während die unberührten Jungfrauen als Abbild der Jungfrau Maria besonders geschätzt und gelobt werden. Folglich wurde die *Ehe* in der „christlichen" Literatur stets als Heilmittel gegen die Unzucht entwertet, mit dem Resultat, daß eine theologisch begründete Lehre von der *Keuschheit in der Ehe entstand*, die bis heute in der Form von kirchlichen Geboten und Verboten hinsichtlich der *Geburtenregelung* das Leben von Millionen von Männern und Frauen und deren Kindern konsequent vergiftet.

Daß die Umfunktionierung der Marienverehrung in eine sexualfeindliche Ideologie die Verteufelung der Frau und den Frauenhaß impliziert, ist evident. Es gibt daher - wie wir schon angedeutet haben - auch andere wichtige Elemente der Marienverehrung und der Mariologie, die die Diskriminierung, Ausbeutung und Unterdrückung der Frau legitimieren: nämlich die einseitige Orientierung des Frauenideals an der Mutterschaft und die Anschauung, daß die Haupttugenden der Frau Gehorsam, Unterwerfung und Demut sind. Die unheilvollen Wirkungen dieser Elemente der Marienverehrung für die Stellung der Frau in der Kirche lassen sich am Beispiel eines Artikels verdeutlichen, der im Jahre 1971 im „Katholischen Digest": Zeitschrift für die Familie, unter dem Titel: „Frauen am Altar? Gründe für oder gegen das Amtspriestertum der Frauen" veröffentlicht wurde [2].

Der Autor - *Kurt Palm* - entscheidet *gegen* das Amtspriestertum und versucht, seine Entscheidung so zu rechtfertigen: „Das Wesen der Frau ist schon rein biologisch und psychologisch gesehen durch ihre körperliche und seelische Naturanlage der Mutterschaft zugeordnet ... Sie erlebt in sich tiefgreifende Naturvorgänge in *Bereitschaft, Hingabe* und *mütterlicher* Liebe und wird so zur *selbstlosen* Hüterin des Lebens (Gen 3,20) und zur Gehilfin des Mannes. Das Frauenherz ist ein *mütterliches Herz* oder es ist überhaupt kein Herz. Als Herz der Familie soll sie den Vorrang der *dienenden* Liebe als ihr Eigen- und Sondergut in Anspruch nehmen ... Denn es gibt keine Ordnung ohne Unterordnung".

Für *Palm* besteht nicht der geringste Zweifel, daß die *Unterordnung* der Frau unter den Mann „in allen rechten und billigen Dingen" naturbedingt ist. Deshalb soll der Vater der „Außenminister", die Mutter aber der „Innenminister" sein: „Der Mann gehört in die Öffentlichkeit, die Frau in die Familie". Folglich meint der Autor, daß das Priestertum dem Manne mehr angemessen ist, und er sagt den Frauen: „Frauen! Verdrängt nicht die Priester! Schenkt vielmehr der Kirche Priester! ... Frauen, seid vor allem gute Mütter."

III

Daß somit die Marienverehrung und die Mariologie die ideologische und metaphysische Legitimation der Entartung des Christentums zu einer *frauenfeindlichen Männerreligion* liefert, läßt sich nicht nur am Beispiel des *Katholizismus* verifizieren. Denn unsere Ausführungen im Zusammenhang mit der Marienverehrung gelten auch für die orthodoxe Kirche, weil die Unterschiede zwischen der katholischen und der orthodoxen Kirche in Bezug auf die Marienverehrung als minimal zu bezeichnen sind. Zu diesen Unterschieden gehören an erster Stelle die Dogmen der römisch-katholischen Kirche von der „Unbefleckten Empfängnis" und der „Leiblichen Aufnahme Marias in den Himmel".

Zwar preist die orthodoxe Kirche Maria als *immerwährende Jungfrau,* die *Allreine* und *Allheilige.* Sie vertritt aber die Auffassung, daß sie wie jeder andere Mensch geboren wurde und daß sie „erst durch die Botschaft des Engels durch die Herabkunft des Heiligen Geistes auf sie, also im Moment ihrer Empfängnis, durch die Gnade Gottes unbefleckt und sündenfrei wird". Bezüglich der leiblichen Aufnahme Mariens in den Himmel wird allerdings in der orthodoxen Theologie keine einheitliche Meinung vertreten. Sicher ist aber, daß die Volksfrömmigkeit und das liturgische Leben der orthodoxen Kirche die Tatsache belegen, daß die orthodoxe kirchliche Tradition die leibliche Aufnahme Mariens in den Himmel als ein Faktum darstellt und feiert.

Daß in der orthodoxen Theologie und kirchlichen Tradition kaum von Maria, sondern fast nur von *Theotokos* bzw. *Gottesmutter* oder von der *Panagia* bzw. der *Allerheiligen* die Rede ist, weist auf die Tatsache hin, daß *Maria als Frau* in der orthodoxen Kirche keine Rolle spielt. Dies kommt deutlich zum Ausdruck, wenn z. B. der Theologe *Athanasios Basdekis* [3] schreibt, daß, wenn ein orthodoxer Theologe gebeten wird, die Lehre seiner Kirche zum Thema Maria darzulegen, er fast ausschließlich über die Frage der Christologie bzw. Soteriologie sprechen wird, über die Menschwerdung Christi, über seine zwei Naturen, über die Erlösung der Menschheit durch die Annahme der menschlichen Natur in der Person Mariens. *„Maria selbst* würde dabei insofern eine Rolle spielen, als sie eben die Gottesmutter war, als die *immerwährende Jungfrau,* als die Allheilige, als *Typos und Beispiel* des Glaubens, der Liebe, der *Demut* und des Gehorsams. Ein orthodoxer Theologe würde also *anstatt über Maria über Christus* reden".

Hier lassen sich jene Übereinstimmungen der katholischen und der orthodoxen Theologie überdeutlich aufzeigen, die die These belegen, daß sowohl der Katholizismus als auch die orthodoxe Kirche durch die Überbewertung der Jungfräulichkeit Marias und ihrer Tugenden Demut und Gehorsam aus der Marienverehrung eine sexual- und frauenfeindliche Ideologie und Theologie machten. Genau wie die katholischen Kirchenväter finden die orthodoxen Kirchenväter die Jungfräulichkeit „bewundernswert", während sie zugleich die Ehe diskriminieren.

Johannes Chrysostomos z.B. schreibt: „Du siehst, woher die Ehe ihren Anfang nahm, warum sie notwendig zu sein schien: Vom Ungehorsam, vom Fluch, vom Tod. Wo der Tod, da ist Ehe, wenn diese nicht ist, folgt auch nicht der Tod nach. Aber die Jungfräulichkeit hat nicht diese Folgen, sondern ist immer nützlich, ist immer schön, immer selig, vor dem Tod wie nach dem Tod, vor der Ehe wie nach der Ehe. Sage mir, welche Ehe zeugte einen Adam, welche Geburtswehen eine Eva? Du könntest es nicht sagen. Was fürchtest Du vergeblich und zitterst, daß nach dem Aufhören der Ehe auch das Menschengeschlecht aufhöre? Zehntausende von Engeln dienen Gott, Tausende über Tausende Erzengel stehen vor ihm und keiner von ihnen ist aus der Empfängnis hervorgegangen, keiner aus der Geburt, den Geburtswehen und der Schwangerschaft" [4].

Es ist im Übrigen kein Zufall, daß in Griechenland, das mit Recht ein „orthodoxes" Land genannt wird, dasselbe Phänomen zu beobachten ist, das wir in katholischen Ländern wie etwa Italien oder Spanien finden: Daß nämlich die Marienverehrung die Stellung der Frau in Kirche und Gesellschaft nicht verbessern kann, weil *Maria* und ihre *Verehrung* die religiöse bzw. *metaphysische Legitimation* für die Verewigung eines Männerbildes liefert, das den Patriarchalismus in allen Bereichen des Lebens - sowohl profanen wie sakralen - begünstigt [5].

IV

Verhängnisvoll für die Stellung der Frau in den von dem unchristlichen kirchlichen Wertsystem geprägten Gesellschaftsformen war die Tatsache, daß sowohl im Bereich der Sexualität als auch im Falle der Stellung der Frau in der Gesellschaft die *Reformation* ausblieb. Zwar stützen sich die von *Martin Luther* eingeleitete *Reformation* und die damit verknüpfte Neugestaltung und Erneuerung der Theologie und Kirche auf die Überzeugung Luthers, daß Gott niemanden über die Seele des Einzelnen regieren lassen will und kann und daß der Mensch allein aus Gnade und allein im Glauben erlöst ist und daß nur die Heilige Schrift als einzige Autorität zu akzeptieren ist. *Martin Luther* konnte sich aber von seiner *Vergangenheit* nicht ganz befreien, und deshalb war er unter dem Einfluß seines früheren Klosterlebens nicht in der Lage, die Sexualität als ein Geschenk Gottes anzuerkennen. Der *Protestant Luther* hält an der Überzeugung des *Katholiken Luther* fest, daß die Sexualität ein *notwendiges Übel* sei [5a].

Luther und die Reformatoren haben die Diskrepanz zwischen Religion und Sexualität durch ihre *Anthropologie* sogar weiter vertieft. Im Gegensatz zum optimistischen Charakter der ostkirchlichen Anthropologie, die den Menschen als durch die Sünde *nicht völlig* verdorben betrachtet, und zur ebenfalls optimistischen Auffassung vom Menschen der katholischen Theologen, glauben *Luther* und die übrigen Reformatoren, daß der Mensch völlig und im Grunde seines Wesens verderbt ist. Deshalb ist die Sünde überall anzutreffen, deshalb kann auch der sexuelle Bereich des menschlichen Lebens nicht frei von Sünde sein. Wie *Luther* ist auch *Calvin* davon überzeugt, daß die Sexualität ein notwendiges Übel sei und daß die Ehe nur dazu bestimmt ist, der Fortpflanzung zu dienen und die Begierde zu zügeln.

Sexualfeindliche Einstellung impliziert aber stets eine *frauenfeindliche Gesinnung*. Folglich konnte das lutherische Frauenideal das Schicksal der Frau nicht verbessern. Im Gegenteil: Die Vorstellungen *Luthers* über die Stellung der Frau in der Gesellschaft schlechthin und hinsichtlich ihrer Rolle als Ehefrau speziell haben die Position der Frau in Familie und Gesellschaft verschlechtert. Vor *Luther* hatten die unverheirateten Frauen immerhin das Recht, unabhängig von den Männern als *Nonnen* zu leben. Abgesehen davon wurde *Luther* zum wichtigsten Vorläufer der Drei-K- (Kirche - Küche - Kinder) Mentalität [6], die die metaphysische Legitimation der Diskriminierung und Ausbeutung der Frau bestätigt und perpetuiert.

Denn *Luther* will, daß die „Weiber daheimbleiben, im Hause stille sitzen, haushalten, Kinder tragen und ziehen" [7]. Deshalb entspricht es nicht den Tatsachen, daß die Reformation - wie *Käthe Stricker* behauptet - die Stellung der Frau als Ehefrau im Vergleich zu mittelalterlichen Verhältnissen gehoben hat. Der Protestant *Luther* leidet wie der Mönch *Luther* an Geschlechtsangst; deshalb ist er nicht fähig, die in seiner Umwelt herrschenden Vorstellungen über die „Weiber" zu reformieren. Verachtung des anderen Geschlechts und Verdinglichung der Ehefrau gipfeln in dem Rat *Martin Luthers:* „Wenn das Weib sich weigert, lasse man die Magd kommen" [8].

Calvin unterscheidet sich von *Luther* grundsätzlich darin, daß er die Verteufelung der Frau entscheidend abschwächte, da er die neutestamentliche Auffassung wiederbelebt, daß die Frau ebenso wie der Mann Ebenbild Gottes ist. Dies bedeutet jedoch nicht, daß *Calvin* die Gleichberechtigung und Emanzipation der Frau vorantreibt. Im Gegenteil bleibt er ein echtes Produkt seiner Umwelt, d.h. einer Männerwelt, die sich von der Welt der „Weiber" elitenbewußt zu unterscheiden weiß.

Folglich gilt die Frau für *Calvin,* trotz seiner positiven Einstellung zum anderen Geschlecht, als „Helferin" und „Stütze" des Mannes; deshalb müsse sie dem Mann den „Dienst des Körpers zu seiner Beihilfe" leisten, deshalb soll sie sich der „Sanftmut" und „Ruhe", der Mann aber der „Klugheit" befleißigen [9].

Eine positive Wertung *Marias als Frau,* die die Stellung der Frau in den reformierten Kirchen und in den von diesen Kirchen geprägten Gesellschaftsformen verbessern konnte, war und ist deshalb nicht möglich, weil die Protestanten Maria und damit die *Frau als religiöses Symbol* aus dem Christentum total entfernten, indem sie Maria aus ihren Kirchen beseitigten. Dadurch entartete der Protestantismus zu einer reinen *Männerreligion.* Wie verhängnisvoll diese Entwicklung ist, läßt sich anhand der kausalen Zusammenhänge aufzeigen, die zwischen der Vermännlichung der großen Religionen und der *Vermännlichung* bzw. der *Entmenschlichung* der von diesen Religionen geprägten Gesellschaftssysteme bestehen.

Allerdings dürfen wir nicht vergessen, daß die Entfernung Marias aus den reformierten Kirchen der Einstellung *Luthers* und der großen Reformatoren Maria gegenüber widerspricht, wie u.a. die Lektüre des von *Walter Tappolet* - unter Mitwirkung von *Albert Ebneter* - im Jahre 1962 herausgegebenen Buches: „Das Marienlob der Reformatoren" [10] zeigt. „*Luther* verzichtete nicht auf die Marien- und Heiligenverehrung" schreibt auch *Joseph Lortz* in seinem Werk: „Die Reformation in Deutschland". Und er fügt hinzu: „Und doch wurde in den folgenden Jahrhunderten dieser Verzicht, der doch ein Beweis christlicher Verarmung ist, innerhalb der protestantischen Kirche so sehr durchgeführt, daß man sogar stolz darauf war" [11].

Dennoch: die *Reformation* hat die Voraussetzung für eine Welt geschaffen, in deren Rahmen die *Emanzipation der Frau* möglich ist. Denn sie hat den Menschen geholfen zu entdecken, daß ihre Unheilssituation identisch ist mit ihrer „selbstverschuldeten" Unmündigkeit. Sie eröffnete dem einzelnen Menschen neue Chancen, sein Heil unabhängig vom Kollektiv, d.h. durch selbständiges Denken und Handeln zu suchen, zu finden und zu realisieren. Die Freiheit von aller Vormundschaft wird zum höchsten Wert erklärt, und damit werden verschiedene *Emanzipationsbewegungen* - einschließlich der Bewegungen, die die *Emanzipation der Frau* bezwecken - ermöglicht.

Sie bewirken dabei eine Umwertung der Werte, die die patriarchalischen Strukturen des sogenannten christlichen Teiles der Welt erschüttern. Während aber die reformierten Kirchen unter dem Einfluß dieser Entwicklung das emanzipatorische Interesse des Menschen schlechthin und der Frauen speziell ernst nehmen und aktiv unterstützen, bleibt die katholische Kirche nach wie vor in ihrer sozialen Vergangenheit verhaftet, mit dem Resultat, daß sie die Frauen weiterhin - versteckt oder offen - diskriminiert. Letzteres gilt auch für die orthodoxe Kirche, die - wie es sich am Beispiel der orthodoxen Kirche Griechenlands beweisen läßt - mit allen möglichen Mitteln jeden Versuch des Staates bekämpft, der die Stellung der Frau in der Gesellschaft radikal verändern kann.

Während aber die orthodoxe Kirche wegen ihrer negativen Einstellung gegenüber dem „Westen" von den Wirkungen der Reformation unberührt blieb, trug der durch die Reformation bewirkte soziale Wandel entschieden dazu bei, daß auch im Rahmen des Katholizismus verschiedene Erneuerungsbewegungen entstanden sind. Vor allem ist die Bedeutung der Tatsache kaum abzuschätzen, daß der Initiator des *Zweiten Vatikanischen Konzils, Johannes XXIII.*, der erste Papst war, der die *Freiheit* als wesentliche geistige Kraft erkannte und anerkannte.

Wenn man bedenkt, welche Rolle die von *Martin Luther* und der Reformation erfolgte Anerkennung der wesensmäßigen Rechte des Menschen auf Freiheit für die Entwicklung der Gesellschaft gespielt hat, fällt es nicht schwer, sich die realsoziologische Bedeutung zu vergegenwärtigen, die dem Zweiten Vatikanischen Konzil zukommt als Träger des Geistes von Papst *Johannes XXIII.* Zwar zeigt der nachkonziliare Katholizismus, daß die katholische Kirche und - vor allem - die an den Traditionalismus gewöhnte Hierarchie *Angst* vor den Möglichkeiten hat, die die Freiheit offen läßt, u.a. mit dem Resultat, daß die katholische Kirche nach wie vor als eine sexual- und frauenfeindliche Kirche anzusehen ist. Zugleich aber ermöglichte das Zweite Vatikanische Konzil die Entstehung einiger Emanzipationsbewegungen, die dafür Sorge tragen, daß die katholische Kirche das emanzipatorische Interesse der Katholiken nicht ignorieren kann.

Zu diesen Emanzipationsbewegungen gehört auch die *feministische Theologie* [12], die die Entmännlichung sowohl der Theologie und Kirche als auch der Gesellschaft bezweckt. Sicher gibt es Strömungen in der feministischen Theologie, deren Präger - wie etwa *Mary Daly* [13] - sich vom christlichen Wertsystem, das die Aufhebung der Gegensätze zwischen Mann und Frau bzw. die *Versöhnung* bezweckt, entfernt haben, indem sie u. a. die vorhandene Polarisierung der Geschlechter in der Kirche und in der Gesellschaft noch mehr vertiefen. Dies ändert jedoch nichts an der Tatsache, daß die feministische Theologie der Befreiung nicht nur der Frauen, sondern auch der Männer bzw. des Menschen schlechthin von allen Zwängen dienen kann, die sich aus der einseitigen Verherrlichung des Männlichen und dessen metaphysischer Legitimation durch Theologie und Kirche ergeben.

Kaum abzuschätzen ist vor allem der Beitrag der feministischen Theologie für die Wiederentdeckung der *Bedeutung Marias für die Entmännlichung* bzw. *Humanisierung* sowohl jener Gesellschaftsformen, die sich als christlich bezeichnen, als auch der Kirchen, die sich - wie wir schon sagten - die Marienverehrung und die Mariologie in eine Ideologie umfunktionierten, die die Vermännlichung von Kirche und Gesellschaft rechtfertigte. Denn dadurch, daß die feministische Theologie nicht nur von der „Jungfrau" Maria, von der „Mutter" Gottes oder von der „Braut Christi", sondern primär von „Maria der Frau" spricht, wird die Frau schlechthin als religiöses Symbol zum wichtigen Bestandteil des christlichen Glaubens, so daß das Christentum seinen einseitigen, männlichen Charakter, der dem Willen und der Lehre Christi widerspricht, verliert.

Ferner weist die feministische Theologie auf die Tatsache hin, daß der Glaube Marias der Glaube der Entrechteten und der Erniedrigten ist, die sicher sein können, daß Gott sie von ihren Unterdrückern und Peinigern *befreien* wird [14]. Denn - wie es in *Marias Lobgesang* heißt - „er stößt die Gewaltigen vom Thron und erhebt die Niedrigen" [15]. Diese Aussage gilt zwar für Männer und Frauen. Dadurch aber, daß die Frauen stets von den Männern unterdrückt, ausgebeutet und erniedrigt wurden, bedeutet diese Aussage ganz besonders, daß die Männerherrschaft sowohl in der Gesellschaft als auch in der Kirche sich nicht verewigen kann, weil Gott alle Männer, die sich wegen ihrer Männlichkeit als die „Herren der Schöpfung" verstehen, von ihren profanen und sakralen Thronen stoßen wird. Zugleich wird er die Frauen erheben, und zwar dadurch, daß der entmachtete Mann endlich erkennen und anerkennen wird, daß die Frau stets die „Energiequelle des Mannes" war und ist und daß deshalb der Mann stets von dem sogenannten schwachen Geschlecht abhängig ist.

Anmerkungen

[1] Zum folgenden vgl.: *Augustin:* Sermo 190, 2; 51, II.3 und 332,4. (= MPL 46,192, 452 ff.; 38,334/335 und 38,1563).

[2] *Kurt Palm:* Frauen am Altar? Gründe für oder gegen das Amtspriestertum der Frauen. In: Katholischer Digest: Zeitschrift für die Familie, Januar 1971, S. 10-11.

[3] *Athanasios Basdekis:* Die Gottesmutter: Marienverehrung und Marienfrömmigkeit in der orthodoxen Theologie und Kirche. In: Ökumenische Rundschau 31, 1982, S. 424-439.

[4] *Johannes Chrysostomos:* De virgin. 14 (= MPG XLVIII 544).

[5] Vgl. dazu *Demosthenes Savramis:* Die Stellung der Frau in der griechischen Gesellschaft. In: Hellenika, II/III, 1972, S. 35-39.

[5a] *Martin Luther* glaubt z. B., daß „keine Ehepflicht ohne Sünde geschieht" (Vgl. *Martin Luther,* Auswahl seiner Schriften, hg. v. *Otto Lerche,* Berlin o. J., S. 80) und bezeichnet die Ehe als ein „Siechenhospital gegen die Plagen des Triebs" (zitiert nach: *Wolf Dieter Marsch:* Christliche Moral und Evolution der Sexualität. In: Sexualität ohne Tabu und christliche Moral: Gespräche der Paulusgesellschaft, hg. v. *Erich Kellner.* München und Mainz 1970, S. 137).

[6] Die Frau in den Religionen der Menschheit. Berlin-New York 1977, S. 167. *Friedrich Heiler* weist mit Recht auf die Tatsache hin, daß der Protestantismus ein bürgerliches Frauenideal geschaffen hat.

[7] Vgl. dazu: *Martin Luther,* WA TR I, S. 4, 528, 532; II, S. 130, 166, 286; III, S. 376, 379; IV, S. 122, 162f., 500f.; VI, S. 46, 172f., 262, 274f.

[8] Zitiert nach: *William Graham Cole:* Sexualität in Christentum und Psychoanalyse: Vergleich und Orientierung. Aus dem Amerikanischen von *Werner Keller,* München 1969, S. 97.

[9] Zitiert nach: *Joseph Mörsdorf:* Gestaltwandel des Frauenbildes und Frauenberufs in der Neuzeit (= 16. Bd. der Münchner Theologischen Studien), München 1958, S. 56.

[10] Tübingen 1962.

[11] Zitiert nach: *Gerhard Heintze:* Maria im Urteil Luthers und in evangelischen Äußerungen der Gegenwart. In: *Wolfgang Beinert* u. a.: Maria - Eine Ökumenische Herausforderung. Regensburg 1984, S. 60.

[12] Vgl. dazu bes.: *Catharina J. M. Halkes:* Gott hat nicht nur starke Söhne: Grundzüge einer feministischen Theologie. Gütersloh 1980. (Reiche Literatur auf S. 125-127).

[13] Mit Recht bemerkt *Christa Mulack* (Maria und die Weiblichkeit Gottes: Ein Beitrag feministischer Theologie. In: *Beinert* u. a., a. a. O., S. 147), daß *Mary Daly* und ihre Anhängerinnen den Auszug aus der christlichen Religion propagieren.

[14] Vgl. dazu auch: *Marianne Dirks:* Königin, Magd oder Schwester im Glauben? In: *Beinert* u. a., a. a. O., S. 171-184 und bes. S. 183.

[15] Lk. 1,52.

Anhang

Deutsche Gesellschaft für sozialwissenschaftliche Sexualforschung e. V. (DGSS)

Memorandum zur AIDS-Bekämpfung: „AIDS-Vorbeugung vorrangige Aufgabe der Gesundheitspolitik!"

* Zwangsmaßnahmen und namentliche Meldepflicht unwirksam und kontraindiziert
* 10 gesundheitspolitische Forderungen zur wirksamen AIDS-Prophylaxe

I. Zur gegenwärtigen AIDS-Situation

Nach den laufenden Mitteilungen des Bundesgesundheitsamtes sind in der Bundesrepublik derzeit schon fast 800 Menschen am Immundefektsyndrom AIDS manifestiert *erkrankt* (sogenanntes „Vollbild-AIDS"). Die Anzahl der mit dem AIDS auslösenden Virus HIV (früher LAV bzw. HTLV-III genannt) *angesteckten* („HIV-Antikörper-positiven") Bundesbürger ist unbekannt, wird aber derzeit auf mindestens 70000–100000 geschätzt. Zwischen einer *Ansteckung* und einer eventuellen tatsächlichen *Erkrankung* liegt eine in der Regel symptomfreie Inkubationszeit unterschiedlicher Länge; sie kann offenbar viele Jahre und vielleicht sogar Jahrzehnte betragen.

Trotz weltweit fieberhafter Forschungen ist die Krankheit z.Z. therapeutisch nicht beherrschbar; sie verläuft in der Regel noch stets tödlich. In der Bundesrepublik sind etwa die Hälfte aller Erkrankten bereits gestorben. In den *USA*, wo die Krankheit schon etwa drei Jahre früher auftrat, wurden bereits *rund 28000 AIDS-Fälle* registriert. Epidemiologen rechnen mit einer Verdoppelung der Erkrankungsziffer etwa alle acht Monate. Grundsätzlich jeder Mensch – ob Mann, Frau oder Kind – kann angesteckt werden und erkranken, und jeder mit dem Virus infizierte Mensch kann, auch unwissentlich, andere anstecken. – Die *Behandlungs-Kosten* pro AIDS-Patient vom Zeitpunkt der eigentlichen Erkrankung bis zum Tod werden mit 100000–300000 DM angegeben.

AIDS ist allerdings keine bei den normalen sozialen Kontakten im Alltag leicht übertragbare Krankheit wie etwa die Grippe. Zur Ansteckung ist es erforderlich, daß *Virusmaterial in Körperflüssigkeiten eines Infizierten* (vor allem in Blut, Sperma und Vaginalflüssigkeit) in die *Blutbahn* eines anderen Menschen gelangt. Dabei reichen kleinste Mengen aus, wie sie etwa an mehrfach benutzten Injektionsnadeln (in Fixerbestecken) zu finden sind. Die bei weitem häufigste Art der Ansteckung ist aber die beim Geschlechtsverkehr, denn dabei kommt es in aller Regel zu winzigen, gar nicht wahrgenommenen *„Verletzungen"*. Diese wirken als Aus- bzw. Eintrittspforten, so daß Virus über Blut und/oder Samen – bzw. Scheidenflüssigkeit übertragen werden kann. – *Das*

Infektionsrisiko hängt von der Art des (ungeschützten) Sexualkontaktes ab. Es steigt mit der Anzahl der (ungeschützten) Sexualpartner.

Solange weder eine wirksame Behandlung noch eine vorbeugende Impfung gegen AIDS zur Verfügung stehen, müssen sich alle gesundheitspolitischen Bemühungen daher auf die *Prophylaxe* richten, d.h. auf die Unterbrechung der für die Krankheit typischen Infektionskette. Menschen müssen - neu - lernen, sich vor *Ansteckung zu schützen.*

II. Kein Ansteckungsschutz durch Zwangsmaßnahmen und namentliche Meldepflicht

Der grundsätzlich wirksamste Schutz wäre die lebenslange *Beschränkung aller Menschen auf nur einen Sexualpartner.* Diese theoretische Binsenweisheit ist aber in der Praxis wenig hilfreich: denn obwohl diese Forderung in der Geschichte schon wiederholt erhoben wurde und mit mancherlei rechtlichen wie moralischen Druckmitteln durchzusetzen versucht worden ist, hat sich dies als für die allermeisten Menschen immer schon als *praktisch unmöglich* erwiesen. Appelle zu radikaler, lebenslanger Treue gehen ganz offenkundig an der ‚Conditio Humana', der psycho- und soziosexuellen Wirklichkeit der Menschen vorbei. Daher müssen andere, *wirksamere Bekämpfungsstrategien* angewendet werden.

Als eine denkbare Strategie könnten sich *staatliche Zwangsmaßnahmen* wie etwa namentliche Registrierung und Quarantäne anbieten. Solche im *Bundesseuchengesetz* vorgesehenen und bei den dort genannten Krankheiten auch durchaus sinnvollen Maßnahmen wären aber bei einer Krankheit wie AIDS tatsächlich gänzlich nutzlos:

- Alle im Gesetz genannten Seuchen sind *medizinisch behandelbar;* die Dauer der Maßnahmen ist daher grundsätzlich befristbar. *Bei AIDS gilt dies jedoch nicht.*
- Die *Zahl* der bereits angesteckten und damit selbst ansteckungsfähigen Personen ist schon jetzt *viel zu groß* für eine effektive Kontrolle und/oder Isolation; sie steigt weiter rapide an.
- Die Ansteckungsfähigkeit besteht höchstwahrscheinlich lebenslang. Eine *lebenslange Isolierung von Tausenden, Hundertausenden und später möglicherweise Millionen von Menschen* wäre aber praktisch nur durch die Errichtung neuer Konzentrationslager möglich. Aber selbst diese böten wegen der ständigen, fortdauernden Infektionsmöglichkeiten des nicht kasernierten Bevölkerungsanteils *keinen wirklichen Schutz.*
- Vor allem würden solche Zwangsmaßnahmen aber den Effekt haben, daß sich die Bürger aus *Angst vor den existenzvernichtenden Konsequenzen* mit allen Mitteln einer solchen Erfassung entziehen und ‚abtauchen' würden. Damit wären sie aber auch ärztlicher Beratung und Kontrolle nicht mehr zugänglich. Wenn aber das Vertrauensverhältnis zwischen Arzt und Patient erst einmal gestört ist, droht die Krankheit endgültig jeder medizinischen und sozialen Kontrolle zu entgleiten.

Daher können namentliche Meldepflicht, Razzien, Kontrollen und andere Zwangsmaßnahmen des Bundesseuchengesetzes keine wirksame Lösung der AIDS-Krise bringen.

III. Zehn gesundheitspolitische Forderungen zur Bewältigung der AIDS-Krise

AIDS und der gesellschaftliche, insbesondere gesundheitspolitische Umgang mit der Krankheit sind Herausforderungen nicht nur für die Medizin und darüber hinaus für die gesamte Wissenschaft, sondern auch für Staat und Gesellschaft schlechthin. Die weitreichenden ärztlichen, psychischen, sozialen, rechtlichen, ökonomischen und letztlich politischen Dimensionen werden immer deutlicher absehbar. *Langfristigen Erfolg werden nur solche Maßnahmen haben können, die auf die Einsicht, das Verantwortungsbewußtsein für sich selbst und andere und die freiwillige Mitarbeit aller Bürgerinnen und Bürger bauen.*

Daher erneuert [1] und präzisiert die Deutsche Gesellschaft für Sozialwissenschaftliche Sexualforschung (DGSS) ihre dringenden gesundheitspolitischen Forderungen wie folgt:

1. *Bund, Länder und Gemeinden müssen sofort Informationsstellen* schaffen bzw., wo sie bereits vorhanden sind, weiter ausbauen. Sie müssen neben der medizinisch-biologischen vor allem die psychosoziale und *präventionsorientierte AIDS-Forschung* verstärkt unterstützen. *Zusätzlich* müssen sofort besondere finanzielle Mittel insbesondere für eine *qualifizierte AIDS-Beratung* bereitgestellt werden; es muß sofort ein dichtes Netz von auch mit *Sexualwissenschaftlern* besetzten *Beratungsstellen* auf- und ausgebaut werden. Dabei sind neben den Gesundheitsämtern verstärkt die verschiedenen qualifizierten *nichtstaatlichen Beratungseinrichtungen* zu unterstützen, weil deren Beratungsangebote von erheblichen Teilen der Bevölkerung leichter angenommen werden.

2. Der *Gesamtbevölkerung* muß schnellstens durch Informations- und Aufklärungskampagnen die Gefahr bewußt gemacht, gleichzeitig aber auch das Gefühl vermittelt werden, ihr mit entsprechendem Schutzverhalten begegnen zu können. Dabei muß eine klare Sprache gesprochen werden, und es sind eindeutige *Änderungen im Sexualverhalten* zu propagieren. Vor allem muß gezielt für den generellen Gebrauch von *Kondomen* bei Geschlechtsverkehr geworben werden. – Auf die umfangreichen amerikanischen Erfahrungen in der AIDS-Aufklärungsarbeit muß dabei unbedingt zurückgegriffen werden. Im Vordergrund sollen also nicht die negativen Aspekte wie Angst und Tod stehen, sondern vor allem positive Gestaltungsmöglichkeiten als attraktive Alternativen zum bisherigen risikoreichen Sexualverhalten.

3. Für verschiedene *Teilbevölkerungen mit erhöhtem Ansteckungsrisiko* (intravenöse Drogenbenutzer, männliche und weibliche Prostituierte sowie Männer mit Sexualkontakten zu vielen Männern) sind unter Mitarbeit bestehender *Selbsthilfegruppen* besondere Programme zu vermitteln, die auf die besonderen Verhältnisse in diesen Gruppen Rücksicht nehmen. Historisch verständliche Ängste in diesen Gruppen müssen entschlossen abgebaut werden durch vorurteilsfreie, volle und gleichberechtigte Zusammenarbeit. Alle Maßnahmen können letztlich nur *mit den Betroffenen* zum Erfolg führen, *nicht gegen sie.*

4. Wissenschaftler wie Politiker müssen erkennen, daß AIDS nicht nur ein medizinisches Problem darstellt, sondern vielfältige soziologische, psychologische, juristi-

sche, ethische, finanzielle und sozialpolitische Aspekte hat. Vor allem sind in diesem Zusammenhang *sexualwissenschaftliche Erkenntnisse* unverzichtbar. Es müssen daher sofort interdisziplinäre und internationale Forschungs- und Lehrveranstaltungen zum Thema eingerichtet werden. Nur so kann eine rationale Diskussion begründet und eine informierte Öffentlichkeit hergestellt werden.

5. Angemessene Informationen müssen gezielt an die *Ärzteschaft* sowie an die allgemeine Bevölkerung vermittelt werden. Die Ärzteschaft muß sich sofort in ihrer Aus- und Fortbildung verstärkt mit AIDS befassen. Andernfalls besteht die Gefahr, daß sich nichtmedizinische und nichtwissenschaftliche Aspekte in den Vordergrund schieben und damit den ärztlichen Handlungsspielraum einengen.
6. Öffentliche und private *Versicherungsträger* müssen sofort in ihrem eigenen Interesse ihren ganzen Einfluß sowie beträchtliche Mittel für die Einrichtung von Vorbeugungsprogrammen einsetzen.
7. *Presse, Funk und Fernsehen* müssen sich sofort umfassend informieren und sich einer ernsthaften und sachgerechten Aufklärung der Bevölkerung widmen. Nur so können öffentliche *Hysterie und Panik* verhindert werden.
8. Unbedingt erforderlich ist eine eindeutige, dauerhafte Absage an gesetzgeberische und behördliche Maßnahmen der Kontrolle und namentlichen Registrierung. Stattdessen müssen *volle Anonymität, uneingeschränkter Datenschutz und Verzicht auf etwaige strafrechtliche Sanktionen* gewährleistet sein. Andernfalls würde die Situation drastisch verschlimmert und am Ende dem wohlverstandenen Schutzinteresse der Gesamtbevölkerung nur geschadet werden.
9. Eine breite Aufklärungsarbeit ist erforderlich mit dem klaren Ziel, einer sich gelegentlich abzeichnenden Tendenz entgegenzusteuern, vorhandene oder neu aufkeimende *Vorurteile* gegen einzelne, z.Z. vor allem bedrohte Risikogruppen zu schüren. Diese sind nicht als Verursacher, sondern als Opfer der Krankheit zu sehen.
10. Die erforderlichen Maßnahmen sind nicht allein medizinisch, sondern vor allem auch sozialpsychologisch und *sozialpolitisch* durchzuführen. Angesichts der heute klar absehbaren immensen Verluste an Menschenleben und ökonomischen Werten ist rasches, pragmatisches, wirkungsvolles, gemeinsames und staatlich unterstütztes Handeln dringend erforderlich.

Eine solche AIDS-Bekämpfung durch Vorbeugung und praktische Verhütung ist die vorrangige gesundheitspolitische Aufgabe unserer Zeit.

Düsseldorf, den 8.12. 1986

Prof. Dr. Ernest Borneman, Ehrenpräsident - Prof. Dr. Dr. Erwin J. Haeberle, Präsident - Rolf Gindorf, Vizepräsident und Leiter des DGSS-Instituts für Lebens- und Sexualberatung

Anmerkung

[1] Vgl. die „*Erklärung* des DGSS zu medizinischen und gesellschaftlichen Aspekten einer sexuell übertragbaren Krankheit" zur AIDS-Prophylaxe vom 28.6. 1985 sowie den „*Aufruf* der DGSS zur Vorbeugung gegen AIDS" vom 10.8. 1985.

Die Herausgeber und Autoren

Gindorf, Rolf; geb. 14.5.1939. Gründer (1972), Vorsitzender (bis 1979), seither Vizepräsident der Deutschen Gesellschaft für Sozialwissenschaftliche Sexualforschung (DGSS); Gründer und Leiter (seit 1978) des DGSS-Instituts für Lebens- und Sexualberatung in Düsseldorf. Studierte zunächst Sprachen sowie (berufsbegleitend) Wirtschafts-, Rechts- und Sozialwissenschaften. Arbeitete zuerst als Übersetzer, dann langjährige unternehmerische Tätigkeit im Investitionsgüterexport. Zweitkarriere: nach Kontakten zu amerikanischen Sexualwissenschaftlern Studium der Soziologie und Psychologie (Entwicklungs-, Erziehungs- und Sozialpsychologie). Arbeitsschwerpunkte: Theoretische Grundlagen der Sexualwissenschaft; Homosexualitäts-Forschung und -Beratung. Zahlreiche Veröffentlichungen; zuletzt: Sexualität als sozialer Tatbestand. Theoretische und empirische Beiträge zu einer Soziologie der Sexualitäten, Berlin/New York 1986 (als Herausgeber mit E.J. Haeberle); Von der Last der Lust. Sexualität zwischen Liberalisierung und Entfremdung, Wien 1986 (als Herausgeber mit J.C. Aigner).

Haeberle, Erwin J.; geb. 30.3.1936. Dr. phil., Ed. D., M.A., Professor für Sexualwissenschaft am Institute for Advanced Study of Human Sexuality und an der San Francisco State University. Präsident der Deutschen Gesellschaft für Sozialwissenschaftliche Sexualforschung (DGSS). Vor allem als Organisator der Weltkongresse für Sexologie und durch sein in mehrere Sprachen übersetztes sexologisches Lehrbuch (deutsch: Die Sexualität des Menschen. Handbuch und Atlas, Berlin/New York: de Gruyter 1985[2]) international bekannt geworden. – Mitgliedschaften: Fellow, Society for the Scientific Study of Sex; Board of Examiners, The American College of Sexologists; International Academy of Sex Research; The Association of Sexologists; Gesellschaft für praktische Sexualmedizin.

Borneman, Ernest; geb. 12.4.1915. Prof. Dr. phil., Sexualpädologe. Gründer und bis 1985 Vorsitzender der Österreichischen Gesellschaft für Sexualforschung (ÖGS), seither Ehrenvorsitzender. Vorsitzender der Deutschen Gesellschaft für Sozialwissenschaftliche Sexualforschung 1982–1986, seither Ehrenpräsident. – Neben und nach zahlreichen Berufskarrieren (u.a. Bestseller-Autor, Filmemacher, Fernsehintendant) Studium der Sozial- und Kulturanthropologie, Vorgeschichte und Ethnoanalyse in London, Evanston, Edinburgh und New York. Während des letzten Jahrzehnts lehrte er an verschiedenen Universitäten Sexuelle Entwicklungspsychologie, Sexualsoziologie, Sexualdidaktik und Libidotheorie. Zahlreiche Veröffentlichungen, u.a. Sex im Volksmund (Reinbek 1971ff.), Psychoanalyse des Geldes (Frankfurt a.M. 1973ff.), Das Patriarchat (Frankfurt a.M. 1975ff.), Die Urszene (Frankfurt a.M. 1977ff.), Lehrbuch der sexuellen Entwicklungspsychologie in drei Bänden (gleichzeitig in Wien, Frankfurt a.M. und Aarau 1981ff.), Das Geschlechtsleben des Kindes (München 1985). – Seine Freunde und Kollegen widmeten der „gleichermaßen provozierenden wie verdienstvollen Zentralfigur österreichischer und deutscher sozialwissenschaftlicher Sexualforschung“ zu Beginn seines achten Lebensjahrzehnts eine Festschrift (Josef Christian Aigner, Rolf Gindorf, Hg.: Von der Last der Lust. Sexualität zwischen Liberalisierung und Entfremdung. Wien 1986).

Göckenjan, Gerd; geb. 29.9. 1946. Dr. rer. pol. Studium der Soziologie, Politische Wissenschaft und Geschichte in München und Berlin; Tätigkeit an der Freien Universität Berlin und am Wissenschaftszentrum Berlin, Internationales Institut für Vergleichende Gesellschaftsforschung. Arbeitsschwerpunkte: Sozial- und Gesundheitspolitik, Medizingeschichte. Veröffentlichungen zuletzt: Kurieren und Staat machen. Gesundheit und Medizin in der bürgerlichen Welt. Frankfurt a. M. 1985; Gesundheit und Arbeit - Untersuchungen zur Frage, wie Konflikte verschwinden. In: Naschold (Hg.), Arbeit und Politik. Frankfurt a. M./New York 1985; Medizin und Ärzte als Faktor der Disziplinierung der Unterschichten. In: Sachße, Tennstedt (Hg.), Soziale Sicherheit und soziale Disziplinierung. Frankfurt a. M. 1986.

Heidemann, Peter; geb. 10.11. 1953. Dr. med. in Facharztausbildung Psychiatrie.

Johannsen, Heike; geb. 23.1. 1958. Ärztin (Doktorandin) in internistischer Facharztausbildung.

Kittel, Ingo Wolf; geb. 24.10. 1945. Studium der Humanmedizin sowie Aufbaustudium in Philosophie und Psychologie mit dem Schwerpunkt Wissenschaftstheorie. Wiss. Angestellter an der Psychiatrischen Universitätsklinik Heidelberg. Veröffentlichungen zu wissenschaftstheoretischen Problemen von Psychiatrie und Psychologie sowie zu wissenschaftshistorischen und -systematischen Fragen des Verhältnisses von Psychiatrie, Psychologie und Psychotherapie. Im Rahmen dieser Interessen vertiefte historische Nachforschungen zur Geschichte der Psychiatrie und Psychotherapie des ersten Drittels des 20. Jahrhunderts am Beispiel Arthur Kronfelds (med. Diss. in Vorbereitung). Daneben Publikationen zum Thema Suizid.

Luhmann, Niklas; geb. 8.12. 1927. Dr. sc. pol., Professor für Soziologie an der Universität Bielefeld. - Nach dem Krieg Studium der Rechtswissenschaft und anschließend Tätigkeit in der Öffentlichen Verwaltung. - Zahlreiche Veröffentlichungen v. a. zur Theorie sozialer Systeme, z. B. „Liebe als System. Zur Codierung von Intimität“, Frankfurt a. M.: Suhrkamp 1983^2.

Runkel, Gunter; geb. 14.8. 1946. Dr. phil., Akademischer Rat und mitgliedschaftsrechtlicher Professor für Soziologie an der Hochschule Lüneburg. - Studium und Promotion in den Fächern Soziologie, Sexualwissenschaft und Politikwissenschaft. Präsidiumsmitglied der DGSS; Mitglied der Deutschen Gesellschaft für Soziologie. Wichtigste Veröffentlichungen: Sexualität und Ideologien (Weinheim/Basel 1979); Geschlechtsrollenstereotype im Faschismus. In: I. Kerscher (Hg.): Konfliktfeld Sexualität (Neuwied/Darmstadt 1977; Sozialisation, Moral- und Sexualentwicklung. In: K. Pacharzina, K. Albrecht-Désirat (Hg.): Konfliktfeld Kindersexualität (Frankfurt a. M. 1978); Zur Logik der Sexualwissenschaft. In: Sexualpädagogik 6 (1978), Heft 4, 10-15; Sexualität als soziales Problem: Systemtheoretische Reflexionen über die Lust an der Grenzüberschreitung. In: R. Gindorf, E. J. Haeberle (Hg.): Sexualität als sozialer Tatbestand (Berlin/New York 1986).

Savramis, Demosthenes; geb. 6.3. 1925. Dr. phil., Dr. rer. pol., Dr. theol., Professor für Religions- und Kultursoziologie an der Universität Köln. Mitglied des Kuratoriums der DGSS. Zahlreiche Publikationen in deutscher, griechischer, englischer und niederländischer Sprache, u.a. Religionssoziologie - eine Einführung (1968, 1977[2]), Entchristlichung und Sexualisierung - zwei Vorurteile (1969), Religion und Sexualität (1972, 1980[2]), Das sogenannte schwache Geschlecht (1972), The Satanizing of Woman: Religion versus Sexuality (1974), Das Christliche in der SPD (1976, 1980[2]). - Mitgliedschaften u.a.: Deutsche Gesellschaft für Soziologie, International Sociological Association, Conférence Internationale de Sociologie Religieuse. Träger des Heiligen Andreas-Ordens in Gold, Ritter des Internationalen Konstantinordens, Träger des Byzantinischen Doppeladlers am blauen Band, Mitglied und Träger des Ordens der Internationalen Vereinigung der Ritter des Heiligen Georg des Märtyrers.

Schadewaldt, Hans; geb. 7.5. 1923. Dr. med., Professor u. Direktor des Instituts für Geschichte der Medizin an der Universität Düsseldorf. Präsident der Internationalen Gesellschaft für Geschichte der Medizin und des Weltkongresses der Medizinhistoriker 1986 in Düsseldorf. Veröffentlichungen (z.B. Medizinmann bei den Naturvölkern, 1968) zu vielen Aspekten der Medizingeschichte, Schiffs- u. Tropenmedizin, Allergie, ärztlichen Ethik, Kunst und des Krankenhauswesens. - Mitglied Acad. Intern. Hist. Med.; Nordrheinwestfälische Akademie der Wissenschaften. Träger der George-Sarton-Medaille der Belgischen Akademie der Wissenschaften; Ordre mérite culturel Monaco; Off. Palmes Acad.

Schmid, Gertrud Annette; geb. 15.12. 1927. Dr. med. - Bis 1982 als Oberärztin an der Klinik und Poliklinik für Psychotherapie an der Universität Marburg; danach als Psychotherapeutin und Nervenärztin in freier Praxis tätig. Wissenschaftliche Schwerpunkte und Veröffentlichungen auf dem Gebiet sexueller Funktionsstörungen und Balint-Gruppenarbeit.

Straver, Cornelius C.; geb. 19.2. 1928. Dr. (soz.), Meester (jur.). Seither Forschungstätigkeit im Nederlands Institut voor Sociaal Sexuologisch Onderzoek (NISSO) in Zeist. Arbeitsgebiete: Jugendsexualität und sexuelle Sozialisation; Einfluß von ‚Pornographie' auf Jugendliche; Selbstakzeptanz und Integration junger Homosexueller; Zweierbeziehungen. Veröffentlichungen in deutsch u.a.: Lernziel Partnersuche. Probleme von Jugendlichen beim Aufbau sexueller Beziehungen. München: Deutsches Jugendinstitut 1984.

Wille, Reinhard; geb. 19.8. 1930. Dr. med., Dr. jur., Professor für Sexualmedizin; seit 1970 Leiter der Sexualmedizinischen Forschungs- und Beratungsstelle im Klinikum der Universität Kiel. Arbeitsschwerpunkte: Sexualdelinquenz, Insemination, Sterilisation, Kastration, Kontrazeption; sexualmedizinisch-arztrechtliche Grenzfragen; Klinische Sexualmedizin (Funktionsstörungen); forensische Begutachtungen. - Präsident der Gesellschaft für praktische Sexualmedizin (GPS); Ehrenmitglied der Purkinje-Gesellschaft Prag; Mitglied der International Academy for Sex Research. - Veröffentlichungen u.a.: Die forensisch-psychopathologische Beurteilung von Exhibitionisten, Pädophilen, Inzest- und Notzuchttätern (1968, Habil.-Schrift); Nachuntersuchungen an sterilisierten Frauen (1978).

Namenregister

Sachregister

Kolibri 360 GmbH
Ferdinand-Jühlke-Straße 7
99095 Erfurt, Deutschland
produktsicherheit@kolibri360.de